Nikolai von Schroeders

# Kodier-Manual Krankenhaus
2024



Medizinisch Wissenschaftliche Verlagsgesellschaft

Nikolai von Schroeders

# Kodier-Manual Krankenhaus 2024

unter Mitarbeit von
Nicola Breithaupt, Andrea Bleil
und Valerie Wittmann

Medizinisch Wissenschaftliche Verlagsgesellschaft

## Der Autor

Dr. med. Nikolai von Schroeders
DLMC GmbH
Mittelstraße 8
45549 Sprockhövel (Wuppertal)
info@dlmc.de

MWV Medizinisch Wissenschaftliche Verlagsgesellschaft mbH & Co. KG
Unterbaumstr. 4
10117 Berlin
www.mwv-berlin.de

ISBN 978-3-95466-859-5

**Bibliografische Information der Deutschen Nationalbibliothek**
Die Deutsche Nationalbibliothek verzeichnet diese Publikation in der Deutschen Nationalbibliografie; detaillierte bibliografische Informationen sind im Internet über http://dnb.d-nb.de abrufbar.



Produkt-/Projektmanagement: Susann Weber, Berlin
Printed in Germany

Zuschriften und Kritik an:
MWV Medizinisch Wissenschaftliche Verlagsgesellschaft mbH & Co. KG, Unterbaumstr. 4, 10117 Berlin, lektorat@mwv-berlin.de

## Vorwort

Die Kodierung stationärer Krankenhausfälle ist zu einem zentralen Element zur Garantie adäquater Einnahmen der Liquidität eines Krankenhauses geworden. Eine gute Kodierung sichert an einem wichtigen Punkt die Existenz des Krankenhausbetriebes, Kodierdefizite bergen hohe Risiken wirtschaftlicher Ausfälle und erzeugen im Nachgang erheblichen Arbeitsaufwand bei Streitigkeiten zwischen Krankenhäusern und Krankenkassen. In Deutschland haben sich flächendeckend Modelle entwickelt, bei denen Kodierfachkräfte mit sehr unterschiedlichem beruflichem Hintergrund tätig sind. Immer häufiger werden Mitarbeiter eingesetzt, die über keine medizinische Vorausbildung verfügen. Die Modelle sind dabei unterschiedlich gestaltet: Teilweise übernehmen Kodierfachkräfte die komplette Kodierung anhand der Patientenakten während des stationären Aufenthalts oder nach Entlassung eines einzelnen Patienten, teilweise wird die Kodierung von Ärzten durchgeführt, welche dabei durch Kodierfachkräfte unterstützt werden.

Für alle Krankenhäuser bedeutet die Einarbeitung und Schulung von Kodierfachkräften einen hohen zeitlichen und personellen Aufwand. Ein definiertes Berufsbild der Kodierfachkraft für stationäre Abrechnung gibt es in Deutschland nicht. Entsprechend sind die Ausbildungsangebote in ihrer Qualität sehr unterschiedlich. Der hohe Kostendruck in den Kliniken führt dazu, dass gerade an dieser empfindlichen Stelle oft gespart wird und nur eine sehr basale Ausbildung von neuen Kodierfachkräften stattfindet. Die tatsächliche Ausbildung muss dann im Alltagsbetrieb durch die Kollegen und Vorgesetzten erfolgen. Die langjährige Berufserfahrung der Autoren im Medizincontrolling hat gezeigt, dass es immer wieder die gleichen Fragen und Themen sind, welche im Alltag der Ausbildung von Kodierfachkräften schwierig sind und zu Missverständnissen führen. Diese Tatsache hat uns dazu gebracht, dieses Buch zu schreiben. Wir sprechen damit alle Menschen an, die mit der Kodierung oder der Ausbildung von Mitarbeitern in der Kodierung befasst sind. Dabei ist die ursprüngliche Ausbildung nachrangig. Zu allen besprochenen Themen sind jeweils medizinisch-inhaltliche Erläuterungen vorangestellt, welche unter der jeweiligen Überschrift **Medizin-Shortcuts** zu finden sind. Hierbei ist wichtig klarzustellen, dass es sich nicht um medizinische Lehrinformationen für die Patientenbehandlung handelt, sondern lediglich ein grundsätzliches medizinisches Verständnis der Zusammenhänge für kodierende Mitarbeiter hergestellt werden soll. Entsprechend sind die medizinischen Themen knapp gehalten und verzichten gegebenenfalls auch auf aus ärztlicher Sicht wichtige Informationen, welche für die reinen Kodierfragen jedoch von untergeordneter Bedeutung sind. Unser Buch ist eine Anleitung zur Kodierung, keine Anleitung zu Medizin!

Wir als Autorenteam nutzen unsere Erfahrung aus vielen Jahren der Arbeit im Medizincontrolling und haben alle behandelten Themen nach bestem Wissen und Gewissen erarbeitet. An vielen Stellen greifen wir dabei auf Informationen Dritter zurück, welche dann auch klar als solche gekennzeichnet sind. Häufig stellt man fest, dass es für manche Themen keine Schwarz-Weiß-Lösungen gibt, sondern gerade bei Fragen von hoher Erlösrelevanz ganz unterschiedliche Positionen seitens der Krankenkassen und Krankenhäuser bezogen werden. Diese finden sich dann oft in den sich teilweise widersprechenden Stellungnahmen der SEG-4 (Sozialmedizinische Expertengruppe des medizinischen Dienstes der Krankenkassen) und des FoKA (Fachausschuss für ordnungsgemäße Kodierung und Abrechnung der Deutschen Gesellschaft für Medizincontrolling) wieder. Uns ist es wichtig, diese Widersprüchlichkeiten darzustellen und auch bestehen zu lassen. Im Alltag der Kodierung werden die Kliniken sich für eine Sichtweise zu ihren Gunsten entscheiden, die Krankenkassen und der Medizinische Dienst werden naturgemäß versuchen, eine Kodierung zu fordern, welche zu einem geringeren Abrechnungsbetrag führt. Zum Schluss ist es eine Entscheidung der Sozialgerichte, wie die Interpretation der Regelwerke tatsächlich zu erfolgen hat. Sollten Urteile zu einer Fragestellung vorhanden und uns bekannt sein, sind sie jeweils erwähnt und in Auszügen zitiert.

Unser Kodier-Manual ist ein Buch, das sich ständig weiterentwickeln wird. Entsprechend sind wir dankbar für jede Anregung aus dem Kreise der Anwender. Sollten Sie zu den Inhalten der neuen Werke beitragen wollen, tun Sie das am einfachsten per E-Mail unter der Adresse kodierfibel@dlmc.de.

## Informationen zur Benutzung

Dargestellt sind ICD-Codes, teilweise auch Codefamilien oder Abschnitte, welche wir entsprechend der ICD-Systematik sortiert und nummeriert haben. So ist ein einfaches Auffinden der jeweiligen Themen möglich. Unser Kodier-Manual kann und sollte parallel zur Klassifikation ICD-10-GM verwendet werden. Teilweise werden dabei Codes, die inhaltlich verwandt sind und dennoch im ICD-System an verschiedenen Stellen abgebildet sind, in einem gemeinsamen Kapitel besprochen. Besonders ist das natürlich relevant, wenn Erkrankungen an verschiedenen Organsystemen auftreten können.

Zu jedem Thema haben wir unter den **Medizin-Shortcuts** jeweils eine zusammenfassende medizinische Erläuterung dargestellt, welche dem nichtärztlichen Mitarbeiter ein grundsätzliches Verständnis der medizinischen Thematik nahebringen soll. Zusammenfassend wird im Themenbereich **Nachweis** dargestellt, wie aus medizinischer Sicht das Vorhandensein einer bestimmten Erkrankung bestätigt wird. Die für das Kodieren einer Nebendiagnose relevanten Aufwände finden sich dann unter den Unterbereichen **diagnostischer Aufwand, therapeutischer Aufwand, pflegerischer Aufwand.** Direkt in der Folge sind unter dem Kapital **Klassifikation** die jeweils relevanten ICD-Codes dargestellt. Diese Darstellung erhebt keinen Anspruch auf Vollständigkeit. Mit der Bemerkung **CCL** sind Diagnosen gekennzeichnet, welche bei der Verwendung als Nebendiagnose einen fallwertsteigernden CCL-Wert haben können.

Im Bereich der Kodierpraxis ist die konkrete Bewertung der Informationen aus Sicht der Alltagskodierung dargestellt. Der wichtigste Teil ist hier das **praktische Vorgehen.** Neben der Beschreibung der Anwendung einzelner Codes im Kodieralltag und der Hinweise, was für diese Codes im Besonderen zu beachten ist, werden Informationen zu weiteren typischerweise oder häufig vorkommenden Codes gegeben.

Mit der **fachlichen Bewertung** stellen wir die unterschiedlichen Sichtweisen von SEG-4 und FoKA dar. Teilweise sind die Positionen dieser Organe hier aus Platzgründen nur zusammengefasst und in den entsprechenden Stellen im Internet jeweils nachzulesen. Dabei ist zu beachten, dass alle dargestellten Informationen jeweils den aktuellen Stand unseres Wissens abbilden und gegebenenfalls Änderungen im Laufe der Zeit erfolgen können. Erfahrungsgemäß bleibt es bei einmal festgelegten und konsentierten Positionen. Eher werden zu neuen Themen Stellungnahmen abgegeben, als dass es zu Korrekturen bereits vorhandener Positionen kommt.

Sollte es in bestimmten Bereichen der Kodierung häufige Stolperfallen oder kritische Punkte geben, werden diese auch unter dem Bereich der **fachlichen Bewertung** dargestellt. Diese stellen damit die Meinung des Autorenteams und somit keine Sicht der Fachorgane SEG-4/FoKA dar. Abgeschlossen werden die jeweiligen Kapitel mit Informationen zu vorliegenden und den Autoren bekannten Urteilen. Der Fokus liegt hierbei auf der Rechtsprechung des Bundessozialgerichts und der Landessozialgerichte. Nicht oder nur in Ausnahmefällen berücksichtigt sind Urteile niedrigerer Instanzen. Diese sind mangels höchst richterlicher Rechtsprechung häufig in den einzelnen Urteilen widersprüchlich oder von den zugrundeliegenden Fallkonstellationen so individuell, dass eine Verallgemeinerung oder eine Übertragbarkeit im Sinne einer Allgemeingültigkeit aus unserer Sicht nicht möglich ist.

Wir wünschen allen Nutzern des Kodier-Manuals Krankenhaus, dass unser Werk Ihnen eine Hilfe im Alltag ist und an manchen Stellen die Kodierung vereinfacht und Rückfragenotwendigkeiten bei Ärzten oder Vorgesetzten reduziert.

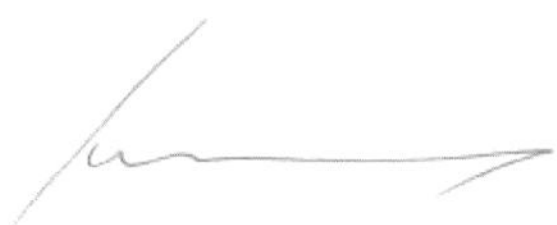

Dr. Nikolai von Schroeders

## Inhalt

# I Bestimmte infektiöse und parasitäre Krankheiten

## 1 Enterokolitis durch Clostridium difficile

### 1.1 Medizin-Shortcuts

#### 1.1.1 Medizinische Erläuterung

Der Erreger Clostridium difficile kommt ubiquitär in der Umwelt und im Magen-Darm-Trakt von Mensch und Tier vor. Beim Menschen wird er bei ca. 80% im Darm von Kleinkindern, aber nur bei ≤ 5% der Erwachsenen nachgewiesen.

Clostridium difficile verursacht ca. 15–20% der Antibiotika-assoziierten Durchfallerkrankungen und mehr als 95% aller Fälle mit pseudomembranöser Kolitis. In Krankenhäusern ist der Keim deutlich häufiger als außerhalb nachzuweisen.

Eine komplizierte Clostridium difficile Infektion zeigt sich mit toxischem Megakolon, Ileus, Perforation (mit folgender Peritonitis) oder Sepsis.

#### 1.1.2 Nachweis

Gemäß Robert Koch Institut muss bei Patienten mit einem Alter von über 2 Jahren mindestens eins der folgenden Kriterien erfüllt sein:

- Durchfall oder toxisches Megakolon, und Nachweis von C.-difficile-Toxin A und/oder B oder kultureller Nachweis von toxinproduzierenden C. difficile im Stuhl
- pseudomembranöse Kolitis nachgewiesen durch eine Endoskopie
- histopathologischer Nachweis von C.-difficile-Infektion (mit oder ohne Durchfall) in einer Endoskopie, Kolektomie oder Autopsie

### 1.1.3 Diagnostischer Aufwand

Koloskopie, Stuhlkultur

### 1.1.4 Therapeutischer Aufwand

Antibiotische Therapie mit Metronidazol oder Vancomycin
Flüssigkeitssubstitution
Stuhltransplantation

### 1.1.5 Pflegerischer Aufwand

Isolation

## 1.2 Klassifikation

*ICD-10 GM 2024:*

| | | |
|---|---|---|
| A04.70 | Enterokolitis durch Clostridium difficile ohne Megakolon, ohne sonstige Organkomplikationen | CCL |
| A04.71 | Enterokolitis durch Clostridium difficile ohne Megakolon, mit sonstigen Organkomplikationen | CCL |
| A04.72 | Enterokolitis durch Clostridium difficile mit Megakolon, ohne sonstige Organkomplikationen | CCL |
| A04.73 | Enterokolitis durch Clostridium difficile mit Megakolon, mit sonstigen Organkomplikationen | CCL |
| A04.79 | Enterokolitis durch Clostridium difficile, nicht näher bezeichnet | CCL |

Eine sonstige Organkomplikation ist bei .71 und .73 mit einem zusätzlichen Kode anzugeben.

## 1.3 Kodierpraxis

### 1.3.1 Praktisches Vorgehen

Ist eines der Kriterien unter A.2. erfüllt, so ist bei entsprechendem Ressourcenverbrauch (s. A.3., A.4., A.5.) ein Kode aus A04.- zu kodieren.

Komplizierte Fälle mit Ileus, Darmperforation, Peritonitis oder Sepsis sind mit .71 oder .73 und zusätzlich einem Kode für die Komplikation zu kodieren.

### 1.3.2 Fachliche Bewertung

**MD:**

Es existiert keine SEG-4 Empfehlung zum Thema.

**FoKA:**

Es existiert keine FoKA Empfehlung zum Thema.

# 2 Sonstige und nicht näher bezeichnete Gastroenteritis und Kolitis infektiösen und nicht näher bezeichneten Ursprungs

## 2.1 Medizin-Shortcuts

### 2.1.1 Medizinische Erläuterung

Eine Gastroenteritis ist eine Entzündung der Schleimhaut von Magen, Dünn- und Dickdarm. Die Ursache ist in den meisten Fällen infektiös durch Viren, Bakterien oder Parasiten bedingt.

Klinik: Übelkeit, Erbrechen, Bauchschmerzen, Bauchkrämpfe, Diarrhoe (mit und ohne Blut), Meteorismus. Fieber, Kopf- und Muskelschmerzen sind möglich.

Erbrechen und Diarrhoe können zu Flüssigkeits- und Elektrolytverlusten führen.

### 2.1.2 Nachweis

Klinische Bewertung

Stuhluntersuchung

### 2.1.3 Diagnostischer Aufwand

Stuhluntersuchung
Endoskopie

### 2.1.4 Therapeutischer Aufwand

Flüssigkeitssubstitution, Elektrolytausgleich, Antidiarrhoika (z.B. Loperamid)
Antiemetika (z.B. Dimenhydrinat, Ondansetron, Prochlorperazin, Promethazin)

### 2.1.5 Pflegerischer Aufwand

Es gibt keinen pflegerischen Aufwand, der allein ohne weitere Maßnahmen die Kodierung rechtfertigt.

## 2.2 Klassifikation

*ICD-10 GM 2024:*

| | | |
|---|---|---|
| A09.0 | Sonstige und n.n.bez. Gastroenteritis und Kolitis infektiösen Ursprungs | CCL |
| A09.9 | Sonstige und nicht näher bezeichnete Gastroenteritis und Kolitis nicht näher bezeichneten Ursprungs | |

## 2.3 Kodierpraxis

### 2.3.1 Praktisches Vorgehen

#### Handhabung gemäß SEG-4 KDE 24:

Wird eine infektiöse Ursache vermutet ohne dass ein spezifischer Erregernachweis vorliegt, so ist A09.0 zu kodieren.

Wird eine nichtinfektiöse Ursache vermutet, ist, sofern keine spezifischeren Erkenntnisse vorliegen, K52.9 zu kodieren.

A09.9 bleibt somit den Fällen vorbehalten, bei denen keine Zuordnung durch den Behandler erfolgt ist.

### 2.3.2 Fachliche Bewertung

**MD:**

SEG-4 KDE 24: Liegt eine infektiöse Darmkrankheit (Enteritis) mit Erregernachweis vor, ist diese bei Vorliegen von spezifischen Erregern entsprechend der ICD mit A00.- bis A08.- zu kodieren. Wurde kein Erreger nachgewiesen, weil entweder gar keine Untersuchung oder nicht die geeignete Untersuchung erfolgte, lag jedoch eine Diarrhöe oder eine Gastroenteritis vor, bei der auf Grund des klinischen Bildes von den Behandlern vermutet werden konnte oder musste, dass es sich um einen infektiösen Prozess gehandelt hatte, z.B. im Rahmen eines Allgemeininfektes, ist diese Diagnose mit einem Kode aus A09.- Sonstige und nicht näher bezeichnete Gastroenteritis und Kolitis infektiösen und nicht näher bezeichneten Ursprungs zu verschlüsseln. Nur wenn ein nichtinfektiöser Ursprung der Krankheiten angenommen werden kann, kommt alternativ K52.9 Nichtinfektiöse Gastroenteritis und Kolitis, nicht näher bezeichnet in Frage. Bei Verdacht auf eine infektiöse Gastroenteritis kommt die Verschlüsselung A00 bis A08, jeweils nicht näher bezeichnet, nicht in Frage. Es kommt nicht vor, dass Erreger als Ursache einer Darminfektion festgestellt werden, ohne dass diese näher bezeichnet werden können.

**FoKA:**

Stellungnahme zu SEG-4-KDE 24: Konsens

## 2.4 Dokumentationshinweise

Bei jeder Gastroenteritis sollte durch den behandelnden Arzt zumindest die Zuordnung infektiös bzw. nicht-infektiös erfolgen und in der Krankenakte dokumentiert werden.

# 3 Sepsis

## 3.1 Medizin-Shortcuts

### 3.1.1 Medizinische Erläuterung

**Bakteriämie**: Vorkommen lebensfähiger Bakterien im Blut.

**Sepsis (Sepsis-3 Dritte Internationale Konsensus Definition der Sepsis)**: Sepsis ist eine akut lebensbedrohliche Organdysfunktion, die durch eine fehlregulierte Wirtsantwort auf eine Infektion hervorgerufen wird. Für die Diagnose einer Sepsis-assoziierten Organsdysfunktion ist eine Veränderung des Sequential Organ Failure Assessment

(SOFA) Score um ≥ 2 Punkte festzustellen. Dieser ist nur bei Erwachsenen ab dem Alter von 18 Jahren anwendbar.

**Septischer Schock**: Septischer Schock ist eine Untergruppe der Sepsis, bei der, trotz adäquater Volumenzufuhr, die vorliegenden zirkulatorischen und zellulären/metabolischen Störungen so stark ausgeprägt sind, dass sie die Sterblichkeit deutlich erhöhen.

Der Begriff „schwere Sepsis" ist nicht mehr zu verwenden, da entsprechend der neuen Sepsis-3 Definition mit einer Sepsis immer eine Organdysfunktion einhergeht.

Das SIRS hat in der Definition der Sepsis keinen Stellenwert mehr.

Zu SIRS infektiöser und nichtinfektiöser Genese siehe Kapitel XVIII.5.

## 3.1.2 Nachweis

Verdacht oder Nachweis einer Infektion durch mikrobiologischen Nachweis oder klinische Kriterien.

***SOFA-Kriterien** (Sequential Organ Failure Assessment):*

| **Organsystem** | **Punkte** | | | | |
|---|---|---|---|---|---|
| | 0 | 1 | 2 | 3 | 4 |
| **Atmung** | | | | | |
| $PaO_2/FiO_2$ mmHG (kPa) | ≥ 400 (53,3) | < 400 (53,3) | < 300 (40) | Beatmung < 200 (26,7) | Beatmung < 100 (13,3) |
| **Gerinnung** | | | | | |
| Thrombozyten, x103/µl | ≥ 150 | < 150 | < 100 | < 50 | < 20 |
| **Leber** | | | | | |
| Bilirubin, mg/dl (µmol/l) | < 1,2 (20) | 1,2-1,9 (20-32) | 2,0-5,9 (33-101) | 6,0-11,9 (102-204) | > 12 (> 204) |
| **Herz-Kreislauf** | | | | | |
| Hypotonie Katecholamine µg/kg/min | MAD > 70 mmHG | MAD < 70 mmHG | Dopamin < 5 oder Dobutamin (jede Dosis) | Dopamin > 5-< 15 oder Adrenalin ≤ 0,1 oder Noradrenalin ≤ 0,1 | Dopamin > 15 oder Adrenalin > 0,1 oder Noradrenalin > 0,1 |

| **ZNS** | | | | | |
|---|---|---|---|---|---|
| Glasgow Coma Scale | 15 | 13-14 | 10-12 | 6-9 | < 6 |
| **Niere** | | | | | |
| Kreatinin, mg/dl (µmol/l) | < 1,2 (< 110) | 1,2-1,9 (110-170) | 2,0-3,4 (171-299) | 3,5-4,9 (300-400) | > 5,0 (> 440) |
| Urinausscheidung, ml/Tag | | | | < 500 | < 200 |
| Ein Score-Anstieg um ≥ 2 Punkte belegt eine Organdysfunktion und somit eine Sepsis gemäß Sepsis-3 Definition. Patienten ohne zuvor bestehende Organdysfunktion wird ein SOFA Score von 0 zugeschrieben. Zur Ermittlung des SOFA Scores werden die Punkte der verschiedenen Organdysfunktionen addiert. Nur durch eine Sepsis verursachte Organdysfunktionen dürfen in die Punktezählung einfließen. Gewertet wird pro Organsystem der schlechteste Tageswert. Liegt ein Parameter nicht vor, wird dieser mit "0" bewertet. | | | | | |

Liegen bei einem Patienten keine arteriellen Blutgasanalysen vor, kann alternativ die periphere Sauerstoffsättigung durch Pulsoxymetrie ($SpO_2$) auf Grundlage der nachfolgenden Konversionstabelle verwendet werden.

*Konversionstabelle $SpO_2$/$PaO_2$ bei fehlender arterieller Blutgasanalyse (Quelle: Deutsche Sepsis-Gesellschaft unter https://www.sepsis-gesellschaft.de/sepsisdefinition-und-kodierung/, abgerufen am 24.11.2023)*

| | | | | | | | | | | |
|---|---|---|---|---|---|---|---|---|---|---|
| **$SO_2$ (%)** | 80 | 81 | 82 | 83 | 84 | 85 | 86 | 87 | 88 | 89 |
| **kalkulierter $PaO_2$ (mmHg)** | 44 | 45 | 46 | 47 | 49 | 50 | 52 | 53 | 55 | 57 |
| **$SO_2$ (%)** | 90 | 91 | 92 | 93 | 94 | 95 | 96 | 97 | 98 | 99 |
| **kalkulierter $PaO_2$ (mmHg)** | 60 | 62 | 65 | 69 | 73 | 79 | 86 | 96 | 112 | 145 |

Zur Bestimmung des $FiO_2$-Wertes bei nicht beatmeten Patienten kann die folgende Konversionstabelle verwendet werden.

*Konversionstabelle zur Ermittlung $FiO_2$ bei nicht beatmeten Patienten (Quelle: Deutsche Sepsis-Gesellschaft unter https://www.sepsis-gesellschaft.de/sepsisdefinition-und-kodierung/, abgerufen am 24.11.2023)*

| Methode | $O_2$-Flow (l/min) | Geschätzte $FiO_2$ (%) |
|---|---|---|
| Nasensonde, Nasenbrille | 1 | 24 |
| | 2 | 28 |
| | 3 | 32 |
| | 4 | 36 |

| | | |
|---|---|---|
| | 5 | 40 |
| | 6 | 44 |
| Nasopharyngealer Katheter | 4 | 40 |
| | 5 | 50 |
| | 6 | 60 |
| Gesichtsmaske | 5 | 40 |
| | 6-7 | 50 |
| | 7-8 | 60 |
| Gesichtsmaske mit Reservoir | 6 | 60 |
| | 7 | 70 |
| | 8 | 80 |
| | 9 | 90 |
| | 10 | 95 |

### *qSOFA-Score (Quick SOFA Kriterien):*

Quick SOFA Kriterien belegen alleine KEINE Sepsis. Der Einsatz erfolgt als Screening Werkzeug.

- Atemfrequenz ≥ 22/Min
- Verändertes Bewusstsein (Glasgow Coma Scale < 15)
- Systolischer Blutdruck ≤ 100 mmHG

Der qSOFA Score ist positiv, wenn 2 von 3 Kriterien erfüllt sind.

### *Septischer Schock:*

Zwei Bedingungen müssen erfüllt kumulativ sein, um einen septischen Schock nachzuweisen:

1. Eine Vasopressorengabe ist erforderlich, um einen mittleren arteriellen Druck von ≥ 65 mmHg aufrecht zu erhalten.
2. Das Serum-Laktat liegt bei > 2 mmol/l (> 18 mg/dl) trotz adäquater Volumensubstitution.

## 3.1.3 Diagnostischer Aufwand

Blutkulturentnahme mit mikrobiologischer Testung sowie der Nachweis der einzelnen Kriterien, z.B. Labor für Leukozytose etc.

### 3.1.4 Therapeutischer Aufwand

Therapie der Infektion durch Antibiose
Therapie der Organkomplikation(en)
Intensivüberwachung bzw. -behandlung

### 3.1.5 Pflegerischer Aufwand

Intensivüberwachung
Engmaschiges Monitoring der Vitalparameter auf Normalstation

## 3.2 Klassifikation

*ICD-10 GM 2024:*

| | | |
|---|---|---|
| **A40.-** | Streptokokkensepsis | CCL |
| **A41.-** | Sonstige Sepsis | CCL |
| **A02.1** | Salmonellensepsis | CCL |
| **A20.7** | Pestsepsis | |
| **A22.7** | Milzbrandsepsis | |
| **A26.7** | Erysipelothrix-Sepsis | |
| **A32.7** | Listeriensepsis | CCL |
| **A39.2** | Akute Meningokokkensepsis | CCL |
| **A39.3** | Chronische Meningokokkensepsis | CCL |
| **A39.4** | Nicht näher bezeichnete Meningokokkensepsis | CCL |
| **A42.7** | Aktinomykotische Sepsis | CCL |
| **B00.70** | Sepsis durch Herpesviren | CCL |
| **B34.80** | Sepsis durch Viren o.n.A. | |
| **B37.7** | Candida Sepsis | CCL |
| **B38.70** | Sepsis durch Coccidioides | CCL |
| **B39.30** | Sepsis durch Histoplasma capsulatum | CCL |
| **B40.70** | Sepsis durch Blastomyces | CCL |
| **B41.70** | Sepsis durch Paracoccidioides | CCL |
| **B42.70** | Sepsis durch Sprothrix | |
| **B44.70** | Sepsis durch Aspergillus | CCL |

| | | |
|---|---|---|
| B45.70 | Sepsis durch Cryptococcus | CCL |
| B46.40 | Sepsis durch Mucorales | CCL |
| B48.80 | Sepsis durch Pilze o.n.A. | |
| B58.90 | Sepsis durch Toxoplasmen | |
| B60.80 | Sepsis durch Protozoen | |
| P36.- | Bakterielle Sepsis beim Neugeborenen | |
| O85 | Puerperalsepsis | CCL |
| O75.3 | Sepsis unter der Geburt | CCL |
| O03-O07, O08.0 | Sepsis nach Abort, Extrauteringravidität u. Molenschwangerschaft | CCL |

Bei O-Kodes gilt: Zusätzlich ist gem. DKR 0103v ein Kode aus den spezifischen Kodebereichen (A- bzw. B-Kodes) anzugeben, um das Vorliegen und den Erreger der Sepsis darzustellen. Außerdem ist bei O75.1 gem. DKR 1510v ein spezifischer Kode aus R57.- Schock, anderenorts nicht klassifiziert anzugeben.

*Sekundärkodes:*

| | | |
|---|---|---|
| U69.8-! | Sekundäre Schlüsselnummern zur Spezifizierung des zeitlichen Bezugs einer Sepsis und eines septischen Schocks zur stationären Krankenhausaufnahme | |
| U69.80! | Nicht-nosokomiale Sepsis | |
| U69.81! | Nosokomiale Sepsis | |
| U69.82! | Sepsis mit unklarem Zeitpunkt des Beginns mit Bezug zur Krankenhausaufnahme | |
| U69.83! | Nicht-nosokomialer septischer Schock | |
| U69.84! | Nosokomialer septischer Schock | |
| U69.85! | Septischer Schock mit unklarem Zeitpunkt des Beginns mit Bezug zur Krankenhausaufnahme | |

*Kodes zur Spezifikation von Organkomplikationen:*

| | | |
|---|---|---|
| D69.5- | Sekundäre Thrombozytopenie | CCL |
| G94.32* | Septische Enzephalopathie | |
| I95.8 | Sonstige Hypotonie | |
| J96.- | Respiratorische Insuffizienz, anderenorts nicht klassifiziert | CCL |
| K72.0 | Akutes und subakutes Leberversagen, anderenorts nicht klassifiziert | CCL |

| | | |
|---|---|---|
| N17.- | Akutes Nierenversagen | CCL |
| R57.2 | Septischer Schock | CCL |

## 3.3 Kodierpraxis

### 3.3.1 Praktisches Vorgehen

Die Kodierung sollte sich an den Vorgaben der Leitlinie zur Sepsis-3 der DSG (Deutsche Sepsis-Gesellschaft, https://www.sepsis-gesellschaft.de/sepsisdefinition-und-kodierung/) sowie an den Vorgaben der überarbeiteten DKR 0103w orientieren.

**Handhabung des SOFA-Score**: Bei Patienten *ohne chronische organische Dysfunktion* ist der SOFA-Ausgangswert = 0. In diesem Fall wird der gesamte Anstieg des jeweiligen Parameters gewertet. Bei Patienten *mit vorbestehender organischer Dysfunktion* darf nur die Differenz zwischen akutem Anstieg und Ausgangswert des Parameters in die Einstufung des Punktescores einfließen.

Die eine Sepsis auslösende Infektion ist immer zusätzlich anzugeben, z.B. Pneumonie, Harnwegsinfekt etc. Die Wahl der Hauptdiagnose ist auf Grundlage der DKR D002u nach Veranlassung des stationären Aufenthaltes und bei konkurrierenden Hauptdiagnosen nach Maßgabe des Ressourcenverbrauches zu entscheiden.

Ist die SIRS-Definition erfüllt, so ist zusätzlich R65.1! an den Kode für die Sepsis anzuhängen. Zusätzlich ist ein Kode aus dem Kapitel U69.8-! für den zeitlichen Bezug des Auftretens einer Sepsis bzw. eines septischen Schocks zur Krankenhausaufnahme obligat anzugeben.

Septische Organdysfunktionen sind zusätzlich zum Kode für die Sepsis anzugeben. Die DKR 0103w verweist an dieser Stelle nicht auf die Nebendiagnosenkriterien als Voraussetzung zur Kodierbarkeit. Des weiteren sind, sofern zutreffend, spezifische Erregerkodes zu ergänzen, sofern sie nicht im Primärkode der Sepsis bereits vollständig enthalten sind, sowie die Kodes für Erreger-Resistenzen.

Siehe auch I.4 A49.- Bakterielle Infektion n.n.bez. und XVIII.5 SIRS infektiöser und nichtinfektiöser Genese.

Bei Kindern und Neugeborenen bis 16 Jahren sind die SOFA-Kriterien der Sepsis-3 Definition nicht anzuwenden. In diesen Fällen sind z.B. die Hinweise des Kodierleitfadens von GKinD und die Leitlinie aus dem Jahr 2015 „Sepsis bei Kindern jenseits der Neonatalperiode" hilfreich.

### 3.3.2 Fachliche Bewertung

#### MD:

Sämtliche die Sepsis betreffenden Kodierempfehlungen der SEG-4 wurden auf Fälle bis 2019 begrenzt. Keine neuen Empfehlungen/Vorgaben.

#### FoKA:

Bislang liegen keine aktualisierten Kodierempfehlungen zur Kodierung nach der Sepsis-3 Definition vor.

#### Stolperfallen/Kritische Punkte:

**Blutkulturentnahme:** Die Sepsis-3 Definition bezieht sich nicht auf das Vorliegen von Blutkulturen. Laut der Leitlinie der DSG (Deutsche Sepsis-Gesellschaft) zur Definition und Kodierung der Sepsis-3 ist die Abnahme von Blutkulturen elememtare Voraussetzung für die Diagnose einer Sepsis. Die Entnahme soll mindestens zwei Blutkultur-Sets umfassen.

**Zeitlicher Rahmen des positiven SOFA-Scores:** Die Sepsis-3 Definition gibt keinen zeitlichen Rahmen für den Anstieg des Sofa-Scores vor. Ob ein solcher im Rahmen einer BfArM FAQ oder in Form von MD- und FoKA-Empfehlungen vorgegeben wird, bleibt abzuwarten.

Zu Frage der Hauptdiagnosefestlegung spielt neben der ärztlichen Wertung der enge zeitliche Zusammenhang der Infekt- bzw. Organdysfunktionssymptomatik und -befunde zur stationären Aufnahme die wesentliche Rolle.

### 3.3.3 Urteile

Zur alten Sepsis-2 Definition s. Ausgaben 2018 bzw. 2019.

LSG Baden-Württemberg AZ L 11 KR 1049/18 vom 22.01.2019: Die Kodierung einer Sepsis kann nicht deshalb abgelehnt werden, weil die Erkrankung noch nicht lebensbedrohlich war oder weil die Klinik kein bestimmtes vom MD für erforderlich gehaltenes Behandlungsmanagement durchgeführt hat.

LSG Baden-Württemberg AZ L 11 KR 3754/18 vom 22.01.2019: Aus der FAQ 1007 des DIMDI zur Kodierung der Sepsis (auf Grundlage der Sepsis-2 Definition) ergibt sich nicht zwingend die Vorgabe der Entnahme von zwei Blutkulturpärchen. Auch eine zeitliche Vorgabe zur Entnahme von Blutkulturen ist hier nicht abzuleiten. Ein positiver Blutkulturbefund ist in Kombination mit nachgewiesenen zwei SIRS-Kriterien ausreichend zur Diagnosestellung und Kodierung der Sepsis. Eine zweite Blutkulturentnahme würde daran nichts mehr ändern.

## 3.4 Dokumentationshinweise

Bei allen Patienten mit Hinweisen auf eine Infektion sollten in Notaufnahme und auf Normalstation die qSOFA Kriterien ermittelt und dokumentiert werden.

Bei allen Patienten, bei denen eine Sepsis kodiert wird, sollte der ermittelte Wert des SOFA-Score dokumentiert und der Krankenakte beigelegt werden.

# 4 Bakteriämie

## 4.1 Medizin-Shortcuts

### 4.1.1 Medizinische Erläuterung

Unter einer Bakteriämie versteht man das Vorkommen lebensfähiger Bakterien im Blut. Häufig begegnet man in diesem Zusammenhang dem Begriff „Blutstrominfektion“, der eine Übersetzung des im englischsprachigen Bereich geläufigen "blood stream infection" darstellt. Die Verwendung dieser Begriffe ist nicht immer einheitlich, d.h. es kann sowohl die Bakteriämie wie auch eine Sepsis damit gemeint sein.

Eine Bakteriämie kann spontan auftreten oder im Zusammenhang mit unterschiedlichsten zahnärztlichen, chirurgischen, gastrointestinalen, urogenitalen oder anderen Eingriffen oder bei einliegendem Fremdmaterial wie z.B. Gefäß- oder Harnwegskatheter.

Sie kann transient ohne Symptome verlaufen, sie kann jedoch auch zu metastatischen Absiedelungen z.B. an den Herzklappen führen oder zu systemischen Auswirkungen im Sinn einer Sepsis.

Die DKR 0103w verweist darauf, dass eine Bakteriämie mit A49.- zu kodieren ist. Ausnahme: Die Meningokokken-Bakteriämie – diese ist als Meningokokkensepsis mit A39.4 zu kodieren.

Siehe auch I.3 Sepsis.

### 4.1.2 Nachweis

Blutkultur mit Nachweis einer Bakteriämie

### 4.1.3 Diagnostischer Aufwand

Blutkultur mit Austestung

### 4.1.4 Therapeutischer Aufwand

Antibiose

### 4.1.5 Pflegerischer Aufwand

Es gibt keinen pflegerischen Aufwand, der allein ohne weitere Maßnahmen die Kodierung rechtfertigt.

## 4.2 Klassifikation

*ICD-10 GM 2024:*

| | | |
|---|---|---|
| A49.0 | Staphylokokkeninfektion n.n.bez. Lokalisation | CCL |
| A49.1 | Streptkokken- und Enterokokkeninfektion n.n.bez. Lokalisation | CCL |
| A49.2 | Infektion durch Hämophilus influenzae n.n.bez. Lokalisation | CCL |
| A49.3 | Mykoplasmeninfektion n.n.bez. Lokalisation | |
| A49.8 | Sonstige näher bezeichnete bakterielle Infektion n.n.bez. Lokalisation | |
| A49.9 | Bakterielle Infektion n.n.bez. | |
| A39.4 | Meningokokken-Sepsis n.n.bez., Inkl.: Meningokokken-Bakteriämie | CCL |

## 4.3 Kodierpraxis

### 4.3.1 Praktisches Vorgehen

Eine Bakteriämie ohne Erfüllung der Sepsis-Kriterien ist gemäß DKR 0103w mit den Kodes aus A49.- zu kodieren, sofern nicht ein spezifischerer Kode mit Benennung des Erregers zur Verfügung steht.

Liegt ein Infektfokus (z.B. Harnwegsinfekt) vor, sollte dieser bei vorliegendem Ressourcenverbrauch (z.B. passende Antibiose) separat kodiert werden, unabhängig davon, ob dieser der Bakteriämie zugeordnet werden kann oder nicht.
Zur Kodierung einer Sepsis siehe I.3 Sepsis.

### 4.3.2 Fachliche Bewertung

**MD:**

Es existiert keine SEG-4 Empfehlung zum Thema.

**FoKA:**

Es existiert keine FoKA Empfehlung zum Thema.

**Stolperfallen/Kritische Punkte:**

Hauptdiagnosewahl bei Bakteriämie mit Infektfokus

### 4.3.3 Urteile

L 16 KR 177/09 vom 23.01.2014: Hauptdiagnosewahl (A49.8 oder G40.2). Fall aus 2005.

# 5 Chronische Virushepatitis B

## 5.1 Medizin-Shortcuts

### 5.1.1 Medizinische Erläuterung

Virushepatitis mit dem Erreger der Hepatitis B (mit oder ohne Deltavirus) und dem Erreger der Hepatitis C können einen chronischen Verlauf nehmen. Jede Virus hepatitis, die nach 6 Monaten nicht ausgeheilt ist, wird als chronisch bezeichnet.

Erreger: Hepatitis B Virus HBV (DNA-Virus), Hepatitis D Virus HDV (früher: Deltavirus)

Entwicklungsphasen einer Hepatitis B bis zur chronischen HBV-Hepatitis:

- **Immuntoleranz**: HBeAg positiv, hohe HBV-DNA-Werte, niedrige o. normale GPT/ALT-Werte, hohe HBsAg-Spiegel. Geringe histologische Aktivität.
- **Immun-Clearance**: Übergang von HBeAg zu Anti-HBeAg, also Antikörper gegen das e-Antigen; erhöhte Transaminasen und histologisch Leberentzündung, sinkende HBsAg-Spiegel.
- **Nicht replikative Phase**: HBV-DNA nicht oder kaum nachweisbar, normale Transaminasen, e-Antigen nicht nachweisbar, Immunkontrolle.
- **Reaktivierungsphase**: Entwicklung einer chronischen Hepatitis B: e-Antigen negativ, HBV-DNA-Spiegel > 2.000 IU/ml, fluktuierende Transaminasenwerte, erneut HBsAg positiv.
- Bei hoch replikativer immunreaktiver Infektion drohen Leberzirrhose (20%) und Hepatozelluläres Karzinom.

Deltavirus – Hepatitis D:

Hepatitis Delta-Virus (HDV), früher auch Delta Virus genannt, ist ein inkomplettes RNA-Virus (Virusoid). Es benötigt für seine Replikation die Hülle HBsAg des HBV. Deshalb ist die Hepatitis D eine Koinfektion der Hepatits B.

### 5.1.2 Nachweis

Im Serum oder Leberpunktat:
außer bei Anti-HBc only: HBsAg Nachweis (Oberflächenantigen)
HBV-DNA Nachweis (Virus-DNA, zeigt vorhandene Infektiosität an)
(Korrespondierende Antikörper sind anti-HBs, anti-HBc, anti-HBe. Anti-HBs zeigt Serokonversion = Immunität an)
Deltavirus: HDV-RNA, HD-Ag, anti-HDV

### 5.1.3 Diagnostischer Aufwand

Leberpunktion, Hepatitis-Serologie

### 5.1.4 Therapeutischer Aufwand

Therapieindikation bei chronischer Hepatitis B: Gemäß Leitlinie sind alle Patienten mit chronischer HBV-Infektion grundsätzlich Kandidaten für eine antivirale Therapie. Ziel: Dauerhafte Suppression der HBV-DNA unterhalb Virusnachweisgrenze. Langfristiges Ziel: vollständige Serokonversion.
Alpha-Interferon: z.B. Pegasys®

Antivirale Substanzen: Entecavir (Baraclude®), Tenofovir (Viread®), Telbivudin (Sebivo®), Lamivudin (Zeffix®, Epivir®)

### 5.1.5 Pflegerischer Aufwand

Ein reiner Infektionsschutz für das behandelnde Personal kann NICHT als Ressourcenverbrauch angeführt werden.

## 5.2 Klassifikation

*ICD-10 GM 2024:*

| | | |
|---|---|---|
| **B18.0** | Chronische Virushepatitis B mit Delta-Virus | CCL |
| **B18.11** | Chronische Virushepatitis B ohne Delta-Virus, Phase 1 | CCL |
| **B18.12** | Chronische Virushepatitis B ohne Delta-Virus, Phase 2 | CCL |
| **B18.13** | Chronische Virushepatitis B ohne Delta-Virus, Phase 3 | CCL |
| **B18.14** | Chronische Virushepatitis B ohne Delta-Virus, Phase 4 | CCL |
| **B18.19** | Chronische Virushepatitis B ohne Delta-Virus, Phase nicht näher bezeichnet | CCL |

## 5.3 Kodierpraxis

### 5.3.1 Praktisches Vorgehen

Neben dem Kodebereich B18.- (CC-relevante) bietet die ICD-Klassifikation noch den nicht CC-relevanten Kode Z22.5 Keimträger der Virushepatitis an.

Für die Praxis sollte deshalb die Kodierung so gehandhabt werden:

Asymptomatische Patienten ohne antivirale Therapie: Z22.5

**MD-safe:**

Symptomatische Patienten mit diagnostischen Maßnahmen oder Patienten mit antiviraler Therapie: Kode aus B18.0, B18.1-

### 5.3.2 Fachliche Bewertung

**MD:**

Es existiert keine SEG-4 Empfehlung zum Thema.

**FoKA:**

Es existiert keine FoKA Empfehlung zum Thema.

# 6 Chronische Virushepatitis C

## 6.1 Medizin-Shortcuts

### 6.1.1 Medizinische Erläuterung

Virushepatitis mit dem Erreger der Hepatitis B (mit oder ohne Deltavirus) und dem Erreger der Hepatitis C kann einen chronischen Verlauf nehmen. Jede Virushepatitis, die nach 6 Monaten nicht ausgeheilt ist, wird als chronisch bezeichnet.

Erreger: Das Hepatitis C-Virus (HCV) ist ein RNA-Virus. Insgesamt sind laut Robert Koch-Institut bislang 6 Genotypen mit ca. 80 Subtypen bekannt, auf Grund dessen Mehrfachinfektionen möglich sind.

Ca. 80% aller HCV-Infektionen bei Erwachsenen verlaufen chronisch. Bei 20% dieser Patienten kommt es zur Entwicklung einer Leberzirrhose innerhalb von 20 Jahren.

### 6.1.2 Nachweis

Im Serum oder Leberpunktat: Virusbestandteile HCV-RNA, anti-HCV

### 6.1.3 Diagnostischer Aufwand

Leberpunktion, Virus-Serologie

### 6.1.4 Therapeutischer Aufwand

Die chronische Hepatitis C stellt grundsätzlich eine Indikation zur antiviralen Therapie dar! In der Regel sollte diese als Kombinationstherapie gewählt werden; diese unterscheiden sich je nach Genotyp des HCV.
Beispiele für Kombinationen:

- Ledipasvir + Sofosbuvir + Ribavirin
- Paritaprevir + Ombitasvir + Dasabuvir +/– Ribavirin
- Sofosbuvir + Ribavirin
- Sofosbuvir + Daclatasvir +/– Ribavirin
- Einzelne Generika: Ribavirin, Paritaprevir, Ledispasvir, Ombitasvir, Daclatasvir, Sofosbuvir

Handelsnamen sind z.B.: Sovaldi®, Daklinza®, Harvoni®, Viekirax®, Exviera®

### 6.1.5 Pflegerischer Aufwand

Ein reiner Infektionsschutz für das behandelnde Personal kann NICHT als Ressourcenverbrauch angeführt werden.

## 6.2 Klassifikation

*ICD-10 GM 2024:*

| | | |
|---|---|---|
| B18.2 | Chronische Virushepatitis C | CCL |

## 6.3 Kodierpraxis

### 6.3.1 Praktisches Vorgehen

Neben dem Kodebereich B18.- (CC-relevant) bietet die ICD-Klassifikation noch den nicht CC-relevanten Kode Z22.5 Keimträger der Virushepatitis an.

Für die Praxis sollte deshalb die Kodierung so gehandhabt werden:

Asymptomatische Patienten ohne antivirale Therapie: Z22.5

Symptomatische Patienten mit diagnostischen Maßnahmen oder Patienten mit antiviraler Therapie: B18.2

### 6.3.2 Fachliche Bewertung

**MD:**

Es existiert keine SEG-4 Empfehlung zum Thema.

**FOK:**

Es existiert keine FoKA Empfehlung zum Thema.

# 7 Kandidose

## 7.1 Medizin-Shortcuts

### 7.1.1 Medizinische Erläuterung

Infektion durch Hefepilze der Gattung Candida; in mehr als 90% der Fälle ist Candida albicans der Erreger. Vor allem bei immungeschwächten Patienten kann es im Rahmen einer saprophytären Besiedlung der Haut und Schleimhäute zu einer endogenen Infektion kommen.

Am häufigsten sind die Vaginalmykose und der Mundsoor.

Begünstigend wirken ein feuchtes, okklusives Milieu (Körperfalten, Windeldermatitis), Schwangerschaft und Diabetes mellitus.

Eine systemische Kandidose ist eine generalisierte oder mehrere Organsysteme betreffende Infektion mit Candida. Sie betrifft meist immungeschwächte Patienten und geht mit Fieber einher.

- Einfache (oberflächliche) Kandidosen:
  - Candida-Stomatitis: weiße bis gelbliche, kleinfleckige, abstreifbare Beläge der Schleimhäute im Mund- und Rachenbereich; Risikofaktoren sind Säuglingsalter, Diabetes mellitus, Immunschwäche, Cortisonsprays, Zahnprothesen, Antibiotika-Behandlung.
  - Haut- und Nagelinfektionen: Erythematöse Macula mit satellitenförmigen Pusteln. Vorkommen häufig intertriginös (in Hautfalten), interdigital.
  - Windelsoor: Komplikation einer Windeldermatitis.
  - Urogenital: Vaginalcandidose, Balanitis, Urethritis.

- Invasive (systemische) Kandidosen: Invasiv = Befall der inneren Organe bis zur Sepsis
  - Sooròsophagitis: weißlich-gelbliche Beläge, die eine sehr leicht blutende Mukosa bedecken.
  - Kandidose der Lunge, Leber, ZNS, Niere.
  - Candida-Sepsis: Candida in der Blutkultur.

### 7.1.2 Nachweis

- Direkter mikroskopischer Erregernachweis im Nativpräparat, kultureller Nachweis, serologischer Nachweis.
- Endoskopischer Nachweis bei Soor-Ösophagitis.
- Klinischer Beleg bei Mundsoor.

### 7.1.3 Diagnostischer Aufwand

Histopathologie, Endoskopie

### 7.1.4 Therapeutischer Aufwand

Antimykotische Behandlung je nach Befall mit z.B. Nystatin (z.B. Candio-Hermal®), Fluconazol (z.B. Diflucan®), Amphotericin B (z.B. Ampho-Moronal®), Caspofungin (z.B. Cancidas®), Liposomales Amphotericin B (AmBisome®), Anidulafungin (E-calta®), Micafungin (Mycamine®)

### 7.1.5 Pflegerischer Aufwand

Es gibt keinen pflegerischen Aufwand, der allein ohne weitere Maßnahmen die Kodierung rechtfertigt.

## 7.2 Klassifikation

*ICD-10 GM 2024:*

| | | |
|---|---|---|
| B37.0 | Candida-Stomatitis | CCL |
| B37.1 | Kandidose der Lunge | CCL |
| B37.2 | Kandidose der Haut und der Nägel | |
| B37.3+ | Kandidose der Vulva und der Vagina | |
| B37.4 | Kandidose an sonstigen Lokalisationen des Urogenitalsystems | CCL |

| | | |
|---|---|---|
| B37.5+ | Candida-Meningitis | CCL |
| B37.6+ | Candida-Endokarditis | CCL |
| B37.7 | Candida-Sepsis | CCL |
| B37.81 | Candida-Ösophagitis | CCL |
| B37.88 | Kandidose an sonstigen Lokalisationen | CCL |
| B37.9 | Kandidose, nicht näher bezeichnet; Soor o.n.A. | |
| P37.5 | Kandidose beim Neugeborenen | |

*Sekundärkodes:*

| | | |
|---|---|---|
| G02.1* | Meningitis bei a.kl. Mykosen | CCL |
| I39.8* | Endokarditis bei a.kl. Krankheiten, Herzklappe nicht näher bezeichnet | |
| J17.2* | Pneumonie bei Mykosen | CCL |
| N37.0* | Urethritis bei a.kl. Krankheiten | CCL |
| N51.2* | Balanitis bei a.kl. Krankheiten | |
| N77.1* | Vaginitis, Vulvitis oder Vulvovaginitis bei a.kl. infektiösen und parasitären Krankheiten | CCL |

# 7.3 Kodierpraxis

## 7.3.1 Praktisches Vorgehen

- Vaginale Kandidose: B37.3† plus N77.1* (CCL nur *-Kode)
- Vaginale Balanitis: B37.4† plus N51.2*
- Vaginale Urethritis: B37.4† plus N37.0* (CCL nur *-Kode)
- Candida-Meningitis: B37.5† plus G02.1*
- Candida-Endokarditis: B37.6† plus I39.8*
- Candida-Sepsis: B37.7 plus R65.1! (siehe auch I.3 Sepsis)

Liegt ein positiver histologischer Befund vor, so kann die Diagnose einer Kandidose kodiert werden.

Liegt nur ein kultureller Nachweis von Candida-Spezies vor, so ist die Kodierung von der Durchführung einer entsprechenden antimykotischen Therapie abhängig.

Zur Kodierung eines Mundsoor ist die klinische Diagnosestellung in Kombination mit einer Therapie ausreichend.

Die Kodierung einer Soor-Ösophagitis ist bei endoskopischer Diagnosestellung plus histologischem Befund oder entsprechender antimykotischer Therapie (dann Verdachtsdiagnose) möglich.

Zur Kodierung einer Candida-Sepsis ist auch das Kapitel I.3 Sepsis zu beachten.

Zusätzlich zur Diagnosekodierung ist gegebenenfalls die Prozedurenkodierung zu berücksichtigen. Folgende Medikamente sind mit OPS-Kodes abzubilden:

- Oral verabreichte Medikamente:
  - Voriconazol (VFend® und Generika): 6-002.5_ (Kinder < 15 Jahre: ab 1,00 g, Jugendliche ab 15 Jahre und Erwachsene: ab 2,5 g Gesamtdosis im Aufenthalt. Zusatzentgelt ZE2024-124)
  - Posaconazol Suspension (Noxafil®): 6-007.0_ (Kinder < 10 Jahre: ab 1.000 mg, Kinder ab 10 Jahre und Erwachsene: ab 3.000 mg Gesamtdosis im Aufenthalt. Zusatzentgelt ZE2024-172)
  - Posaconazol Tabletten (Noxafil®): 6-007.1_ (ab 1.500 mg Gesamtdosis im Aufenthalt. Zusatzentgelt ZE2024-173)
  - Isavuconazol (Cresemba®): 6-008.h_. Indikation eigentlich nur invasive Aspergillose (B44.-) und Mukormykose (B46.-). Kinder < 10 Jahre: ab 200 mg, Kinder ab 10 Jahre und Erwachsene: ab 1.000 mg Gesamtdosis im Aufenthalt. Zusatzentgelt ZE2024-167
- Parenteral verabreichte Medikamente:
  - Voriconazol (VFend® und Generika): 6-002.r_ (Kinder < 15 Jahre: ab 0,4 g, Jugendliche ab 15 Jahre und Erwachsene: ab 0,8 g Gesamtdosis im Aufenthalt. Zusatzentgelt ZE2024-125)
  - Caspofungin (Cancidas® und Generika): 6-002.p_ (Kinder < 5 Jahre: ab 35 mg, Kinder ab 5 Jahre und Erwachsene: ab 65 mg Gesamtdosis im Aufenthalt. Zusatzentgelt ZE2024-123)
  - Liposomales Amphotericin B (AmBisome®): 6-002.q_ (Kinder < 15 Jahre: ab 100 mg, Jugendliche ab 15 Jahre und Erwachsene: ab 250 mg Gesamtdosis im Aufenthalt. Zusatzentgelt ZE110)
  - Amphotericin B Lipidkomplex (Abelcet®): 6-003.1_ (Kinder < 15 Jahre: ab 200 mg, Jugendliche ab 15 Jahre und Erwachsene: ab 600 mg Gesamtdosis im Aufenthalt. Zusatzentgelt ZE2024-80)
  - Anidulafungin (Ecalta®): 6-003.k_ (Kinder < 15 Jahre: ab 75 mg, Jugendliche ab 15 Jahre und Erwachsene: ab 200 mg Gesamtdosis im Aufenthalt. Zusatzentgelt ZE2024-154)
  - Micafungin (Mycamine®): 6-004.5_ (Kinder < 15 Jahre: ab 75 mg, Jugendliche ab 15 Jahre und Erwachsene: ab 150 mg Gesamtdosis im Aufenthalt. Zusatzentgelt ZE128)
  - Itraconazol (Sempera®, Siros® und Generika): 6-002.c_ (Kinder < 10 Jahre: ab 400 mg, Kinder ab 10 Jahre und Erwachsene: ab 1.200 mg Gesamtdosis im Aufenthalt. Zusatzentgelt ZE113)

- Posaconazol (Noxafil®): 6-007.k_ (Kinder < 15 Jahre: ab 300 mg, Jugendliche ab 15 Jahre und Erwachsene: ab 600 mg Gesamtdosis im Aufenthalt. Zusatzentgelt ZE2024-156)
- Isavuconazol (Cresemba®): 6-008.g_. Indikation eigentlich nur invasive Aspergillose (B44.-) und Mukormykose (B46.-). (Kinder < 15 Jahre: ab 100 mg, Jugendliche ab 15 Jahre und Erwachsene: ab 200 mg Gesamtdosis im Aufenthalt. Zusatzentgelt ZE2024-166)

### 7.3.2 Fachliche Bewertung

**MD:**

Es existiert keine SEG-4 Empfehlung zu diesem Thema.

**FoKA:**

Es existiert keine FoKA Empfehlung zu diesem Thema.

**Stolperfallen/Kritische Punkte:**

Ist weder eine Candida-Infektion noch eine andere Mykose mikrobiologisch oder histologisch belegt, es erfolgte jedoch bei Verdacht auf eine systemische oder organbezogene Mykose eine der oben angeführten systemischen Therapien, so ist B49 *Nicht näher bezeichnete Mykose*, ggf. kombiniert z.B. bei Verdacht auf Lungenbefall mit J17.2* *Pneumonie bei Mykosen* zu verwenden.

## 7.4 Dokumentationshinweise

Eine klinische Diagnosestellung ist in der Krankenakte zu dokumentieren.

# 8 Krankheitserreger

## 8.1 Medizin-Shortcuts

### 8.1.1 Medizinische Erläuterung

Krankheitserreger oder Keime sind Organismen, die im Menschen eine Infektion oder eine übertragbare Krankheit auslösen können. Hierzu gehören Viren, Bakterien, Pilze sowie Parasiten.

Erreger mit Resistenz gegen bestimmte Medikamente:

Bakterien, Viren und Pilze können gegenüber einzelnen oder mehreren Medikamentengruppen widerstandsfähig sein, d.h. dass aus unterschiedlichen Gründen der Wirkmechanismus des Medikaments nicht greift, obwohl der jeweilige Stamm des Erregers eigentlich dafür sensibel ist/war. Sind Erreger gleich gegen mehrere Medikamentengruppen resistent müssen Reservemittel zur Therapie eingesetzt werden. Diese sind häufig mit einem höheren Nebenwirkungsrisiko verbunden.

### 8.1.2 Nachweis

Entsprechender mikrobiologischer Befund oder Antikörpernachweise im Labor, teilweise auch Schnelltests (z.B. RS-Virus).

### 8.1.3 Diagnostischer Aufwand

Mikrobiologische Testung

### 8.1.4 Therapeutischer Aufwand

(Testgerechte) Behandlung mit Antibiotika, Antimykotika, Virustatika

### 8.1.5 Pflegerischer Aufwand

Es gibt keinen pflegerischen Aufwand, der allein ohne weitere Maßnahmen die Kodierung rechtfertigt.

## 8.2 Klassifikation

*ICD-10 GM 2024:*

| | | |
|---|---|---|
| B95.0! | Streptokokken, Gruppe A, als Ursache von Krankheiten, die in anderen Kapiteln klassifiziert sind | |
| B95.1! | Streptokokken, Gruppe B, als Ursache ... | |
| B95.2! | Streptokokken, Gruppe D, und Enterokokken als Ursache ... | CCL |
| B95.3! | Streptococcus pneumoniae als Ursache ... | CCL |
| B95.41! | Streptokokken, Gruppe C, als Ursache ... | |
| B95.42! | Streptokokken, Gruppe G, als Ursache ... | CCL |
| B95.48! | Sonstige näher bezeichnete Streptokokken als Ursache ... | CCL |
| B95.5! | Nicht näher bezeichnete Streptokokken als Ursache ... | CCL |
| B95.6! | Staphylococcus aureus als Ursache ... | CCL |
| B95.7! | Sonstige Staphylokokken als Ursache ... | CCL |

| | | |
|---|---|---|
| B95.8! | Nicht näher bezeichnete Staphylokokken als Ursache ... | |
| B95.90! | Sonstige näher bezeichnete grampositive aerobe Erreger als Ursache ...<br>Corynebakterien | |
| B95.91! | Sonstige näher bezeichnete grampositive anaerobe, nicht sporenbildende Erreger als Ursache ...<br>Propionibakterien, Peptostreptokokken | |
| B96.0! | Mykoplasmen und Ureaplasmen als Ursache ... | |
| B96.2! | Escherichia coli [E. coli] und andere Enterobakteriazeen als Ursache ...<br>Enterobacter, Klebsiella, Morganella, Proteus, Serratia | |
| B96.3! | Haemophilus und Moraxella als Ursache ... | CCL |
| B96.5! | Pseudomonas und andere Nonfermenter als Ursache ... | CCL |
| B96.6! | Bacteroides fragilis [B. fragilis] und andere gramnegative Anaerobier als Ursache ... | |
| B96.7! | Clostridium perfringens [C. perfringens] und andere grampositive, sporenbildende Anaerobier als Ursache ... | |
| B96.8! | Sonstige näher bezeichnete Bakterien als Ursache von Krankheiten, die in anderen Kapiteln klassifiziert sind | |
| B97.0! | Adenoviren als Ursache ... | |
| B97.1! | Enteroviren als Ursache ... | |
| B97.2! | Koronaviren als Ursache ... | |
| B97.3! | Retroviren als Ursache ... | |
| B97.4! | Respiratory-Syncytial-Viren [RS-Viren] als Ursache ... | |
| B97.5! | Reoviren als Ursache ... | |
| B97.6! | Parvoviren als Ursache ... | |
| B97.7! | Papillomaviren als Ursache ... | |
| B97.8! | Sonstige Viren als Ursache ... | |
| B98.0! | Helicobacter pylori [H. pylori] als Ursache ... | |
| B98.1! | Vibrio vulnificus als Ursache ... | |
| U80.00! | Staphylococcus aureus mit Resistenz gegen Oxacillin oder Methicillin [MRSA] | CCL |
| U80.01! | Staphylococcus aureus mit Resistenz gegen Glykopeptid-Antibiotika, Chinolone, Streptogramine oder Oxazolidinone und ohne Resistenz gegen Oxacillin oder Methicillin | CCL |
| U80.10! | Streptococcus pneumoniae mit Resistenz gegen Penicillin oder Oxacillin | CCL |

| | | |
|---|---|---|
| U80.11! | Streptococcus pneumoniae mit Resistenz gegen Makrolid-Antibiotika, Oxazolidinone oder Streptogramine und ohne Resistenz gegen Penicillin oder Oxacillin | CCL |
| U80.20! | Enterococcus faecalis mit Resistenz gegen Glykopeptid-Antibiotika | CCL |
| U80.21! | Enterococcus faecalis mit Resistenz gegen Oxazolidinone oder mit High-Level-Aminoglykosid-Resistenz und ohne Resistenz gegen Glykopeptid-Antibiotika | CCL |
| U80.30! | Enterococcus faecium mit Resistenz gegen Glykopeptid-Antibiotika | CCL |
| U80.31! | Enterococcus faecium mit Resistenz gegen Oxazolidinone oder Streptogramine oder mit High-Level-Aminoglykosid-Resistenz und ohne Resistenz gegen Glykopeptid-Antibiotika | CCL |
| U80.8! | Sonstige grampositive Bakterien mit Multiresistenz gegen Antibiotika | CCL |
| U81.00! | Escherichia coli mit Multiresistenz 2MRGN NeoPäd | CCL |
| U81.01! | Klebsiella pneumoniae mit Multiresistenz 2MRGN NeoPäd | CCL |
| U81.02! | Klebsiella oxytoca mit Multiresistenz 2MRGN NeoPäd | CCL |
| U81.03! | Sonstige Klebsiellen mit Multiresistenz 2MRGN NeoPäd | CCL |
| U81.04! | Enterobacter-cloacae-Komplex mit Multiresistenz 2MRGN NeoPäd | CCL |
| U81.05! | Citrobacter-freundii-Komplex mit Multiresistenz 2MRGN NeoPäd | CCL |
| U81.06! | Serratia marcescens mit Multiresistenz 2MRGN NeoPäd | CCL |
| U81.07! | Proteus mirabilis mit Multiresistenz 2MRGN NeoPäd | CCl |
| U81.08! | Sonstige Enterobakterien mit Multiresistenz 2MRGN NeoPäd | CCL |
| U81.10! | Pseudomonas aeruginosa mit Multiresistenz 2MRGN NeoPäd | CCL |
| U81.11! | Acinetobacter-baumannii-Gruppe mit Multiresistenz 2MRGN NeoPäd | CCL |
| U81.20! | Escherichia coli mit Multiresistenz 3MRGN | CCL |
| U81.21! | Klebsiella pneumoniae mit Multiresistenz 3MRGN | CCL |
| U81.22! | Klebsiella oxytoca mit Multiresistenz 3MRGN | CCL |
| U81.23! | Sonstige Klebsiellen mit Multiresistenz 3MRGN | CCL |
| U81.24! | Enterobacter-cloacae-Komplex mit Multiresistenz 3MRGN | CCL |
| U81.25! | Citrobacter-freundii-Komplex mit Multiresistenz 3MRGN | CCL |
| U81.26! | Serratia marcescens mit Multiresistenz 3MRGN | CCL |
| U81.27! | Proteus mirabilis mit Multiresistenz 3MRGN | CCL |
| U81.28! | Sonstige Enterobakterien mit Multiresistenz 3MRGN | CCL |
| U81.30! | Pseudomonas aeruginosa mit Multiresistenz 3MRGN | CCL |
| U81.31! | Acinetobacter-baumannii-Gruppe mit Multiresistenz 3MRGN | CCL |
| U81.40! | Escherichia coli mit Multiresistenz 4MRGN | CCL |

| | | |
|---|---|---|
| U81.41! | Klebsiella pneumoniae mit Multiresistenz 4MRGN | CCL |
| U81.42! | Klebsiella oxytoca mit Multiresistenz 4MRGN | CCL |
| U81.43! | Sonstige Klebsiellen mit Multiresistenz 4MRGN | CCL |
| U81.44! | Enterobacter-cloacae-Komplex mit Multiresistenz 4MRGN | CCL |
| U81.45! | Citrobacter-freundii-Komplex mit Multiresistenz 4MRGN | CCL |
| U81.46! | Serratia marcescens mit Multiresistenz 4MRGN | CCL |
| U81.47! | Proteus mirabilis mit Multiresistenz 4MRGN | CCL |
| U81.48! | Sonstige Enterobakterien mit Multiresistenz 4MRGN | CCL |
| U81.50! | Pseudomonas aeruginosa mit Multiresistenz 4MRGN | CCL |
| U81.51! | Acinetobacter-baumannii-Gruppe mit Multiresistenz 4MRGN | CCL |
| U81.6! | Burkholderia, Stenotrophomonas und andere Nonfermenter mit Resistenz gegen Chinolone, Amikacin, Ceftazidim, Piperacillin/Tazobactam oder Cotrimoxazol | CCL |
| U81.8! | Sonstige gramnegative Bakterien mit Multiresistenz gegen Antibiotika | CCL |
| U82.0! | Mycobacterium tuberculosis mit Resistenz gegen ein oder mehrere Erstrangmedikamente | CCL |
| U82.1! | Multi-Drug Resistant Tuberculosis [MDR-TB] | CCL |
| U82.2! | Atypische Mykobakterien oder Nocardia mit Resistenz gegen ein oder mehrere Erstrangmedikamente | CCL |
| U83.0! | Candida albicans mit Resistenz gegen Antimykotika aus der Gruppe der Triazole | CCL |
| U83.1! | Candida glabrata mit Resistenz gegen Echinocandine | CCL |
| U83.2-! | Candida auris mit Resistenz gegen Antimykotika aus der Gruppe der Echinocandine und Triazole | CCL |
| U83.20! | Candida auris mit Resistenz gegen Antimykotika aus der Gruppe der Echinocandine, ohne Resistenz gegen Triazole | CCL |
| U83.21! | Candida auris mit Resistenz gegen Antimykotika aus der Gruppe der Echinocandine und auch Triazole, mit Resistenz gegen Fluconazol | CCL |
| U83.22! | Candida auris mit Resistenz gegen Fluconazol und weitere Antimykotika aus der Gruppe der Triazole, ohne Resistenz gegen Echinocandine | CCL |
| U83.3! | Aspergillus fumigatus mit Resistenz gegen Antimykotika aus der Gruppe der Triazole, außer mit Resistenz nur gegen Fluconazol | CCL |
| U84! | Herpesviren mit Resistenz gegen Virustatika | CCL |
| U85! | Humanes Immundefizienz-Virus mit Resistenz gegen Virustatika oder Proteinaseinhibitoren | CCL |

Die Kodes U81.00 bis U81.11 2MRGN NeoPäd dürfen nur bei Patienten bis zur Vollendung des 14. Lebensjahres Anwendung finden.

Immer mehr Erreger bilden Resistenzen gegen gängige Antibiotika. Liegt eine sehr schwere oder lebensbedrohliche Infektion vor, bei der die Wirkung eines Antibiotikums unverzichtbar ist oder liegen Resistenzen gegen mehrere Antibiotika vor, so wird auf Reserveantibiotika zurückgegriffen.

In der OPS Version 2024 gibt es erstmals eine Liste (Liste 16) mit Reserveantibiotika, gesplittet nach Verabreichungsmengen. Diese Kodes sind nur bei Infektion mit einem oder mehreren Erregern mit Resistenz gegen bestimmte Antibiotika oder Chemotherapeutika aus der Kategorie U81.-! der ICD-10 GM anzugeben.

- 6-00.g0- Cefiderocol, parenteral
- 6-00.g1- Ceftazidim-Avibactam, parenteral
- 6-00.g2- Ceftolozan-Tazobactam, parenteral
- 6-00.g3- Dalbavancin, parenteral
- 6-00.g4- Eravacylin, parenteral
- 6-00.g5- Imipenem-Cilastatin-Relebactam, parenteral

## 8.3 Kodierpraxis

### 8.3.1 Praktisches Vorgehen

Die ICD-Klassifikation bildet an vielen Stellen erregerbezogene Erkrankungen spezifisch ab, einerseits im Kapitel I Infektionskrankheiten, aber auch in den organbezogenen Klassifikationskapiteln.

Des Weiteren gibt es die Kodegruppe B95-B98, in der bestimmte einzelne Krankheitserreger oder -gruppen abgebildet sind in Sekundärkodes. Außerdem werden bestimmte Resistenzen gegen Medikamente in der Gruppe U80-U85 klassifiziert, ebenfalls als Sekundärkodes. Gemäß DKR sind die Kodes aus den beiden genannten Gruppen obligat anzugeben. Dies gilt jedoch nur, wenn der Erreger im Rubriktitel des (primären) Kodes aus dem Organkapitel nicht benannt ist. Beispiel: A41.0 Sepsis durch Staphylococcus aureus enthält bereits die spezifische Angabe zu dem vorliegenden Erreger, der Kode B95.6! ist deshalb in diesem Fall nicht anzuhängen. Die Kodes der Gruppe U80-U85 sind regelhaft bei Nachweis anzugeben, da die Angabe zu vorhandenen Resistenzen immer nur durch diese Kodes erfolgen kann.

Häufig enthalten mikrobiologische Befunde bereits die Zuordnung des nachgewiesenen Erregers zum jeweiligen ICD-Kode. Fehlen diese, muss die Kodierkraft diese Zuordnung selbst treffen.

Streptokokken sind nach der jeweiligen Lancefield-Gruppe in der ICD-Klassifikation unterteilt, diese findet sich in der Regel nicht in mikrobiologischen Befunden. Die häufigsten bzw. typischen Vertreter sind:

- Gruppe A: Streptokokkus pyogenes
- Gruppe B: Streptokokkus agalactiae
- Gruppe C: Streptococcus equi, S. dysgalactiae subsp. equisimilis, S. dysgalactiae subsp. dysgalactiae
- Gruppe D: Enterokokkus faecalis, Enterokokkus faecium, Streptokokkus bovis
- Gruppe G: Streptokokkus anginosus

Die Zuordnung der anderen Erreger zum ICD-Kode gelingt in der Regel leichter; sollte der Name der Erregerfamilie nicht unterhalb eines der ICD-Kodes aufgelistet werden muss auf die Kodes mit den Bezeichnungen „Sonstige ..." ausgewichen werden. Der korrekte Kode muss nach den angegebenen Merkmalen wie grampositiv/gramnegativ, aerob/anaerob, Sporenbildung gewählt werden.

### *Multiresistenzen:*

Fehlt im mikrobiologischen Befund die Zuordnung zum definitiven ICD-Kode so kann bei Erregern mit Multiresistenz der korrekte ICD-Kode nach folgender Tabelle ermittelt werden.

*Multiresistenzen:*

| Antibiotika-Klasse | Leitsubstanz | 2-MRGN Neo-Päd | 3-MRGN | 4-MRGN |
|---|---|---|---|---|
| Acylureidopenicilline (= Acylaminopenicilline) | Piperacillin | R | Nur 1 Substanzgruppe sensibel | Resistenz gegen alle 4 Substanzgruppen |
| 3./4. Generation Cephalosporine | Cefotaxim oder Ceftazidim | R | | |
| Carbapeneme | Imipenem oder Meropenem | S | | |
| Fluorchinolone | Ciprofloxazin | S | | |

Vancomycin-resistente Enterokokken (VRE) sind unter den Kodes U80.20! und U80.30! zu finden. ESBL-bildende gramnegative Erreger (z.B. E. coli oder Klebsiellae) sind als solches nicht in der ICD-Klassifikation berücksichtigt. Diese Resistenzen gehen in der MRGN-Einteilung auf.

## 8.3.2 Fachliche Bewertung

### MD:

SEG-4-KDE 17: Frage: Wie wird der asymptomatische Keimträger mit Erregernachweis MRSA verschlüsselt? Antwort: Ein Screening auf MRSA nach den Empfehlungen der Kommission für Krankenhaushygiene und Infektionsprävention (KRINKO) dient der Vermeidung der Kontamination von Mitpatienten, Personal und unbelebter Umgebung im Krankenhaus sowie gegebenenfalls der Einleitung von Sanierungsmaßnahmen beim Betroffenen und erweiterten Hygienemaßnahmen. Bei asymptomatischen Keimträgern besteht weder eine Krankheit, noch eine Beschwerde. Eine Kodierung als Nebendiagnose bei positivem MRSA-Nachweis aufgrund des Screening-Tests allein ohne Behandlungsbedürftigkeit ist gemäß DKR D003 ebenso wie bei negativem Testergebnis zunächst nicht möglich. Es liegt allenfalls ein abnormer Befund vor, der nur dann kodiert werden kann, wenn sich hieraus eine therapeutische Maßnahme oder eine weiterführende Diagnostik ergibt. In diesem Fall wäre entsprechend den Hinweisen zu Kapitel XXI der ICD-10-GM Z22.3 Keimträger anderer näher bezeichneter bakterieller Krankheiten zu kodieren in Verbindung mit U80.00! Staphylococcus aureus mit Resistenz gegen Oxacillin oder Methicillin [MRSA]. B95.6! Staphylococcus aureus als Ursache von Krankheiten, die in anderen Kapiteln klassifiziert sind wird nicht kodiert, da keine Krankheit vorliegt.

SEG-4-KDE 80: Problem: Aufnahme zur Behandlung eines Schultergelenkempyems. Nachweis von Staphylococcus aureus. Wochen vorher war eine intraartikuläre Injektion dort vorgenommen worden. Wie sind Haupt- und Nebendiagnose zu kodieren? Antwort: Diese Erkrankung ist mit dem ICD-Kode M00.01 Arthritis und Polyarthritis durch Staphylokokken, Schulterregion als Hauptdiagnose vollständig verschlüsselt. Der ICD-Kode T81.4 Infektion nach einem Eingriff, anderenorts nicht klassifiziert kommt als Hauptdiagnose nicht in Frage, da zum einen nicht erwiesen ist, dass es sich bei der Erkrankung um eine Infektion nach einer medizinischen Maßnahme gehandelt hatte. Zum anderen ist dieser Kode nicht spezifisch genug, um das Krankheitsbild in gleicher Weise wie der als Hauptdiagnose vorgeschlagene Kode abzubilden (DKR D002f). Der ICD-Kode B95.6! Staphylococcus aureus als Ursache von Krankheiten, die in anderen Kapiteln klassifiziert sind ist zusätzlich zu verschlüsseln, da er obligatorisch anzugeben ist und nicht alle Informationen zum Infektionserreger bereits in M00.0- enthalten sind.

SEG-4-KDE 310: Problem: Harnwegsinfekt mit Nachweis von Enterococcus faecalis mit Resistenz gegen Glykopeptid-Antibiotika und mit High-Level-Aminoglykosid-Resistenz. Kann hier sowohl B95.2!-Streptokokken, Gruppe D und Enterokokken, als Ursache von Krankheiten, die in anderen Kapiteln klassifiziert sind – als auch U80.20! Enterococcus faecalis mit Resistenz gegen Glykopeptid-Antibiotika kodiert werden? Antwort: Beide Kodes sind anzugeben. Gemäß DKR D012 und der Hinweise in der ICD-10-GM (z.B. unter N30.- oder N39.0) wird mit dem Kode B95.2! der Erreger als Ursache der Erkrankung angegeben. Mit einem Kode aus U80.-! bis U85.-! wird ggf. der Nachweis einer Resistenz angegeben.

## FoKA:

Stellungnahme zu SEG-4-KDE 17: Dissens. Im Beispiel wird der Begriff „Krankheit" als unbestimmter Rechtsbegriff als Entscheidungsmaßstab verwendet. Aus juristischer Sicht wird Krankheit als „regelwidriger körperlicher oder geistiger Zustand (verstanden), dessen Eintritt entweder die Notwendigkeit einer Heilbehandlung des Versicherten und/oder Arbeitsunfähigkeit zur Folge hat“. Diesen Begriff hat der Gesetzgeber des GRG § 27 zu Grunde gelegt. Behandlungsbedürftigkeit liegt vor, wenn ein regelwidriger Körperzustand mit ärztlicher Hilfe mit Aussicht auf Erfolg behoben, mindestens aber gebessert oder vor Verschlimmerung bewahrt werden kann oder wenn ärztliche Behandlung erforderlich ist, um Schmerzen oder sonstige Beschwerden zu lindern. (Bußmann-Weigl, 2004) Die Besiedlung mit MRSA ist ein regelwidriger Zustand, der das Risiko für Komplikationen und fatale Verläufe erheblich erhöht. Erfolgt eine Behandlung zur Sanierung des Keimträgers oder besondere Hygienemaßnahmen zum Schutz der Umgebung, liegt eine Krankheit mit therapeutischer Konsequenz vor, B95.6! ist gemäß DKR D012i, Tabelle 2 der DKR obligat zu kodieren.

Stellungnahme zu SEG-4-KDE 80: Konsens.

Stellungnahme zu SEG-4-KDE 310: Konsens.

## Schlichtungsausschuss (§19 KHG):

Entscheidung zu KDE 17: Der asymptomatische Keimträger mit Erregernachweis MRSA ohne diesbezügliche Erkrankung ist mit folgenden Kodes zu kodieren: Z22.3 Keimträger anderer näher bezeichneter bakterieller Krankheiten, U80.00! Staphylococcus aureus mit Resistenz gegen Oxacillin oder Methicillin [MRSA]. Gültig für Fälle, die am 19.08.2020 Gegenstand einer Prüfung durch den Medizinischen Dienst nach §275 Absatz 1 Nummer 1 SGB V sind, bzw. für Fälle, die ab dem 01.10.2020 aufgenommen werden.

Entscheidung S20220008 Erregerkodierung bei Infektion/Sekundärinfektion einer offenen Wunde:

Liegen bei einem Patienten mit offener Wunde klare Infektzeichen z.B. Rötung, Schwellung, Überwärmung vor, kann zusätzlich zu dem Kode für die Infektion auch der Erreger mit einem Kode aus B95.-!, B96.-! oder B98.-! angegeben werden, sofern diese den Nebendiagnosen Richtlinien der DKR entsprechen.

Wird ein Patient mit einer chronisch offenen Wunde und nachgewiesener pathologischen Keim-Besiedelung, ohne eindeutige Infektzeichen, resistenzgerecht behandelt, darf neben dem Kode für die Wunde auch der Erreger mit einem Kode aus B95.-!,B96.-! oder B98.-! angegeben werden. Zum Keimnachweis muss ein anerkanntes Scoringinstrument angewandt worden sein.

Gültig für alle Fälle, die am 17.08.2022 Gegenstand einer Prüfung durch den Medizinischen Dienst nach §275 Absatz 1 Nummer 1 SGB V sind, bzw. für Fälle, die ab dem 01.10.2022 aufgenommen wurden.

## Stolperfallen/Kritische Punkte:

### *Kodierung bei Keimträgern ohne Erkrankung*

Zu unterscheiden ist hier, wie in den o.a. Ausführungen des FoKA dargelegt, zwischen dem medizinischen Begriff „Krankheit“ und der klassifikatorischen Auslegung des Begriffs im Rahmen der Anwendung der ICD-Klassifikation. In letzterem Sinne stellen Keimträger übertragbarer Krankheiten durchaus eine Diagnose oder Krankheit dar. Auf Grund der obligaten Angabe eines Erregers aus der Gruppe B95-B98 spielt es keine Rolle, ob der Keimträger daran erkrankt ist oder lediglich ein potenzielles Ansteckungsrisiko darstellt. Der Sekundärkode ist an einen geeigneten Kode aus z.B. Z22.- anzuhängen. Handelt es sich um den Nachweis eines Erregers im Urin ohne Einstufung als Harnwegsinfekt so ist R82.7 Abnorme Befunde bei der mikrobiologischen Urinuntersuchung als Primärkode zu verwenden.

### *Kodierung von Erregern ohne erfolgte Therapie*

Da die DKR D012i die Angabe eines nachgewiesenen Erregers als obligat bezeichnet, außer in Fällen, in denen dieser im Text einer lokalen Infektion aus den Kapiteln der „Organkrankheiten“ bereits benannt wird, wird im Grunde die Forderung eines Ressourcenverbrauchs als Voraussetzung zur Kodierfähigkeit einer Nebendiagnose für diese Kodes außer Kraft gesetzt. Andererseits kann jedoch die mikrobiologische Diagnostik und Testung an sich bereits als diagnostischer Aufwand eingestuft werden, wonach in diesen Fällen ein Ressourcenverbrauch vorliegt. Die Regelungen der Schlichtungsausschussentscheidungen zu KDE 17 und S20220008 sind zu berücksichtigen.

### *Kontamination*

Wird eine mikrobiologische Probe als kontaminiert gewertet, entweder seitens der Mikrobiologie oder seitens des behandelnden Arztes, sind die Ergebnisse nicht in die Kodierung zu übernehmen.

# II Neubildungen

## 1 Sekundäre und nicht näher bezeichnete bösartige Neubildung der Lymphknoten

### 1.1 Medizin-Shortcuts

#### 1.1.1 Medizinische Erläuterung

Metastasierung (Absiedelung) von Krebszellen in Lymphknoten.

#### 1.1.2 Nachweis

Histologie, Positronenemissionstomographie, Computertomographie, Lymphographie.
Anamnestischer Beleg von Lymphknotenmetastasen.

#### 1.1.3 Diagnostischer Aufwand

Histopathologie, Bildgebung.

### 1.1.4 Therapeutischer Aufwand

Systemische Chemotherapie, Exzision, Tumorkonferenz.

### 1.1.5 Pflegerischer Aufwand

Es gibt keinen pflegerischen Aufwand, der allein ohne weitere Maßnahmen die Kodierung rechtfertigt.

## 1.2 Klassifikation

*ICD-10 GM 2024: Sekundäre und nicht näher bezeichnete Neubildung der Lymphknoten:*

| | | |
|---|---|---|
| C77.0 | Lymphknoten des Kopfes, des Gesichtes und des Halses | CCL |
| C77.1 | Intrathorakale Lymphknoten | CCL |
| C77.2 | Intraabdominale Lymphknoten | CCL |
| C.77.3 | Axilläre Lymphknoten und Lymphknoten der oberen Extremität | CCL |
| C77.4 | Inguinale Lymphknoten und Lymphknoten der unteren Extremität | CCL |
| C77.5 | Intrapelvine Lymphknoten | CCL |
| C77.8 | Lymphknoten mehrerer Regionen | CCL |
| C77.9 | Lymphknoten, nicht näher bezeichnet | CCL |

*Sekundärkodes:*

| | |
|---|---|
| U69.50! | Lymphknoten des Kopfes, des Gesichtes und des Halses<br>Supraklavikuläre Lymphknoten |
| U69.51! | Intrathorakale Lymphknoten |
| U69.52! | Intraabdominale Lymphknoten |
| U69.53! | Axilläre Lymphknoten und Lymphknoten der oberen Extremität<br>Pektorale Lymphknoten |
| U69.54! | Inguinale Lymphknoten und Lymphknoten der unteren Extremität |
| U69.55! | Intrapelvine Lymphknoten |

Die Sekundärkodes sind zur spezifischen Abbildung bei Befall mehrerer Lymphknotenregionen bei Lymphknotenmetastasen auszuwählen und an C77.8 (Primärkode) anzuhängen.

## 1.3 Kodierpraxis

### 1.3.1 Praktisches Vorgehen

Nachgewiesene Lymphknotenmetastasen sind als Nebendiagnose bei jeglicher diesbezüglicher Erstdiagnostik kodierbar, bei Staginguntersuchungen, bei Lymphknotenentfernungen sowie bei systemischer Chemotherapie.

Liegt ein Befall mehrerer Regionen vor, so ist C77.8 mit den entsprechenden Kodes aus U69.5-! zu kodieren.

Lymphknotenmetastasen sind gemäß DKR 0201u nur in folgenden Konstellationen als Hauptdiagnose kodierbar:

- Die stationäre Aufnahme erfolgte zur (alleinigen) Behandlung derselben (z.B. zur Axilladissektion) (s. Bsp. 5 zu DKR 0201u).
- Die stationäre Aufnahme erfolgte sowohl zur Behandlung des Primärtumors als auch der Lymphknotenmetastasen (außer einer systemischen Chemo-, Antikörper-, Zytokin- oder Strahlentherapie) und der Ressourcenverbrauch bezüglich der Lymphknotenmetastasen war größer als derjenige der Primärtumorbehandlung (s. Bsp. 8 zu DKR 0201u).

Erfolgte die stationäre Aufnahme auf Grund einer Lymphadenopathie und es werden Lymphknotenmetastasen eines bereits im Vorfeld bekannten Tumors oder eines neu festgestellten Tumors diagnostiziert, so ist – alleinige Diagnostik vorausgesetzt – dieser Primärtumor gemäß DKR 0201u als Hauptdiagnose festzulegen. Wird kein Primärtumor gefunden, so ist gemäß DKR 0201u ein Kode aus C80.- Bösartige Neubildung ohne Angabe der Lokalisation als Hauptdiagnose festzulegen.

### 1.3.2 Fachliche Bewertung

#### MD:

SEG-4 KDE 86: Frage zur Hauptdiagnosefestlegung: Eine Patientin wird wegen einer unklaren Lymphknotenvergrößerung bei Zustand nach Mammakarzinom vor 12 Jahren (therapiert mit Ablatio mammae, Axilladissektion, endokriner Therapie mit Östrogen-Antagonist über fünf Jahre) aufgenommen. Die Histologie der Lymphknotenbiopsie ergibt eine Lymphknotenmetastase eines zuvor diagnostizierten Mammakarzinoms. Aktuelle Therapie: Endokrine Therapie des Mammakarzinoms mit Aromatase-Inhibitoren. Antwort: Hauptdiagnose ist ein Kode aus C77.- Sekundäre und nicht näher bezeichnete sekundäre Neubildung der Lymphknoten. Die Metastase war Anlass der stationären Aufnahme, nicht ein Rezidiv des primären Malignoms. Als Nebendiagnose wird C50.9 Bösartige Neubildung der Brustdrüse, nicht näher bezeichnet kodiert.

SEG-4 KDE 188: Frage zur Hauptdiagnosefestlegung: Eine Patientin kommt mit einer Beinschwellung rechts zur stationären Aufnahme. Aus der Vorgeschichte ist ein vor mehreren Jahren operiertes Ovarialkarzinom bekannt. Ursächlich für die Beinschwellung zeigt sich computertomographisch im kleinen Becken ein Lymphknotenpaket mit Gefäßummauerung. Histologisch werden durch Punktion Lymphknotenmetastasen eines Ovarialkarzinoms nachgewiesen. Eine tumorspezifische Behandlung wird eingeleitet. Was ist die Hauptdiagnose? Antwort: Die Lymphknotenmetastasen werden als zu Grunde liegende Erkrankung diagnostiziert und behandelt. Somit wird als Hauptdiagnose C77.5 Sekundäre und nicht näher bezeichnete bösartige Neubildung der Lymphknoten, Intrapelvine Lymphknoten verschlüsselt.

SEG-4 KDE 409: Frage u.a. ob C77.- als Nebendiagnose kodiert werden darf in einem Fall mit lediglich Diagnostik. Antwort: C77.- erfüllt die Nebendiagnosedefinition.

SEG-4 KDE 518: Frage ob u.a. C77.- als Nebendiagnose kodiert werden darf in einem Fall mit Aufnahme zur systemischen Chemotherapie, bei dem letztlich auf Grund von Komplikationen nur eine Port-Anlage durchgeführt wurde, jedoch keine Chemotherapie. Antwort: Die Portanlage ist als integraler Bestandteil der Chemotherapie und somit als Beeinflussung des Patientenmanagements bezüglich der sekundären Neubildungen zu werten; C77.- darf deshalb als Nebendiagnose kodiert werden.

## FoKA:

Stellungnahme zu SEG-4 KDE 86: Konsens.

Stellungnahme zu SEG-4 KDE 188: Konsens mit Kommentar: Der Kode für den Primärtumor C56 Bösartige Neubildung des Ovars ist als Nebendiagnose zu verschlüsseln.

Stellungnahme zu SEG-4 KDE 409: Konsens.

Stellungnahme zu SEG-4 KDE 518: Konsens.

## Schlichtungsausschuss (§19 KHG):

Entscheidung zu KDE 357: In dem vorliegenden Fall ist die Metastase mit dem Kode C78.0 Sekundäre bösartige Neubildung der Lunge auch dann als Nebendiagnose zu kodieren, wenn ausschließlich eine Besprechung in einer Tumorkonferenz stattgefunden hat und dort das weitere Vorgehen in Hinblick auf die Metastase beraten wurde. Anmerkung: Das Fallbeispiel betrifft zwar festgestellte Lungenmetastasen, das Prinzip ist jedoch auf Tumorerkrankung und andere Metastasierungen übertragbar: Die Vorstellung eines Patienten in der Tumorkonferenz begründet ausreichend die Kodierung des Tumors bzw. der Metastase(n) als Nebendiagnose. Gültig für Fälle, die am 15.10.2020 Gegenstand einer Prüfung durch den Medizinischen Dienst nach §275 Absatz 1 Nummer 1 SGB V sind, bzw. für Fälle, die ab dem 01.12.2020 aufgenommen werden.

**Stolperfallen/Kritische Punkte:**

Kodierbarkeit von C77.- in Fällen, bei denen die Wertung von Auffälligkeiten bei der Bildgebung in den Unterlagen nicht einheitlich ist, z.B. „Lymphadenopathie“ im Befund der Bildgebung, „Lymphknotenmetastasen“ im ärztlichen Entlassbericht (ohne Vorliegen einer Histologie).

# 2 Bösartige Neubildungen als Primärtumoren an mehreren Lokalisationen

## 2.1 Medizin-Shortcuts

### 2.1.1 Medizinische Erläuterung

Manche bösartige Primärtumoren treten häufiger mehrfach auf. Hierzu gehören z.B. das Mammakarzinom, Urothelkarzinome und Hauttumoren.

Es gibt jedoch auch Patienten, die gleichzeitig unter mehreren verschiedenen Primärtumoren leiden (z.B. Mammakarzinom und Kolonkarzinom).

### 2.1.2 Nachweis

Histologischer oder bildgebungstechnischer Nachweis eines Primärtumors an zwei oder mehr Lokalisationen bzw. von zwei oder mehr unterschiedlichen Primärtumoren.

### 2.1.3 Diagnostischer Aufwand

Jegliche diagnostische Abklärung wie Bildgebung, Endoskopie, Histologiegewinnung

### 2.1.4 Therapeutischer Aufwand

Z.B. operative Behandlung, Chemotherapie, Antikörpertherapie, Bestrahlung, palliativmedizinische Komplexbehandlung, Schmerz-Therapie etc.

### 2.1.5 Pflegerischer Aufwand

Palliativbetreuung s.a. palliativmedizinische Komplexbehandlung

## 2.2 Klassifikation

*ICD-10 GM 2024:*

| | | |
|---|---|---|
| C97! | Bösartige Neubildungen als Primärtumoren an mehreren Lokalisationen | CCL |

Hinweis der ICD-Klassifikation: Die einzelnen Tumoren sind separat zu kodieren. Die Schlüsselnummer C97! kann auch dann verwendet werden, wenn die einzelnen Primärtumoren nur durch eine einzige Schlüsselnummer (z.B. C43.5 Bösartiges Melanom des Rumpfes) kodiert werden.

## 2.3 Kodierpraxis

### 2.3.1 Praktisches Vorgehen

C97! ist als Sekundärkode an einen der vorliegenden Primärtumoren anzuhängen; für den Fall, dass mehrere Primärtumoren im Abbildungsgebiet nur eines ICD-Kodes liegen (siehe Beispiel ICD-Hinweis) wird C97! an diesen Primärkode angehängt.

Seit dem Streichen der DKR 0207a für die Ausgabe 2009 besteht die Einschränkung der Verwendung des Kodes C97! auf Primärtumoren, die alle die Hauptdiagnosedefinition erfüllen müssen, nicht mehr. Somit kann C97! immer dann verwendet werden, sobald alle vorliegenden oder mindestens zwei Primärtumoren einen Ressourcenverbrauch bedingt haben.

***Beispiele:***

- C97! anwendbar:
  - Es erfolgt die Entfernung zweier Kolonpolypen, bei beiden zeigt die Histologie ein Adenokarzinom.
  - Die stationäre Aufnahme erfolgt wegen Lebermetastasen. Vorbekannt ist ein Prostatakarzinom seit 3 Jahren. Die Histologie ergibt nun, dass die Lebermetastasen nicht auf dieses zurückzuführen sind, die weitere Diagnostik zeigt ein Kolonkarzinom als Ursache der Lebermetastasen.
- C97! nicht anwendbar:
  - Die stationäre Aufnahme erfolgt zur Diagnosesicherung und Therapieabklärung bei neu festgestelltem Bronchialkarzinom. Vor 4 Jahren war eine Therapie eines Carcinoma in situ der linken Brust entfernt worden.

- Die stationäre Aufnahme erfolgt wegen verschlechtertem Allgemeinzustand auf Grund malignen Gehirntumors. Es erfolgt eine palliativmedizinische Behandlung. Vorbekannt ist ein Zustand nach erfolgreicher Basaliomentfernung am Rücken vor 3 Jahren.

Aus klassifikatorischer Sicht bezieht sich der Kode C97! auf den Kodebereich (Gruppe) C00-C97 der ICD-10 GM Klassifikation. Dies belegen die Überschrift dieser Gruppe „Bösartige Neubildungen" und der systematische Text des Kodes selbst. „Bösartige Neubildungen an mehreren Lokalisationen".

Klassifikatorisch gibt es in der ICD-10 eine eigenständige Gruppe mit D00-D09 für „In-situ-Neubildungen", wie auch im Weiteren mit D10-D36 für „Gutartige Neubildungen" und D37-D48 für „Neubildungen unsicheren oder unbekannten Verhaltens".

Demzufolge lässt sich C97! auf keine dieser weiteren Gruppen innerhalb des großen Kapitels II Neubildungen anwenden außer auf die eigene Gruppe der „Bösartigen Neubildungen", auch nicht auf In-situ Neubildungen, obwohl diese – medizinisch gesehen – ein Frühstadium einer bösartigen Neubildung darstellen.

### 2.3.2 Fachliche Bewertung

#### MD:

SEG-4 KDE 308: Frage ob C97! auch auf das Vorliegen von Carcinoma in situ in Verbindung mit invasivem Karzinom verwendet werden kann. Antwort: Nach der ICD-Systematik werden die bösartigen Neubildungen an genau bezeichneten Lokalisationen als primär festgestellt oder vermutet, ausgenommen lymphatisches, blutbildendes und verwandtes Gewebe, unter C00-C75 aufgelistet. Die Carcinomata in situ bilden eine eigene Gruppe in D00-009 „In-situ-Neubildungen". Der Kode C97! erfordert (eine) bösartige Neubildung(en) als Primärtumor(en) (an mehreren Lokalisationen), die per Definition hier nicht vorliegt.

#### FoKA:

Stellungnahme zu KDE 308: Dissens. Carcinomata in situ sind bösartige Neubildungen in einer frühen Verlaufsform. Der Kode C97! ist in seiner Anwendung auf Diagnosekodes nicht durch Hinweise/Inklusiva oder Exklusiva begrenzt. Somit kann bei gleichzeitigem Vorliegen eines Karzinoms und eines Carcinoma in situ oder beim Vorliegen mehrerer Carcinomata in situ der Kode C97! angewendet werden. Gemäß der DKR D012v, Tabelle 2, wird die Nutzung des Kodes C97! obligat gefordert.

# 3 Neubildungen unsicheren oder unbekannten Verhaltens

## 3.1 Medizin-Shortcuts

### 3.1.1 Medizinische Erläuterung

Die Rubrik Neubildungen unsicheren oder unbekannten Verhaltens stellt keine medizinische oder histologische Einheit oder Entität dar. Nach dem Hinweis der ICD-10 Klassifikationen sind hierunter solche Neubildungen zu verstehen, bei denen Zweifel darüber bestehen, ob sie gutartig oder bösartig sind.

Diese können darin begründet sein, dass bislang noch keine Histologiegewinnung erfolgte oder dass das histologische Ergebnis tatsächlich keine andere Aussage darüber zulässt. Letzteres wird auch als Borderline-Tumor oder als Tumor mit niedrigem Malignitätsgrad bezeichnet, der Morphologieschlüssel gibt dafür /1 an.

### 3.1.2 Nachweis

Entsprechende Histologie bzw. bislang fehlende Histologie

### 3.1.3 Diagnostischer Aufwand

Bildgebung, Endoskopie, Histologiegewinnung, histopathologische Beurteilung

### 3.1.4 Therapeutischer Aufwand

Jegliche Tumortherapie

### 3.1.5 Pflegerischer Aufwand

Es gibt keinen pflegerischen Aufwand, der allein ohne weitere Maßnahmen die Kodierung rechtfertigt.

## 3.2 Klassifikation

ICD-10 GM 2024:

D37 bis D48 Neubildungen unsicheren oder unbekannten Verhaltens

Mögliche CCL-Relevanz besteht lediglich bei D44.8, D46.2, D47.0, D47.2, D47.4 und D47.5.

*Sekundärkodes:*

| | | |
|---|---|---|
| U62.0-! | Zytogenetische und molekulargenetische Differenzierung bei sonstigen näher bezeichneten Neubildungen unsicheren oder unbekannten Verhaltens des lymphatischen, blutbildenden und verwandten Gewebes | |
| U62.00! | Klonale Hämatopoese von unbestimmtem Potenzial | |
| U62.01! | Klonale Zytopenie von unklarer Signifikanz | |

Bei D47.7 Sonstige näher bezeichnete Neubildungen unsicheren oder unbekannten Verhaltens des lymphatischen, blutbildenden und verwandten Gewebes ist bei vorliegender zyto- bzw. molekulargenetischer Differenzierung zusätzlich ein Kode aus U62.- anzugeben.

## 3.3 Kodierpraxis

### 3.3.1 Praktisches Vorgehen

Bei in der Bildgebung oder in der Endoskopie belegten Neubildungen ohne bisherige Histologiegewinnung und ohne Feststellung einer Metastasierung sind Kodes aus dem Abschnitt D37 bis D48 zu verwenden. Wird eine Metastasierung festgestellt und diese ärztlicherseits eindeutig der festgestellten Neubildung zugeordnet, so kann ein Kode aus dem Abschnitt C00 bis C75 verwendet werden.

Stellt die Histologie eine Borderline-Neubildung bzw. eine Neubildung mit niedriger Malignität fest bzw. gibt am Ende des Morphologieschlüssels /1 an so ist ebenfalls ein Kode aus dem Abschnitt D37 bis D48 zu verwenden.

Die Kodes aus D37 bis D48 werden im Fall der Festlegung als Hauptdiagnose bei der Gruppierung wie maligne Neubildungen behandelt, d.h. sie werden in die gleichen DRGs eingruppiert wie die entsprechenden Kodes desselben Organs aus C00 bis C75.

### 3.3.2 Fachliche Bewertung

#### MD:

Es existiert keine SEG-4 Empfehlung zum Thema.

#### FoKA:

Es existiert keine FoKA Empfehlung zum Thema.

## Stolperfallen/Kritische Punkte:

Zum Verständnis von Histologie-Befunden bei Borderline-Tumoren bzw. Tumoren mit niedrigem Malignitätsgrad muss ggf. Rücksprache mit dem jeweiligen Ärztlichen Dienst erfolgen.

# III Krankheiten des Blutes, der blutbildenden Organe und des Immunsystems

## 1 Eisenmangelanämie

### 1.1 Medizin-Shortcuts

#### 1.1.1 Medizinische Erläuterung

Die Eisenmangelanämie ist die häufigste Anämieform (ca. 80%).

Bei Eisenmangel durch erhöhten Bedarf, erniedrigte Versorgung oder erhöhten Verlust kommt es zu einer verminderten Hämoglobinproduktion.

Klinik: Allgemeine Anämiesymptome wie Müdigkeit, blasse Schleimhäute, Schwäche, Dyspnoe sowie Mundwinkelrhagaden, Hohl- oder Rillennägel.

Hypochrome, mikrozytäre Anämie.

### 1.1.2 Nachweis

**MD-safe:**

Hb ↓, Hkt ↓, MCH ↓, MCV ↓, Ferritin ↓, Eisen ↓, Transferrin ↑, Transferrinsättigung ↓, sTfR ↑

Zusätzlich zum erniedrigten Hb-Befund sollte die Ferritin- u./o. Eisenbestimmung vorliegen sowie bestenfalls noch der Transferrin-Wert oder die Transferrinsättigung.

### 1.1.3 Diagnostischer Aufwand

Gastroskopie, Koloskopie zur Aufdeckung von Blutungsquellen, gynäkologisches Konsil zur Abklärung einer gynäkologischen Blutungsursache

### 1.1.4 Therapeutischer Aufwand

Eisensubstitution, oral oder intravenös.
EK-Transfusion.

### 1.1.5 Pflegerischer Aufwand

Es gibt keinen pflegerischen Aufwand, der allein ohne weitere Maßnahmen die Kodierung rechtfertigt.

## 1.2 Klassifikation

*ICD-10 GM 2024:*

| | | |
|---|---|---|
| D50.0 | Eisenmangelanämie nach Blutverlust (chronisch) | CCL |
| D50.1 | Sideropenische Dysphagie | CCL |
| D50.8 | Sonstige Eisenmangelanämien | CCL |
| D50.9 | Eisenmangelanämie, nicht näher bezeichnet | CCL |

## 1.3 Kodierpraxis

### 1.3.1 Praktisches Vorgehen

Eine chronische Blutungsanämie ist mit D50.0, eine akute Blutungsanämie mit D62 zu kodieren.

Zusätzlich zu dem Blutbild sollten auch Marker des Eisenstoffwechsels bestimmt werden (s.a. Nachweis).

Liegen keine aktuellen Werte des Eisenstoffwechsels vor, so kann dann ein Kode aus D50.- kodiert werden, wenn eine eindeutige ärztliche Verdachtsdiagnose mit entsprechendem therapeutischem Vorgehen dokumentiert wurde oder wenn ein chronischer Blutverlust mit entsprechender Substitution vorliegt.

### 1.3.2 Fachliche Bewertung

#### MD:

Es existiert keine SEG-4 Empfehlung zu diesem Thema.

#### FoKA:

Es existiert keine FoKA Empfehlung zu diesem Thema.

#### Stolperfallen/Kritische Punkte:

Die alleinige Gabe eines Eisenpräparates berechtigt nicht die Kodierung eines Kodes aus D50.- sofern nicht ausdrücklich eine Eisenmangelanämie ärztlicherseits vermutet wird.

Liegt ein akuter Blutverlust vor und erfolgt aus diesem Grund die Gabe eines Eisenpräparates, so ist anstatt eines Kodes aus D50.- der Kode D62 zu verwenden.

# 2 Vitamin-$B_{12}$-Mangelanämie

## 2.1 Medizin-Shortcuts

### 2.1.1 Medizinische Erläuterung

Vitamin $B_{12}$ ist essentiell für die Blutbildung, die Zellteilung und für die Funktion des Nervensystems. Die Vitamin-$B_{12}$-Mangelanämie entsteht durch eine Zellteilungsstörung.

Im Blutbild zeigt sich eine makrozytäre hyperchrome Anämie, das heißt, die Erythrozyten sind (reaktiv) vergrößert (MCV > 100 fL) und stärker gefärbt (MCH > 36 pg). Außerdem ist sie megaloblastär, d.h. im Knochenmark finden sich Megaloblasten, frühe Vorläuferzellen der Erythropoese.

Ein Vitamin $B_{12}$-Mangel wirkt sich auch auf die anderen Blutzellreihen (Thrombozyten, Leukozyten) sowie auf das Nervensystem (funikuläre Myelose) aus.

Ursachen sind:

- Inadäquate Zufuhr (vegane Ernährung)

- Malabsorption durch
  - Mangel an Intrinsic Faktor: Durch Autoantikörper gegen Parietalzellen des Magens und gegen Intrinsic Faktor bei Typ-A Gastritis
  - Verringerte Zahl von Parietalzellen im Magen bei Z.n. Magenresektion
  - Verringerte Aufnahme des Vitamin-$B_{12}$-Intrinsic-Faktor-Komplexes im terminalen Ileum z.B. bei Zöliakie, Morbus Crohn, bakterieller Überbesiedelung oder Z.n. Ileumresektion
- Erhöhter Bedarf z.B. bei Schwangerschaft, Fischbandwurmbefall, Leukämie

Siehe auch IV.4 Folsäuremangel, Vitamin $B_{12}$-Mangel

Transcobalamin I, II und III sind Transportproteine für das Vitamin $B_{12}$. Der Transcobalamin-II Mangel ist eine seltene, autosomal-rezessiv vererbte Erkrankung, bei der normale Vitamin $B_{12}$-Spiegel im Serum bestehen, es jedoch zu einem Mangel im peripheren Gewebe kommt.

Beim Imerslund-Gräsbeck-Syndrom, ebenfalls autosomal-rezessiv vererbt, besteht eine Transportstörung am Rezeptor für den Vitamin-$B_{12}$-Intrinsic-Faktor Komplex im Ileum.

Der Begriff „perniziöse Anämie“ ist reserviert für den Intrinsic-Faktor-Mangel bei Typ-A-Gastritis.

### 2.1.2 Nachweis

**Streitpotenzial:**

Im Blutbild: Hb ↓, MCV ↑, MCH ↑ und erniedrigter Vitamin $B_{12}$-Spiegel im Serum

Im Blutbild: Hb ↓, MCV ↑, MCH ↑ mit anamnestisch vorbekanntem und weiterhin anzunehmendem Vitamin $B_{12}$-Mangel

### 2.1.3 Diagnostischer Aufwand

Knochenmarkbiopsie (zur Abklärung der Anämie), Schilling-Test

### 2.1.4 Therapeutischer Aufwand

Vitamin $B_{12}$ Substitution

### 2.1.5 Pflegerischer Aufwand

Es gibt keinen pflegerischen Aufwand, der allein ohne weitere Maßnahmen die Kodierung rechtfertigt.

## 2.2 Klassifikation

*ICD-10 GM 2024:*

| | | |
|---|---|---|
| D51.0 | Vitamin-$B_{12}$-Mangelanämie durch Mangel an Intrinsic-Faktor | CCL |
| D51.1 | Vit.-$B_{12}$-Mangelanämie d. selektive Vitamin-$B_{12}$-Malabsorption mit Proteinurie | CCL |
| D51.2 | Transcobalamin-II-Mangel(-Anämie) | |
| D51.3 | Sonstige alimentäre Vitamin-$B_{12}$-Mangelanämie | |
| D51.8 | Sonstige Vitamin-$B_{12}$-Mangelanämien | CCL |
| D51.9 | Vitamin-$B_{12}$-Mangelanämie, nicht näher bezeichnet | CCL |

## 2.3 Kodierpraxis

### 2.3.1 Praktisches Vorgehen

Ein Vitamin $B_{12}$-Mangel als Ursache für eine (makrozytäre, hyperchrome) Anämie ist mit einem Kode aus D51.- abzubilden.

Vitamin $B_{12}$-Mangelanämie

- durch inadäquate Zufuhr → D51.3
- infolge Typ-A Gastritis → D51.0
- infolge erhöhten Bedarfs → D51.3
- infolge Z.n. Magenresektion → D51.0
- infolge Malabsorption (z.B. bei M. Crohn, Z.n. Ileum-Resektion etc.) → D51.8
- bei Imerslund(-Gräsbeck)-Syndrom → D51.1

Liegt eine makrozytäre, hyperchrome Anämie bei anamnestisch vorbekanntem Vitamin $B_{12}$-Mangel vor und wird die Substitution von Folsäure im Aufenthalt weitergeführt, so kann ein Kode aus D51.- kodiert werden, da davon auszugehen ist, dass die Folsäuremangelanämie weiterhin vorliegt.

#### 2.3.2 Fachliche Bewertung

**MD:**

Keine direkte Kodierempfehlung, jedoch Sachverhalt vergleichbar zu SEG-4-KDE 25 (siehe III.3 Folsäure-Mangelanämie)

**FoKA:**

Siehe MD.

**Stolperfallen/Kritische Punkte:**

Die alleinige Gabe eines Vitamin B12-Präparates berechtigt nicht zur Kodierung einer Vitamin B12-Managelanämie.

### 2.4 Dokumentationshinweise

Ein anamnestisch bekannter und weiterhin anzunehmender Vitamin $B_{12}$-Mangel mit makrozytärer hyperchromer Anämie sollte in der Anamnese sorgfältig dokumentiert werden.

## 3 Folsäure-Mangelanämie

### 3.1 Medizin-Shortcuts

#### 3.1.1 Medizinische Erläuterung

Ein Folsäuremangel ist weit verbreitet und entsteht entweder durch inadäquate Zufuhr, Malabsorption oder Arzneimitteleinnahme.

Neben Vitamin $B_{12}$ ist der Folsäuremangel mit die häufigste Ursache einer makrozytären, hyperchromen megaloblastären Anämie. Die Differenzierung dieser beiden Ursachen erfolgt einzig durch die Bestimmung der Spiegel von Folsäure und Vitamin $B_{12}$ im Serum.

Siehe auch Kapitel IV.4 Folsäuremangel, Vitamin B12-Mangel.

#### 3.1.2 Nachweis

Im Blutbild: Hb ↓, MCV ↑, MCH ↑ und erniedrigter Folsäure-Spiegel im Serum

**Streitpotenzial:**

Im Blutbild: Hb ↓, MCV ↑, MCH ↑ mit anamnestisch vorbekanntem und weiterhin anzunehmendem Folsäure-Mangel

### 3.1.3 Diagnostischer Aufwand

Knochenmarkbiopsie (zur Abklärung der Anämie)

### 3.1.4 Therapeutischer Aufwand

Folsäure-Substitution

### 3.1.5 Pflegerischer Aufwand

Es gibt keinen pflegerischen Aufwand, der allein ohne weitere Maßnahmen die Kodierung rechtfertigt.

## 3.2 Klassifikation

*ICD-10 GM 2024:*

| | | |
|---|---|---|
| D52.0 | Alimentäre Folsäure-Mangelanämie | CCL |
| D52.1 | Arzneimittelinduzierte Folsäure-Mangelanämie | CCL |
| D52.8 | Sonstige Folsäure-Mangelanämien | CCL |
| D52.9 | Folsäure-Mangelanämie, nicht näher bezeichnet | CCL |

## 3.3 Kodierpraxis

### 3.3.1 Praktisches Vorgehen

Ein Folsäure-Mangel als Ursache für eine (makrozytäre, hyperchrome) Anämie ist mit einem Kode aus D52.- abzubilden.

**Streitpotenzial:**

Liegt eine makrozytäre, hyperchrome Anämie bei gleichzeitig bestehendem Folsäuremangel und Vitamin-$B_{12}$-Mangel vor und werden beide substituiert, so sind sowohl ein Kode aus D52.- wie auch ein Kode aus D51.- zu kodieren.

Liegt eine makrozytäre, hyperchrome Anämie bei anamnestisch vorbekanntem Folsäuremangel vor und wird die Substitution von Folsäure im Aufenthalt weitergeführt, so kann ein Kode aus D52.- kodiert werden, da davon auszugehen ist, dass die Folsäuremangelanämie weiterhin vorliegt.

Für Fälle, die am 19.08.2020 Gegenstand einer Prüfung durch den Medizinischen Dienst nach §275 Absatz 1 Nummer 1 SGB V sind, bzw. für Fälle, die ab dem 01.10.2020 aufgenommen werden, gilt die Entscheidung des Schlichtungsausschusses nach §19 KHG vom 29.07.2020 (s.u. 3.3.2).

### 3.3.2 Fachliche Bewertung

#### MD:

SEG-4-KDE 25: Zusätzlich zur Kodierung einer Folsäure-Mangelanämie kann auf Grund des Exklusivums unter E50-E64 der bestehende Folsäuremangel nicht zusätzlich mit E53.8 kodiert werden.

#### FoKA:

Stellungnahme zur SEG-4-KDE 25: Dissens. Die zusätzliche Kodierung ist gemäß der FAQ 1008 des DIMDI erlaubt.

#### Schlichtungsausschuss (§19 KHG):

Entscheidung KDE 25: Eine Anämie infolge eines Folsäuremangels ist nur mit dem Kode D52.- Folsäure-Mangelanämie spezifisch zu kodieren. Der Kode E53.8 ist für die Abbildung der Folsäuremangelanämie nicht zusätzlich zu kodieren. Gültig für Fälle, die am 19.08.2020 bereits Gegenstand einer Prüfung durch den Medizinischen Dienst nach §275 Abs.1 Nr.1 SGB V sind, bzw. für Fälle, die ab dem 01.10.2020 aufgenommen werden.

#### Stolperfallen/Kritische Punkte:

Siehe auch III.2 Vitamin-$B_{12}$-Mangelanämie

## 3.4 Dokumentationshinweise

Ein anamnestisch bekannter und weiterhin anzunehmender Folsäuremangel mit makrozytärer, hyperchromer Anämie sollte in der Anamnese sorgfältig dokumentiert werden.

# 4 Aplastische Anämie

## 4.1 Medizin-Shortcuts

### 4.1.1 Medizinische Erläuterung

Die aplastische Anämie wird durch den Verlust von Vorläuferzellen der Hämatopoese und dadurch bedingte Hypoplasie des Knochenmarks, der Erythrozyten, Leukozyten und Thrombozyten hervorgerufen.

Üblicherweise sind alle drei Zelllinien im Rahmen einer aplastischen Anämie betroffen. Nur die isolierte aplastische Anämie (Pure Red Cell Aplasia PRCA) betrifft ausschließlich die rote Zellreihe. Die Symptome sind Ausdruck der schweren Anämie (Müdigkeit, Schwäche, Blässe, Luftnot), der Thrombozytämie (Petechien, Blutungen) und der Leukopenie (Infektionen).

**Die isolierte aplastische Anämie PRCA** kann als akutes und reversibles Ereignis auftreten. Auslöser können Infektionen (v.a. Parvovirus), Autoimmunerkrankungen, Thymome, hämolytische Krankheiten und Arzneimittel oder Toxine sein.

Die (trilineare) aplastische Anämie ist in 50% der Fälle idiopathisch (ohne festgestellte Ursache) und betrifft häufig Jugendliche oder junge Erwachsene. Bekannte Auslöser der aplastischen Anämie sind Medikamente, hier vor allem Zytostatika, Antibiotika, NSAR, Antikonvulsiva, Chemikalien wie Benzol und Arsen, und ionisierende Strahlen.

In seltenen Fällen kann sowohl eine PRCA wie auch eine trilineare aplastische Anämie angeboren sein, z.B. die Fanconi-Anämie oder die Blackfan-Diamond-Anämie.

### 4.1.2 Nachweis

Blutbild mit Hb ↓, Erythrozyten ↓, Retikulozyten ↓, Leukopenie, Thrombozytopenie

Knochenmarkhistologie

### 4.1.3 Diagnostischer Aufwand

Knochenmarkpunktion und histologische Befundung

### 4.1.4 Therapeutischer Aufwand

Transfusionen von Erythrozyten- und Thrombozytenkonzentraten

Antithymozytenglobulin, Kortikoide, Cyclosporin

Prophylaxe einer Infektion mittels Antibiose

### 4.1.5 Pflegerischer Aufwand

Es gibt keinen pflegerischen Aufwand, der allein ohne weitere Maßnahmen die Kodierung rechtfertigt.

## 4.2 Klassifikation

*ICD-10 GM 2024:*

| | | |
|---|---|---|
| **D60.0** | Chronische erworbene isolierte aplastische Anämie | CCL |
| **D60.1** | Transitorische erworbene isolierte aplastische Anämie | CCL |
| **D60.8** | Sonstige erworbene isolierte aplastische Anämien | CCL |
| **D60.9** | Erworbene isolierte aplastische Anämie, nicht näher bezeichnet | CCL |
| **D61.0** | Angeborene aplastische Anämie | CCL |
| **D61.10** | Aplastische Anämie infolge zytostatischer Therapie | CCL |
| **D61.18** | Sonstige arzneimittelinduzierte aplastische Anämie | CCL |
| **D61.19** | Arzneimittelinduzierte aplastische Anämie, nicht näher bezeichnet | CCL |
| **D61.2** | Aplastische Anämie infolge sonstiger äußerer Ursachen | CCL |
| **D61.3** | Idiopathische aplastische Anämie | CCL |
| **D61.8** | Sonstige näher bezeichnete aplastische Anämien | CCL |
| **D61.9** | Aplastische Anämie, nicht näher bezeichnet | CCL |

## 4.3 Kodierpraxis

### 4.3.1 Praktisches Vorgehen

Die aplastische Anämie ist je nach ärztlicher Diagnosebeschreibung zu kodieren.

Alle erworbenen PRCA sind mit einem Kode aus D60.- abzubilden. Angeborene PRCA ist mit D61.0 zu kodieren.

Die bei onkologischen Patienten nach Chemotherapie häufig vorliegende aplastische Anämie wird mit D61.10 kodiert. Wurde sie jedoch durch andere Medikamente ausgelöst ist D61.18 zu wählen.

War eine Bestrahlung oder ein Strahlenunfall die Ursache wird dies mit D61.2 abgebildet.

Alle Fälle mit trilinearer idiopathischer Anämie werden mit D61.3 kodiert.

Erfolgt im Rahmen der Behandlung auch eine spezielle Behandlung der Thrombozytenreihe oder der Leukozytenreihe sind zusätzlich Kodes aus D69.- oder D70-

anzugeben (s.a. III.12 Thrombozytopenie und III.13 Agranulozytose und Neutropenie).

Die Prozedurenkodes für eine Knochenmarkpunktion und erfolgte Transfusionen dürfen nicht übersehen werden.

### 4.3.2 Fachliche Bewertung

#### MD:

SEG-4-KDE 60: Frage: Kodierung therapiebedingter Anämie in der Onkologie durch

- D63.0* Anämie bei Neubildungen = Tumor-Anämie,
- D64.8 Sonstige näher bezeichnete Anämien,
- D61.1 Arzneimittelinduzierte aplastische Anämie?

Antwort: Die Chemotherapie-induzierte Anämie wird durch D61.10 Arzneimittelinduzierte aplastische Anämie, Aplastische Anämie infolge zytostatischer Therapie sachgerecht kodiert. Eine Differenzierung ist bei gleichzeitig bestehender Tumoranämie auf Grund der Erythrozyten-Überlebenszeit oftmals schwierig, jedoch bei Tumorpatienten ohne vorbestehende Tumor-induzierte Anämie sinnvoll möglich.

#### FoKA:

Stellungnahme zu SEG-4-KDE 60: Konsens.

# 5 Blutungsanämie

## 5.1 Medizin-Shortcuts

### 5.1.1 Medizinische Erläuterung

Akuter Blutverlust führt zu einer Verminderung der Erythrozytenanzahl und des Hämoglobin-Spiegels.

Ab einem Verlust von ca. 500 ml Blut (beim Erwachsenen) kommt es zu einem Abfall von Erythrozytenzahl, HK und Hb. Der Flüssigkeitsverlust wird relativ rasch durch Flüssigkeitsverschiebungen nach intravasal und durch Infusionen ausgeglichen, es kommt zu einem Verdünnungseffekt.

Die Anämie ist normochrom. Nach 2–3 Tagen kommt es zu einem Retikulozytenanstieg, das Maximum wird nach 6–10 Tagen erreicht.

### 5.1.2 Nachweis

Akuter Abfall von Erythrozytenzahl und Hämoglobin unter die untere Normgrenze im Blutbild infolge eines akuten Blutverlustes.

### 5.1.3 Diagnostischer Aufwand

Es gibt keinen diagnostischen Aufwand, der allein ohne weitere Maßnahmen die Kodierung rechtfertigt.

### 5.1.4 Therapeutischer Aufwand

Erythrozyten-Transfusion. Vollblut-Transfusion. Bereitstellung von gekreuzten Blutkonserven bei laborchemisch gesicherter Anämie und Hb-Kontrollen (s.a. Schlichtungsausschuss-Entscheidung unter 5.3.2).
Eisensubstitution.

### 5.1.5 Pflegerischer Aufwand

Es gibt keinen pflegerischen Aufwand, der allein ohne weitere Maßnahmen die Kodierung rechtfertigt.

## 5.2 Klassifikation

*ICD-10 GM 2024:*

| | | |
|---|---|---|
| D62 | Akute Blutungsanämie | CCL |

## 5.3 Kodierpraxis

### 5.3.1 Praktisches Vorgehen

### 5.3.2 Fachliche Bewertung

**MD:**

SEG-4 KDE 129: Das alleinige prophylaktische Bereitstellen von Erythrozytenkonzentraten (hier: für eine notfallmäßige Gastroskopie bei gastrointestinaler Blutung) berechtigt nicht zum Kodieren von D62.

SEG-4 KDE 332: Bei einer Patientin mit Schenkelhalsfraktur kommt es perioperativ zu einem Hb-Abfall (13,3 g/dl > 9,0 g/dl); sie erhält eine orale Eisensubstitution. Dies berechtigt zur Kodierung von D62.

### FoKA:

Stellungnahme zu SEG-4 KDE 129: Dissens. Im vorliegenden Fall entsteht ein diagnostischer Mehraufwand durch das notfallmäßige und nicht routinemäßige Kreuzen der Blutkonserven, dadurch ist die Definition der Nebendiagnosen gemäß DKR D003d erfüllt und D62 kann hier kodiert werden. Die prophylaktische Bereitstellung von Blutkonserven ist eine Prozedur, die nicht verschlüsselt werden kann.

Stellungnahme zu SEG-4 KDE 332: Konsens.

### Schlichtungsausschuss (§19 KHG):

Entscheidung zur Frage, ob allein das Kreuzen von Blutkonserven zur Kodierung einer D62 berechtigt, wenn eine bestehende Anämie (Labor gesichert) nicht behandelt wird (KDE 129): Eine grundsätzlich routinemäßige, prophylaktische Bereitstellung von Blutkonserven ist nicht zu kodieren. Geschieht das Kreuzen von Blutkonserven jedoch notfallmäßig bei einer vermuteten oder aktiven Blutung und einer diagnostizierten Anämie, so darf dies mit dem ICD Kode D62 als Nebendiagnose kodiert werden, auch wenn die Verabreichung der Konserven nicht erfolgt ist. Gültig für alle Fälle, die am 16.12.2020 Gegenstand einer Prüfung durch den Medizinischen Dienst nach §275 Absatz 1 Nummer 1 SGB V sind, bzw. für Fälle, die ab dem 01.02.2021 in ein Krankenhaus aufgenommen wurden.

### Stolperfallen/Kritische Punkte:

Die chronische Blutungsanämie ist mit D50.0 Eisenmangelanämie nach Blutverlust (chronisch) zu kodieren.

Die alleinige **routinemäßige** Bereitstellung und Kreuzung von Blutkonserven kann nicht als Ressourcenverbrauch zur Berechtigung der Kodierung angeführt werden.

## 5.3.3 Urteile

Bundessozialgericht B 1 KR 41/14 R vom 17.11.2015: Fall aus 2008. Bei geplanter operativer Behandlung einer pAVK werden 2 Erythrozytenkonzentrate vorsorglich bereitgestellt und gekreuzt; am OP-Tag kommt es zu einer Nachblutung mit Hb-Abfall. Auf Grund dessen erfolgt die operative Ausräumung des Hämatoms, die Blutstillung und die Gabe von Protamin. Eine Transfusion der EKs erfolgte nicht. Das präoperative Bereitstellen gekreuzter, später anderweitig verwendbarer Blutkonserven ist lediglich ein allgemeiner, hier nicht ausgenutzter Vorsorgeaufwand und berechtigt nicht zur Kodierung von D62.

Hessisches LSG L 8 KR 370/11: s. B 1 KR 41/14 R

SG Fulda S 4 KR 75/10: s. L 8 KR 370/11 und B 1 KR 41/14 R

Sozialgericht Duisburg S 31 (11) KR 169/08 vom 11.04.2011: Fall aus 2005. Frage der Hauptdiagnosewahl bei Aufnahme wegen Anämie bei (vermuteter) Hypermenorrhoe. Es erfolgte Diagnostik, ein gynäkologisches Konsil sowie die Gabe von 2 Erythrozytenkonzentraten. Die vom Krankenhaus kodierte Hauptdiagnose Blutungsanämie (D62) wurde als (fast) korrekt angesehen: als Hauptdiagnose ist die chronische Blutungsanämie anzugeben.

Landessozialgericht Mecklenburg-Vorpommern L 6 KR 31/19: Bei einer Anämie multifaktorieller Genese darf die Verschlüsselung nicht durch die Angabe mehrerer Anämie-Kodes erfolgen, da nicht verschiedene Anämien parallel vorliegen, sondern die Anämie aufgrund verschiedener Ursachen entstanden ist. Es ist die Diagnose zu verschlüsseln, die sämtliche Ursachen abbildet und gleichzeitig so spezifisch wie möglich ist. In dem genannten Urteil ging es im Speziellen um eine Anämie bei Neubildungen, die durch den Sternkode der Tumoranämie D63.0* in Verbindung mit der Neubildung als Grunderkrankung zu verwenden ist.

## 5.4 Dokumentationshinweise

Sollten in speziellen Fällen nicht routinemäßig, sondern aus speziellen patientenspezifischen Gründen Erythrozytenkonzentrate bereitgestellt und gekreuzt werden, so muss dies sorgfältig dokumentiert werden. Nur dann kann, sollte sich die Transfusion als doch nicht notwendig erweisen, ein Aufwand, der über die Routine hinausgeht, beansprucht werden.

# 6 Anämie bei Neubildungen

## 6.1 Medizin-Shortcuts

### 6.1.1 Medizinische Erläuterung

Tumore können unabhängig von ihrer Therapie zu einer Anämie führen. Die Ursachen sind multifaktoriell wie z.B. eine Beeinträchtigung der Bildung von Erythropoetin, eine Eisenverwertungsstörung, Eisen-, Folsäure- und/oder Vitamin $B_{12}$-Mangel, Verdrängung der Erythropoese im Knochenmark durch Knochenmarksinfiltration, Hämolyse, Tumorblutungen. Die Klinik ist identisch mit der anderer Anämiepatienten: Blässe, Schwäche, Müdigkeit, Fatigue.

### 6.1.2 Nachweis

Laborbefund mit Hb ↓, Hämatokrit ↓, Erythrozytenzahl ↓ mit entsprechender ärztlicher Wertung

### 6.1.3 Diagnostischer Aufwand

Knochenmarkpunktion mit -histologie, Endoskopie zum Ausschluss von gastrointestinalen Blutungen

### 6.1.4 Therapeutischer Aufwand

Transfusion von Erythrozytenkonzentraten, Gabe von Erythropoetin oder Darbepoetin, Gabe von Eisen

### 6.1.5 Pflegerischer Aufwand

Es gibt keinen pflegerischen Aufwand, der allein ohne weitere Maßnahmen die Kodierung rechtfertigt.

## 6.2 Klassifikation

*ICD-10 GM 2024:*

| | | |
|---|---|---|
| D63.0* | Anämie bei Neubildungen | CCL |

## 6.3 Kodierpraxis

### 6.3.1 Praktisches Vorgehen

Bei der Kodierung ist zu unterscheiden, ob es sich um eine nährstoffmangelbedingte Anämie, eine blutungsbedingte Anämie, eine Anämie infolge einer Chemo- oder Strahlentherapie oder um eine „direkt" durch das Tumorleiden bedingte Anämie handelt.

Eine Anämie durch eine akute Tumorblutung ist mit D62 zu kodieren (s.a. III.5 Blutungsanämie).

Eine nährstoffmangelbedingte Anämie (Eisen, Folsäure, Vitamin $B_{12}$) ist mit den entsprechenden Kodes dafür abzubilden (s.a. III.1 Eisenmangelanämie, III.2 Vitamin B12-Mangelanämie, III.3 Folsäure-Mangelanämie).

Eine hämolytische Anämie ist mit einem Kode aus D59.- abzubilden.

Die Zytostatika-bedingte aplastische Anämie wird mit D61.10 kodiert, die Strahlentherapie-bedingte aplastische Anämie mit D61.2 (s.a. III.4 Aplastische Anämie).

Eine durch das Tumorleiden „direkt“ bedingte Anämie, sei es durch Hyporegeneration, durch Eisenverwertungsstörung oder durch Verdrängung der Erythropoese im Knochenmark, wird mit D63.0* kodiert. Da es sich dabei um einen Sekundärkode handelt wird dieser an den Kode für den Tumor angehängt. Solange eine Behandlung des Tumorleidens erfolgt, ist es für die Kodierung laut DKR unerheblich, ob dieser operativ entfernt wurde oder nicht.

### 6.3.2 Fachliche Bewertung

#### MD:

SEG-4-KDE 60: Frage: Kodierung therapiebedingter Anämie in der Onkologie durch

- D63.0* Anämie bei Neubildungen = Tumor-Anämie,
- D64.8 Sonstige näher bezeichnete Anämien, -
- D61.1 Arzneimittelinduzierte aplastische Anämie?

Antwort: Die Chemotherapie-induzierte Anämie wird durch D61.10 Arzneimittel-induzierte aplastische Anämie, Aplastische Anämie infolge zytostatischer Therapie sachgerecht kodiert. Eine Differenzierung ist bei gleichzeitig bestehender Tumoranämie auf Grund der Erythrozyten-Überlebenszeit oftmals schwierig, jedoch bei Tumorpatienten ohne vorbestehende Tumor-induzierte Anämie sinnvoll möglich.

#### FoKA:

Stellungnahme zu SEG-4-KDE 60: Konsens.

#### Stolperfallen/Kritische Punkte:

Im klinischen Alltag des Kodierers kann die Differenzierung der unterschiedlichen Anämieformen bei Tumorpatienten herausfordernd sein. Hier ist ggf. die Rücksprache mit dem zuständigen Ärztlichen Dienst zu empfehlen.

## 6.4 Dokumentationshinweise

Die Ursache der Anämie im Rahmen des vorliegenden Tumorleidens sollte ärztlicherseits eingeordnet und in den Krankenaktenunterlagen dokumentiert werden.

# 7 Anämie bei sonstigen chronischen, anderenorts klassifizierten Krankheiten

## 7.1 Medizin-Shortcuts

### 7.1.1 Medizinische Erläuterung

Ähnlich wie Tumore können andere chronische Erkrankungen wie z.B. chronische Infektionen, Autoimmunerkrankungen oder eine chronische Niereninsuffizienz, durch eine Störung der Erythropoese (Blutbildung) eine Anämie verursachen. Diese nennt man hyporegeneratorisch. Die Patienten zeigen Symptome einer chronischen Anämie.

### 7.1.2 Nachweis

Laborbefund mit Hb ↓, Hämatokrit ↓, Erythrozytenzahl ↓ mit entsprechender ärztlicher Wertung

### 7.1.3 Diagnostischer Aufwand

Knochenmarkpunktion mit -histologie, Endoskopie zum Ausschluss von gastrointestinalen Blutungen

### 7.1.4 Therapeutischer Aufwand

Transfusion von Erythrozytenkonzentraten, Gabe von Erythropoetin oder Darbepoetin, Gabe von Eisenpräparaten intravenös

### 7.1.5 Pflegerischer Aufwand

Es gibt keinen pflegerischen Aufwand, der allein ohne weitere Maßnahmen die Kodierung rechtfertigt.

## 7.2 Klassifikation

*ICD-10 GM 2024:*

| | | |
|---|---|---|
| **D63.8*** | Anämie bei sonstigen chronischen, anderenorts klassifizierten Krankheiten | |

## 7.3 Kodierpraxis

### 7.3.1 Praktisches Vorgehen

Sofern eine Anämie einer chronischen Erkrankung wie z.B. einer chronischen Nierenkrankheit zugeordnet wird, ist der Kode D63.8* anzuwenden. Da dieser ein Sekundärkode ist, wird er an den Primärkode der verursachenden Grunderkrankung, z.B. an N18.- angehängt.

### 7.3.2 Fachliche Bewertung

**MD:**

Es existiert keine SEG-4 Empfehlung zum Thema.

**FoKA:**

Es existiert keine FoKA Empfehlung zum Thema.

## 7.4 Dokumentationshinweise

Die Ursache der Anämie sollte ärztlicherseits eingeordnet und in den Krankenaktenunterlagen dokumentiert werden.

# 8 Disseminierte intravasale Gerinnung [Defibrinationssyndrom]

## 8.1 Medizin-Shortcuts

### 8.1.1 Medizinische Erläuterung

Synonyme Begriffe für die Disseminierte intravasale Gerinnung sind Verbrauchskoagulopathie oder Defibrinierungssyndrom.

Eine **erworbene Afibrinogenämie** ist ein Fehlen oder (hochgradiger) Mangel von Fibrinogen (Gerinnungsfaktor I) durch eine Störung der Lebersyntheseleistung (z.B. infolge Leberzirrhose, Leberversagen), Blutverlust, Verbrauchskoagulopathie oder Hyperfibrinolyse.

Die **Disseminierte intravasale Gerinnung** (DIG, DIC) ist eine vital bedrohliche erworbene Störung des Gerinnungssystems, bei dem durch eine übermäßige intravasal (in den Blutgefäßen) ablaufende Blutgerinnung Gerinnungsfaktoren verbraucht werden und hierdurch schließlich eine Blutungsneigung resultiert. Zunächst kommt es also zu einer pathologischen Aktivierung des Gerinnungssystems mit Bildung von Mikrothromben, v.a. in den stark durchbluteten Organen wie Lunge, Nieren, Herz, Leber. In der Folge kommt es durch diesen Verbrauch zu einem Abfall von Thrombozyten, Gerinnungsfaktoren und Gerinnungsinhibitoren, sowie zu erhöhten Werten für Fibrinspaltprodukte, die D-Dimere. Im Weiteren kommt es zur sogenannten Defibrinierung, d.h. einer stark erniedrigten Thrombozytenzahl, stark verminderten Gerinnungsfaktoren und Antithrombin III. Es kommt zu einem Vollbild des Schocks mit (Multi-)Organversagen sowie zu spontanen unstillbaren Blutungen. Eine DIC ist immer eine sekundäre Störung und kann ausgelöst werden durch einen Schock jeglicher Form, durch eine Operation an thrombokinasereichen Organen (Pulmo, Pankreas, Prostata, Plazenta), durch eine Sepsis oder durch maligne Neubildungen, hier v.a. Leukämien. Andere Ursachen können ein Trauma (v.a. Hirntrauma, Crush-Syndrom), Organversagen (z.B. akute Pankreatitis), Schwangerschaftskomplikationen, schwere Intoxikationen oder extrakorporaler Kreislauf sein.

Eine **erworbene Fibrinolyseblutung** kann infolge Hyperfibrinolyse ohne vorausgehende Thrombenbildung z.B. postoperativ, bei malignen Tumoren, bei geburtshilflichen Komplikationen entstehen. Sie kann auch als Komplikation einer systemischen Lyse-Behandlung mit Fibrinolytika wie Streptokinase, Urokinase, Alteplase etc. eintreten.

### *Gerinnungsparameter:*

- Prothrombinzeit = Thromboplastinzeit (Einheit: Sekunden). Abkürzungen sind PTZ, TPZ, PT, TPT. In Deutschland wenig verwendet.
- Quick-Wert = Thromboplastinzeit in % der Prothrombinzeit bezogen auf Mittelwert der Normalpopulation.
- INR = International Normalized Ratio. Standardisierter Quickwert. Verhält sich umgekehrt proportional zum Quick-Wert.
- PTT = (aktivierte) partielle Thromboplastinzeit (Einheit: Sekunden). Synonym: aPTT.
- Fibrinogen = Gerinnungsfaktor I. Bestimmung zur Kontrolle einer Lyse-Therapie und bei Verdacht auf Blutgerinnungsstörungen.
- Antithrombin III, wirkt hemmend auf die Blutgerinnung. Bestimmung bei Verdacht auf Verbrauchskoagulopathie, Verdacht auf angeborenen ATIII Mangel, Verdacht auf Heparinresistenz
- Fibrinogenspaltprodukte: Synonym FSP.
- D-Dimere: Fibrinspaltprodukte. Eine Erhöhung spricht für eine Gerinnselbildung (Thrombose) oder sekundäre Hyperfibrinolyse.

### 8.1.2 Nachweis

- Hypo- und Afibrinogenämie: Fibrinogen ↓
- Thrombelastometrie FIBTEM: MCF ↓
- Fibrinolyseblutung: stark verlängerte Gerinnungszeit bzw. keine nachweisbare Blutgerinnung
- Disseminierte intravasale Gerinnung: Je nach Stadium der DIC unterschiedliche Laborbefunde. Normale D-Dimere schließen eine DIC praktisch aus.
  - Im Stadium I, der Hyperkoagulabilität (Gerinnung ↑): PTT ↓, Fibrinogen ↑, Faktor XIII stark ↑, TAT normal bis ↑, D-Dimere normal bis ↑
  - Im Stadium II, der kompensierten DIC (Gerinnung ↑ + Verbrauch ↑): PTZ normal – ↑, Thrombozyten normal – ↓, Fibrinogenspaltprodukte ↑, ATIII ↓, TAT ↑, D-Dimere ↑
  - Im Stadium III, der subakuten DIC (Gerinnung ↓, Verbrauch ↑, Fibrinolyse ↑): Quick ↓, PTT und PTZ ↑, Fibrinogen ↓, Thrombozyten ↓, ATIII ↓↓, TAT stark ↑↑, D-Dimere ↑
  - Im Stadium IV, der akuten (DIC Gerinnung ↓↓, Verbrauch ↑↑, Fibrinolyse ↑↑): Quick ↓↓, PTT und PTZ ↑↑, Fibrinogen ↓↓, Thrombozyten ↓↓, ATIII ↓↓, TAT stark ↑↑, D-Dimere ↑↑

*DIC-Score:*

| Parameter | Wert | Punkte |
|---|---|---|
| Thrombozytenzahl | > 100.000/µl | 0 |
| | 50.000–100.00/µl | 1 |
| | < 50.000/µl | 2 |
| Fibrinspaltprodukte (z.B. D-Dimere) | Normal (< 500 µg/l) | 0 |
| | Leicht erhöht (500–2000 µg/l) | 2 |
| | Stark erhöht (> 2000 µg/l) | 3 |
| Verlängerung der Prothrombinzeit in sec oder INR-Erhöhung oder Quick-Wert | PTZ < 3 sec, INR < 1,25, Quick 70%-100% | 0 |
| | PTZ 3–6 sec, INR 1,25–1,7, Quick 50%-70% | 1 |
| | PTZ > 6 sec, INR > 1,7, Quick < 50% | 2 |
| Fibrinogen | > 100 mg/dl | 0 |
| | < 100 mg/dl | 1 |

Der Score darf nur im Rahmen einer prädisponierenden Grunderkrankung angewendet werden und ermittelt einen Risikograd. 5 Punkte und mehr sprechen für das Vorliegen einer manifesten DIC.

### 8.1.3 Diagnostischer Aufwand

Es gibt keinen pflegerischen Aufwand, der allein ohne weitere Maßnahmen die Kodierung rechtfertigt.

### 8.1.4 Therapeutischer Aufwand

- Erworbene Afibrinogenämie: Gabe von Fibrinogen.
- Fibrinolyseblutung: Gabe von Fibrinolyse-Inhibitoren wie Tranexamsäure, PAMBA
- DIC: Therapie der Grunderkrankung.
  - Frühphase des DIC: unfraktioniertes Heparin intravenös.
  - Manifeste DIC: Heparin absetzen, Gabe von Gerinnungsfaktoren, FFP, Thrombozytenkonzentrate, Erythrozytenkonzentrate.

### 8.1.5 Pflegerischer Aufwand

Es gibt keinen pflegerischen Aufwand, der allein ohne weitere Maßnahmen die Kodierung rechtfertigt.

## 8.2 Klassifikation

*ICD-10 GM 2024:*

| | | |
|---|---|---|
| **D65.0** | Erworbene Afibrinogenämie | CCL |
| **D65.1** | Disseminierte intravasale Gerinnung [DIG, DIC] | CCL |
| **D65.2** | Erworbene Fibrinolyseblutung | CCL |
| **D65.9** | Defibrinationssyndrom, nicht näher bezeichnet | CCL |

## 8.3 Kodierpraxis

### 8.3.1 Praktisches Vorgehen

Die Kodes aus D65.- besitzen nicht nur einen CCL-relevanten Wert als Nebendiagnose. Sie triggern zusätzlich als komplizierende Nebendiagnose z.B. in den DRGs D30 und K62 in die A-DRG und können zusammen mit anderen Faktoren eine „Komplizierende Konstellation“ KK bilden, die bei einer Reihe von Basis-DRGs eine höhere DRG ansteuert.

**Erworbene Afibrinogenämie**: Der Kode D65.0 ist zu verwenden für Fälle mit erworbenem Fibrinogenmangel, der nicht im Rahmen eines DIC oder einer Hyperfibrinolyse auftritt. Der alphabetische Katalog der ICD-10 Klassifikationen verweist auch einen Fibrinogenmangel und eine Hypofibrinogenämie auf D65.0. Somit kann dieser Kode auch zum Einsatz kommen bei Fällen, bei denen das Fibrinogen lediglich unter der unteren Normgrenze liegt und substitutiert wird. Demgegenüber sind der angeborene Mangel an Fibrinogen und die angeborene Afibrinogenämie mit D68.20 abzubilden.

**Erworbene Hyperfibrinolyseblutung**: Der Kode D65.2 ist sowohl für die Blutung infolge systemischer Lyse-Behandlung wie auch für andere erworbene Hyperfibrinolyseblutungen, die nicht im Rahmen eines DIC auftreten, zu verwenden.

**DIC**: Die Diagnose eines DIC sollte ärztlicherseits diskutiert, bewertet und dokumentiert werden. Eine selbständige diesbezügliche Interpretation der Labordaten durch die Kodierkraft ist nicht ausreichend. Die Nutzung des DIC Score ist nicht unabdingbare Voraussetzung, aber hilfreich. Der Kode D65.1 ist nicht auf bestimmte Stadien der DIC beschränkt; er kann auch für eine kompensierte DIC und auch für eine chronische DIC, die bei Malignom-Patienten vorliegen kann, verwendet werden. Hierfür ist jedoch eine entsprechende ärztliche Diagnosestellung vonnöten. Jedoch auch bei einem bloßen Verdacht einer DIC und entsprechendem therapeutischen Handeln darf der Kode gemäß DKR angewendet werden.

### *Weitere Kodes:*

Als Sekundärkode ist zwingend ein Kode aus U69.11! Dauerhaft erworbene Blutgerinnungsstörung oder U69.12! Temporäre Blutgerinnungsstörung anzugeben.

Zusätzlich zu kodieren sind die auslösende Grunderkrankung sowie bei gegebenem diesbezüglichen Aufwand eine Blutungsanämie (D62), eine Thrombozytopenie (D69.-), ein Schock (R57.-), Organversagen (z.B. akutes Nierenversagen N17.-).

Außerdem sind die zu kodierenden Prozeduren zu beachten, die je nach Art und Menge auch zu Zusatzentgelten führen können, beispielsweise:

- 8-800.c- Transfusion von Erythrozytenkonzentraten (kodierbar ab 1 EK, ZE107 bei Kindern < 15 Jahren ab 6 EK, bei Jugendlichen ab 15 Jahre und Erwachsenen ab 16 EK)
- 8-800.f- Transfusion von Apherese-Thrombozytenkonzentraten (kodierbar ab 1 aTK, ZE147 bei Kindern < 15 Jahren ab 1 aTK, bei Jugendlichen ab 15 Jahre und Erwachsenen ab 2 aTK)
- 8-800.g- Transfusion von Pool-Thrombozytenkonzentraten (kodierbar ab 1 TK, ZE146 bei Kindern < 15 Jahren ab 2 TK, bei Jugendlichen ab 15 Jahre und Erwachsenen ab 4 TK)
- 8-810.j- Fibrinogenkonzentrat (kodierbar alle Mengengrößen in allen Altersklassen, ZE nur unter speziellen Bedingungen im Rahmen ZE2024-97 oder 2024-138; Schwellenwert für ZE2024-138: 2.500 €)

- 8-812.5- PPSB (kodierbar ab 500 I.E. in allen Altersklassen, ZE30 ab 3.500 I.E. im aktuellen Aufenthalt. Bei Blutern wird die PPSB-Gabe im Rahmen des ZE2024-97 abgerechnet, eine gleichzeitige Abrechnung von ZE30 und ZE2024-97 ist nicht erlaubt.)
- 8-810.g- Antithrombin III (ZE47, Kinder < 15 Jahren ab 2.000 I.E., Jugendliche ab 15 Jahre und Erwachsene ab 7.000 I.E.)

### 8.3.2 Fachliche Bewertung

#### MD:

SEG-4 KDE 595: Im Rahmen einer Sepsis entwickelt ein Patient ein Multiorganversagen mit Gerinnungsstörung. Es kommt zur Substitution von Blutprodukten und Gerinnungsfaktoren. Die Gerinnungsstörung kann nicht ausgeglichen werden, der Patient verstirbt. Mit welchem Zusatzkode darf die Gerinnungsstörung verschlüsselt werden? **Antwort**: U69.11! oder U69.12! Es handelt sich in diesem Fall um eine akute, prinzipiell reversible Gerinnungsstörung. Durch den Tod eines Patienten lässt sich eine erworbene von einer temporären Gerinnungsstörung medizinisch nicht abgrenzen.

#### FoKA:

Stellungnahme zur SEG-4 KDE 595: Konsens

Anfrage 0067 Somatik: **Problembeschreibung**: Patient hatte schlechte Gerinnungsfaktoren und bekam 1 x Thrombozytenkonzentrat und Vitamin K. Laborwerte: Quick 49, PTT 64,8. **Frage**: Kann ich die D65 Disseminierte intravasale Gerinnung, kodieren? Wenn nein, wann kann ich D65 Disseminierte intravasale Gerinnung, kodieren? Welche Voraussetzungen müssen erfüllt werden? **Antwort**: Bei der DIC handelt es sich um eine schwere Gerinnungsstörung. Anhand der gebräuchlichen Laborbefunde des Gerinnungssystems lässt sich diese nicht eindeutig bestimmen, sondern lediglich ein Verdacht äußern. Die alleinige Veränderung der plasmatischen Gerinnung über Quick bzw. INR und PTT reicht dazu nicht aus. Die Beschreibung eines charakteristischen Krankheitsbildes (z.B. DIC in Verbindung mit Sepsis, Schock oder perioperativ) sollte vorliegen. Vitamin K ist zur Behandlung der akuten plasmatischen Gerinnungsstörung unwirksam, da es erst nach ca. 2 Tagen einen Effekt erzielt. Je nach Stadium werden Gerinnungsfaktoren (PPSB, Fibrinogen), Fibrinolysehemmer und Thrombozyten substituiert. In dem beschriebenen Fall sind die einzelnen behandelten Komponenten, also die Thrombozytopenie (falls nachgewiesen) und der erworbene Mangel an Gerinnungsfaktoren kodierbar.

#### Schlichtungsausschuss (§19 KHG):

Entscheidung zur Kodierung eines erworbenen Fibrinogenmangels (Hypofibrinogenämie) S20210005: Die Mehrheit des Schlichtungsausschuss hat entschieden, dass der erworbene Mangel an Fibrinogen dem ICD-10 D65.0 zuzuordnen ist. Im Gegensatz zu den Kodes D68.8 sowie D68.4, die im systematischen Verzeichnis des ICD-10-GM auf einen erworbenen Fibrinogenmangel hinweisen, ist im ICD-Kode D65.0 ein spezifischer Bezug zum Fibrinogenmangel enthalten. Die Entscheidung wurde unter Berücksichtigung der Vorgaben der DKR D014d gefällt.

Gültig für alle Fälle, die am 21.07.2021 Gegenstand einer Prüfung durch den Medizinischen Dienst nach §275 Absatz 1 Nummer 1 SGB V sind, bzw. für Fälle, die ab dem 01.09.2021 in ein Krankenhaus aufgenommen wurden.

**Stolperfallen/Kritische Punkte:**

Im klinischen Alltag fehlt häufig die eindeutige ärztliche Wertung hinsichtlich des Vorliegens einer DIC. In diesen Fällen sollte mit dem Ärztlichen Dienst Rücksprache genommen werden. Ohne eindeutige ärztliche Wertung und Dokumentation muss die Kodierung in diesen Fällen auf die eindeutig ableitbaren Kodes wie Thrombozytopenie (D69.-) und Gerinnungsstörung aus D68.- beschränkt werden.

## 8.4 Dokumentationshinweise

Für die Kodierung ist eine eindeutige ärztliche Diagnosestellung oder die Dokumentation eines diesbezüglichen Verdachts unerlässlich. Dieses sollte im Entlassbericht diskutiert und bewertet werden.

Verschiedene medizinische Labore bieten auf ihren Internetseiten die Online-Nutzung des DIC-Scores an.

**Beispiele:**

Labor Limbach (http://www.labor-limbach.de/DIG-Score.359.0.html?&no_cache=1)

Labor Dr. Wisplinghoff
(https://www.wisplinghoff.de/fuer-aerzte/formelsammlung/gerinnung-disseminierte-intravasale-gerinnung-dig-score)

# 9 Erworbener Mangel an Gerinnungsfaktoren

## 9.1 Medizin-Shortcuts

### 9.1.1 Medizinische Erläuterung

Zu einem erworbenen, also nicht angeborenen, Mangel an Gerinnungsfaktoren kann es entweder durch eine verminderte Synthese oder durch einen Verlust oder Verbrauch kommen.

Die Bildung der meisten Gerinnungsfaktoren erfolgt in der Leber, die Synthese der Faktoren I, II, VII und IX ist dabei Vitamin K-abhängig.

Eine Störung der Gerinnungsfaktorensynthese ist bei Lebererkrankungen wie z.B. Leberzirrhose, Leberversagen, Lebermetastasen möglich; weitere Ursachen können ein Vitamin K-Mangel oder eine medikamenten-bedingte Synthesestörung sein.

Zu einem Verlust von Gerinnungsfaktoren kann es infolge großer Blutverluste z.B. im Rahmen großer Operationen oder Verletzungen kommen oder durch zirkulierende Antikoagulanzien (Hemmkörper).

Ein erhöhter Verbrauch von Gerinnungsfaktoren wird als Verbrauchskoagulopathie bezeichnet und ist in der ICD-Systematik gesondert abgeildet (siehe Kapitel III.8 Disseminierte intravasale Gerinnung).

Prothrombinzeit = Thromboplastinzeit (Einheit: Sekunden). Abkürzungen sind TPZ, PTZ, PT, TPT. In Deutschland praktisch nicht verwendet.

Quick-Wert = Thromboplastinzeit in % der Prothrombinzeit bezogen auf Mittelwert der Normalpopulation.

INR = International Normalized Ratio. Standardisierter Quickwert. Verhält sich umgekehrt proportional zum Quick-Wert.

PTT = (aktivierte) partielle Thromboplastinzeit (Einheit: Sekunden). Synonym: aPTT.

### 9.1.2 Nachweis

Pathologische Befunde der Blutgerinnung: Quick-Wert, PTT zusammen mit entsprechendem Sachverhalt wie Lebererkrankung oder großer Blutverlust.

### 9.1.3 Diagnostischer Aufwand

Es gibt keinen diagnostischen Aufwand, der allein ohne weitere Maßnahmen die Kodierung rechtfertigt.

### 9.1.4 Therapeutischer Aufwand

Gabe von Gerinnungsfaktoren (z.B. PPSB), Gabe von Vitamin K (z.B. Konakion®, K-Vit®), bei Verlust von Gerinnungsfaktoren infolge Blutung Gabe von Frischplasma.

### 9.1.5 Pflegerischer Aufwand

Es gibt keinen pflegerischen Aufwand, der allein ohne weitere Maßnahmen die Kodierung rechtfertigt.

## 9.2 Klassifikation

*ICD-10 GM 2024:*

| | | |
|---|---|---|
| D68.4 | Erworbener Mangel an Gerinnungsfaktoren | CCL |

## 9.3 Kodierpraxis

### 9.3.1 Praktisches Vorgehen

Bei Patienten mit einer Antikoagulation durch Cumarin-Derivate, bei denen keine aktuelle Blutung besteht und eine Anhebung des Quick durch z.B. Vitamin-K Gabe erfolgt, ist seit dem Jahr 2015 nur noch mit Z92.1 Dauertherapie (gegenwärtig) mit Antikoagulanzien in der Eigenanamnese zu kodieren.

Bei Blutungen unter Antikoagulanzien-Therapie siehe auch III.10 Hämorrhagische Diathese.

Bei einer starken intraoperativen Blutung, auf Grund derer ein Patient Frischplasma oder Gerinnungsfaktoren (z.B. PPSB) erhält, ist zusätzlich die Gerinnungsstörung mit D68.4 zu kodieren. Liegt jedoch ein (erworbener) Fibrinogenmangel vor, so ist D65.0 zu kodieren.

Bei einer Einschränkung der Lebersyntheseleistung und daraus folgender Beeinträchtigung des Gerinnungssystems und Gabe von Vitamin K oder Gerinnungsfaktoren ist D68.4 zu kodieren. In diesen Fällen wird nicht unterschieden, ob eine aktuelle Blutung vorliegt oder nicht.

Die Gerinnungsstörung auf Grund zirkulierender Hemmkörper (Autoantikörper gegen Gerinnungsfaktoren) sind unter D68.3_ abgebildet. (siehe auch III.10 Hämorrhagische Diathese).

#### *Weitere Kodes:*

Als Sekundärkode ist zwingend ein Kode aus U69.11! *Dauerhaft erworbene Blutgerinnungsstörung* oder U69.12! *Temporäre Blutgerinnungsstörung* anzugeben.

Eine darüber hinaus bestehende Blutungsanämie ist mit D62 anzugeben.

Außerdem sind die zu kodierenden Prozeduren zu beachten, die je nach Art und Menge auch zu Zusatzentgelten führen können.

- 8-812.5- PPSB (kodierbar ab 500 I.E. in allen Altersklassen, ZE30 ab 3.500 I.E. im aktuellen Aufenthalt)
- 8-810.g- Antithrombin III (ZE47, Kinder < 15 Jahren ab 2.000 I.E., Jugendliche ab 15 Jahre und Erwachsene ab 7.000 I.E.)
- 8-800.c- Transfusion von Erythrozytenkonzentraten (kodierbar ab 1 EK, ZE147 bei Kindern < 15 Jahren ab 6 EK, bei Jugendlichen ab 15 Jahre und Erwachsenen ab 16 EK)

## 9.3.2 Fachliche Bewertung

### MD:

SEG-4-KDE 185: Frage: Stationäre Aufnahme zur Hüft-TEP. Es liegt eine bekannte APC-Resistenz (Resistenz gegen aktiviertes Protein C) vor. Deshalb ist nach Angaben des Krankenhauses die Thromboseprophylaxe mit Heparin bereits präoperativ begonnen worden. Kann die Nebendiagnose D68.4 Erworbener Mangel an Gerinnungsfaktoren kodiert werden? Antwort: Da ein erworbener Mangel an Gerinnungsfaktoren nicht vorliegt, kann D68.4 Erworbener Mangel an Gerinnungsfaktoren nicht als Nebendiagnose kodiert werden. Patienten, bei denen eine elektive Hüftendoprothesenimplantation vorgenommen wird, haben ein hohes eingriffsbezogenes Thromboembolie-Risiko. Bei ihnen ist leitliniengemäß eine perioperative Thromboembolie-Prophylaxe mit niedermolekularen Heparinen, die präoperativ begonnen wird, durchzuführen. Eine bekannte APC-Resistenz beeinflusst dieses Vorgehen nicht. Nur wenn darüber hinausgehende diagnostische oder therapeutische Maßnahmen bezüglich der APC-Resistenz durchgeführt werden, kann diese mit dem ICD-Kode D68.8 Sonstige näher bezeichnete Koagulopathien als Nebendiagnose verschlüsselt werden. Für Fälle ab 2010 wird eine APC-Resistenz mit D68.5 Sonstige Koagulopathien, Primäre Thrombophilie kodiert.

SEG-4-KDE 316: Frage: Präoperativ wird bei einem antikoagulierten Patienten das Marcumar® abgesetzt und aufgrund des erniedrigten Quickwertes (INR) Konakion® gegeben. Was wird als Nebendiagnose kodiert? Antwort: Z92.1 Dauertherapie (gegenwärtig) mit Antikoagulanzien in der Eigenanamnese ist als Nebendiagnose zu kodieren, da die Konakiongabe eine Beeinflussung des Patientenmanagements im Sinne der Nebendiagnosendefinition darstellt. D68.4 Erworbener Mangel an Gerinnungsfaktoren bleibt den erworbenen Krankheiten des Gerinnungssystems vorbehalten, die nicht durch Antikoagulanzien und Antikörper bedingt sind. Das 2015 zu dieser Schlüsselnummer neu eingeführte Exklusivum verweist bei durch Antikoagulanzien und Antikörper hervorgerufener hämorrhagischer Diathese auf die Subkategorie D68.3-. Liegt beispielsweise eine Hämorrhagische Diathese durch Cumarine vor, ist diese mit D68.33 Hämorrhagische Diathese durch Cumarine (Vitamin-K-Antagonisten) zu kodieren. Ist keine Blutung unter der Marcumartherapie aufgetreten, ist der Kode Z92.1 zu verschlüsseln, siehe hierzu Exklusivum zu dieser Schlüsselnummer.

### FoKA:

Stellungnahme zur SEG-4-KDE 185: Konsens mit Kommentar: Die KDE ist nur zutreffend, wenn das Krankenhaus regelhaft eine Thromboseprophylaxe mit Heparin präoperativ zur elektiven Hüftendoprothetik einsetzt. Wird leitlinienkonform Fondaparinux eingesetzt und wegen der APC-Resistenz hiervon abgewichen, kann der pflegerische und Sachkosten-Aufwand über die Kodierung der Nebendiagnose abgebildet werden.

Stellungnahme zur SEG-4-KDE 316: Konsens

**Stolperfallen/Kritische Punkte:**

Notwendig ist die Differenzierung zwischen Fällen mit aktueller Blutung vs. ohne aktuelle Blutung bei Patienten mit Antikoagulation.

Ebenso muss zwischen angeborenen oder erworbenen Störungen unterschieden werden: angeborene Störungen mit Gerinnungsfaktormangel sind unter D66-D68.28 abzubilden.

Die APC-Resistenz ist eine Thrombophilie und deshalb mit D68.5 Primäre Thrombophilie zu kodieren. Laut ICD-10-GM Klassifikation ist hierunter explizit auch die Resistenz gegen aktiviertes Protein C (Faktor V Leiden Mutation) einzuordnen.

# 10 Hämorrhagische Diathesen durch Antikoagulanzien und Antikörper

## 10.1 Medizin-Shortcuts

### 10.1.1 Medizinische Erläuterung

Unter hämorrhagischer Diathese versteht man eine pathologische Blutungsneigung.

Die Blutungen sind entweder zu lang, zu stark oder ohne adäquaten Anlass.

20% der hämorrhagischen Diathesen sind plasmatisch bedingt und werden (spezifischer) als Koagulopathien bezeichnet.

Die unter D68.3* abgebildeten Koagulopathien sind entweder durch Antikörper (D68.31, .32, 38, sog. Hemmkörperhämophilie) gegen Gerinnungsfaktoren oder durch Antikoagulanzien (D68.33, .34, .35) verursacht.

Antikoagulanzien bzw. Antikörper bewirken eine Funktionsstörung oder einen Mangel bestimmter Gerinnungsfaktoren, in deren Folge eine erhöhte Blutungsneigung entsteht.

### 10.1.2 Nachweis

Medikamentenanamnese (Marcumar®, Falithrom®, Xarelto®, Eliquis®, ...), Hemmkörperhämophilie: Bethesda-Test, Plasmatauschtest

### 10.1.3 Diagnostischer Aufwand

Hemmkörperhämophilie: Bethesda-Test, Plasmatauschtest

Blutungslokalisation durch Bildgebung, Gastro-, Koloskopie etc.

### 10.1.4 Therapeutischer Aufwand

Hämorrhagische Diathesen durch Antikoagulanzien: Gabe von Vitamin K (z.B. Konakion®) bei Marcumar- bzw. Falithrom-Anamnese, Gabe von unspezifischen gerinnungsfördernden Präparaten wie z.B. PPSB sowohl bei Marcumar-/Falithrom-Anamnese wie auch bei direkten oralen Antikoagulanzien (DOAC).

Hemmkörperhämophilie: Substitution durch FEIBA, Hemmkörperelimination durch Plasmapherese, Immunsuppression

### 10.1.5 Pflegerischer Aufwand

Es gibt keinen pflegerischen Aufwand, der allein ohne weitere Maßnahmen die Kodierung rechtfertigt.

## 10.2 Klassifikation

*ICD-10 GM 2024:*

| | | |
|---|---|---|
| **D68.31** | Hämorrhagische Diathese durch Vermehrung von Antikörpern gegen Faktor VIII | CCL |
| **D68.32** | H.D. durch Vermehrung von Antikörpern gegen sonst. Gerinn.faktoren | CCL |
| **D68.33** | H.D. durch Cumarine (Vitamin-K-Antagonisten) | CCL |
| **D68.34** | H.D. durch Heparine | CCL |
| **D68.35** | H.D. durch sonstige Antikoagulanzien | CCL |
| **D68.38** | Sonstige H.D. durch sonstige und nicht näher bezeichnete Antikörper | CCL |

## 10.3 Kodierpraxis

### 10.3.1 Praktisches Vorgehen

Die Kodes D68.33-35 sind gemäß DKR 1917u nur bei Vorliegen einer Blutung kodierfähig und nur als Nebendiagnose anzugeben. Seit 2017 regeln die DKR 1917 (2024: 1917u) sehr direkt, dass das konkrete Blutungsereignis, welches die Aufnahme verursacht hat, als Hauptdiagnose festzulegen ist. Analog zu DKR D002 gilt bei mehreren Blutungslokalisationen, dass diejenige als Hauptdiagnose zu wählen ist, die den größten Ressourcenverbrauch bedingt hat.

Die reine Antagonisierung einer oralen Antikoagulation z.B. wegen einer invasiven Diagnostik oder Therapie ist, sofern keine Blutung vorliegt, mit Z92.1 *Dauertherapie (gegenwärtig) mit Antikoagulanzien in der Eigenanamnese* abzubilden (siehe auch Kapitel III.9 Erworbener Mangel an Gerinnungsfaktoren).

## 10.3.2 Fachliche Bewertung

### MD:

SEG-4 KDE 23: Die Neueinstellung auf eine Antikoagulanzienbehandlung wird nicht kodiert. Die fortgesetzte Behandlung mit Antikoagulanzien ohne Blutung wird mit Z92.1 kodiert. Bei Auftreten einer Blutung unter Antikoagulanzientherapie ist die Art der Blutung, ggf. ergänzt durch Y57.9! zu kodieren. Ein Kode aus D68.3- ist zu ergänzen, sofern die Nebendiagnosendefinition erfüllt ist.

SEG-4 KDE 114: Frage: Wie ist eine nicht-traumatische Blutung unter Marcumar zu kodieren? Antwort: Das konkrete Blutungsereignis, also z.B. die Hirnblutung, das Nasenbluten, ist als Hauptdiagnose, ggf. ergänzt durch Y57.9! zu kodieren. D68.33 ist als Nebendiagnose zu ergänzen, sofern die Nebendiagnosendefinition erfüllt ist.

SEG-4 KDE 274: Problem: Die Patientin wird aufgenommen wegen einer Makrohämaturie. Aus der Anamnese ist eine Therapie mit Marcumar bekannt. Die Einnahme erfolgt aufgrund einer früheren Herzoperation. Im Rahmen des stationären Aufenthaltes wird ein Harnwegsinfekt diagnostiziert, der antibiotisch behandelt wird. Aufgrund der Hämaturie wird Marcumar abgesetzt, worauf die Blutung sistiert. Zum Zeitpunkt der Entlassung kein Hinweis mehr auf Makrohämaturie. Was ist als Hauptdiagnose zu kodieren? Antwort: Als Hauptdiagnose ist R31 Hämaturie a.n.kl. anzugeben. Weder N39.0 Harnwegsinfektion, Lokalisation nicht näher bezeichnet noch D68.33 können aufgrund der Vorgaben der Speziellen Kodierrichtlinie 1917u als Hauptdiagnose zugewiesen werden. Diese sind als Nebendiagnosen zu kodieren, sofern die Nebendiagnosendefinition erfüllt ist.

SEG-4 KDE 326: Problem: Ein Patient wird wegen eines nichttraumatischen Rektusscheidenhämatoms unter Marcumar®-Einnahme (INR im therapeutischen Bereich) aufgenommen. Was ist die Hauptdiagnose? Antwort: Die Änderungen in der ICD-10-GM sind zu berücksichtigen. Ab 2012 ist das nicht traumatische Rektusscheidenhämatom mit M62.88 Sonstige Muskelkrankheiten, Sonstige näher bezeichnete Muskelkrankheiten, Sonstige zu kodieren. D68.33 ist gemäß DKR 1917u als Nebendiagnose zu kodieren, sofern die Nebendiagnosendefinition erfüllt ist. Optional kann als sekundäre Schlüsselnummer Y57.9! Komplikationen durch Arzneimittel oder Drogen angegeben werden.

### FoKA:

Stellungnahme zu SEG-4 KDE 23: Konsens

Stellungnahme zu SEG-4 KDE 114: Konsens für Fälle ab 2016.

Stellungnahme zu SEG-4 KDE 274: Konsens für Fälle ab 2016.

Stellungnahme zu SEG-4 KDE 326: Dissens, jedoch mit Stand 15.10.2015

### Schlichtungsausschuss (§19 KHG):

Entscheidung zu KDE 326: Wird ein Patient wegen eines nichttraumatischen Rektusscheidenhämatoms unter Marcumartherapie® (INR im therapeutischen Bereich, Einnahme gemäß Verordnung) stationär behandelt, ist folgendermaßen zu kodieren: M62.88 Sonstige näher bezeichnete Muskelkrankheiten, sonstige Lokalisation (u.a. Rumpf) als Hauptdiagnose und der Kode D68.33 Hämorrhagische Diathese durch Cumarine (Vitamin-K-Antagonisten) als Nebendiagnose, optional ergänzt um den Kode Y57.9! Komplikationen durch Arzneimittel oder Drogen. Gültig für Fälle, die am 21.07.2020 Gegenstand einer Prüfung durch den Medizinischen Dienst nach §275 Absatz 1 Nummer 1 SGB V sind, bzw. für Fälle, die ab dem 01.09.2020 aufgenommen werden.

### Stolperfallen/Kritische Punkte:

Gemäß MD sind bei einer Blutung unter Antikoagulanzientherapie die Kodes aus D68.33-35 als Nebendiagnose nur anzugeben, wenn ein diesbezüglicher Ressourcenverbrauch vorlag.

Dies drückt die überarbeitete DKR 1917u jedoch nicht so aus. Dort wird lediglich gesagt: „Die Kodes für die hämorrhagische Diathese durch Antikoagulanzien sind als Nebendiagnose zu verschlüsseln, optional ergänzt durch Y57.9!“ Auch weist das dortige Beispiel 4 keine direkten Maßnahmen für die Gerinnung auf, es wird lediglich die Durchführung eines Schädel-CT angeführt; dennoch ist D68.33 als Nebendiagnose zu kodieren.

Deshalb ist nach Maßgabe der DKR bei Antikoagulanzien-bedingter Blutung immer ein Kode aus D68.33-35 als Nebendiagnose zu kodieren; ein Ressourcenverbrauch ist nicht separat nachzuweisen.

## 10.3.3 Urteile

Sozialgericht Dresden S 18 KR 242/07: Fall aus 2005. Hauptdiagnosestreit mit Konstellation wie bei SEG-4 KDE 274.

Sozialgericht Rostock S 15 KR 127/07: Fall aus 2006. Hauptdiagnosestreit bei Aufnahme wegen Epistaxis unter Falithromtherapie. Es erfolgten eine lokale Elektrokoagulation sowie eine Tamponade der Nase, Falithrom wurde pausiert, Konakion wurde gegeben.

# 11 Thrombophilie

## 11.1 Medizin-Shortcuts

### 11.1.1 Medizinische Erläuterung

Thrombophilie ist eine angeborene oder erworbene Neigung zur Bildung von Thrombosen. Bei den Patienten sind Thrombosen, Embolien und bei Patientinnen häufig auch die Neigung zu habituellen Aborten bekannt.

Primäre Thrombophilien sind angeboren, wie z.B. die APC-Resistenz (Faktor-V-Leiden Mutation), Prothrombinmutation, angeborener Protein-C-Mangel, angeborener Antithrombin-III-Mangel.

Sekundäre Thrombophilien sind erworben, wie z.B. das Antiphospholipidsyndrom bei Autoimmunerkrankungen wie systemischem Lupus erythematodes, Antithrombin-III-Mangel oder Protein-C-Mangel infolge Lebererkrankungen mit Synthesestörung.

In ca. 40% der Fälle kann die Ursache der Thrombophilie nicht festgestellt werden.

### 11.1.2 Nachweis

Anamnestische Diagnosestellung oder aktuelle Diagnosestellung

### 11.1.3 Diagnostischer Aufwand

Antikörperdiagnostik

### 11.1.4 Therapeutischer Aufwand

Medikamentöse Gerinnungshemmung durch orale Antikoagulantien.

Bei akuten thrombotischen Ereignissen auch therapeutische Heparinisierung (Vollheparinisierung) z.B. mittels intravenöser Gabe von unfraktioniertem Heparin (UFH) oder 2 x täglicher Gabe von niedermolekularem Heparin (NMH) s.c. in entsprechender Dosierung.

### 11.1.5 Pflegerischer Aufwand

Es gibt keinen pflegerischen Aufwand, der allein ohne weitere Maßnahmen die Kodierung rechtfertigt.

## 11.2 Klassifikation

*ICD-10 GM 2024:*

| | | |
|---|---|---|
| **D68.5** | Primäre Thrombophilie | CCL |
| **D68.6** | Sonstige Thrombophilie | CCL |

## 11.3 Kodierpraxis

### 11.3.1 Praktisches Vorgehen

Die Kodierung bei Erstdiagnosestellung ist in der Regel unproblematisch. Bei vorbekannter Thrombophilie kann die Problematik des Ressourcenverbrauchs bestehen. In diesen Fällen ist jede Fortführung der medikamentösen Gerinnungshemmung sowie jedes Abweichen von Standardvorgehensweisen als Ressourcenverbrauch zu werten.

Die APC-Resistenz ist mit D68.5 zu kodieren. Unter diesem Kode wird die APC-Resistenz ausdrücklich aufgelistet.

Bei dem Antiphospholipidsyndrom wird zwischen einem primären (ohne Grunderkrankung) und einem sekundären (mit Grunderkrankung) unterschieden. Beide Formen sind mit D68.6 zu kodieren.

### 11.3.2 Fachliche Bewertung

#### MD:

SEG-4-KDE 185: Frage: Stationäre Aufnahme zur Hüft-TEP. Es liegt eine bekannte APC-Resistenz (Resistenz gegen aktiviertes Protein C) vor. Deshalb ist nach Angaben des Krankenhauses die Thromboseprophylaxe mit Heparin bereits präoperativ begonnen worden. Kann die Nebendiagnose D68.4 Erworbener Mangel an Gerinnungsfaktoren kodiert werden? Antwort: Da ein erworbener Mangel an Gerinnungsfaktoren nicht vorliegt, kann D68.4 Erworbener Mangel an Gerinnungsfaktoren nicht als Nebendiagnose kodiert werden. Patienten, bei denen eine elektive Hüftendoprothesenimplantation vorgenommen wird, haben ein hohes eingriffsbezogenes Thromboembolie-Risiko. Bei ihnen ist leitliniengemäß eine perioperative Thromboembolie-Prophylaxe mit niedermolekularen Heparinen, die präoperativ begonnen wird, durchzuführen. Eine bekannte APC-Resistenz beeinflusst dieses Vorgehen nicht. Nur wenn darüber hinausgehende diagnostische oder therapeutische Maßnahmen bezüglich der APC-Resistenz durchgeführt werden, kann diese mit dem ICD-Kode D68.8 Sonstige näher bezeichnete Koagulopathien als Nebendiagnose verschlüsselt werden. Für Fälle ab 2010 wird eine APC-Resistenz mit D68.5 Sonstige Koagulopathien, Primäre Thrombophilie kodiert.

**FoKA:**

Stellungnahme zur SEG-4-KDE 185: Konsens mit Kommentar: Die KDE ist nur zutreffend, wenn das Krankenhaus regelhaft eine Thromboseprophylaxe mit Heparin präoperativ zur elektiven Hüftendoprothetik einsetzt. Wird leitlinienkonform Fondaparinux eingesetzt und wegen der APC-Resistenz hiervon abgewichen, kann der pflegerische und Sachkosten-Aufwand über die Kodierung der Nebendiagnose abgebildet werden.

**Stolperfallen/Kritische Punkte:**

Ressourcenverbrauch: siehe hierzu auch Beispiel aus SEG-4-KDE 185.

## 11.4 Dokumentationshinweise

Das anamnestische Vorliegen einer Thrombophilie ist sorgfältig zu dokumentieren.

# 12 Thrombozytopenie

## 12.1 Medizin-Shortcuts

### 12.1.1 Medizinische Erläuterung

Eine Thrombozytopenie ist der Mangel an Blutplättchen. Dieser kann durch eine verminderte Bildung derselben im Knochenmark unterschiedlicher Genese, durch eine verkürzte Lebensdauer durch Thrombozytenantikörper, durch eine verkürzte Lebensdauer z.B. wegen mechanischer Herzklappen, durch eine Verteilungsstörung bei Hypersplenismus, durch erhöhten Verbrauch z.B. im Rahmen einer Verbrauchskoagulopathie oder durch Verlust im Rahmen eines größeren Blutverlustes verursacht sein. Weitere Ursachen sind z.B. eine Schwangerschaft (Schwangerschaftsassoziierte Thrombozytopenie) oder eine Heparinbehandlung (Heparin-induzierte Thrombozytopenie HIT).

Primäre Thrombozytopenien sind im Gegensatz zu den sekundären nicht durch eine andere Grunderkrankung oder durch äußere Ursachen bedingt.

Ein Refraktärzustand nach Transfusion bedeutet, dass nach der Transfusion von mindestens 2 ABo-kompatiblen Thrombozytenkonzentraten kein adäquater Anstieg im Blutbild zu verzeichnen ist. Ursachen hierfür können immunologischer Natur (Antikörper) sein oder unterschiedliche andere wie z.B. Fieber, Sepsis, Verbrauchskoagulopathie etc.

### 12.1.2 Nachweis

Laborbefund mit erniedrigter Thrombozytenzahl

### 12.1.3 Diagnostischer Aufwand

Knochenmarkpunktion und histopathologische Beurteilung bei entsprechender Indikationsdokumentation

HIT-Diagnostik

### 12.1.4 Therapeutischer Aufwand

Gabe von Thrombozytenkonzentraten

Umstellung einer Heparintherapie auf z.B. Fondaparinux (Arixtra®), Danaparoid (Orgaran®) oder Argatroban (Argatra®).

Kortikoide, Immunsuppressiva bei Immunthrombozytopenie ITP

### 12.1.5 Pflegerischer Aufwand

Es gibt keinen pflegerischen Aufwand, der allein ohne weitere Maßnahmen die Kodierung rechtfertigt.

## 12.2 Klassifikation

*ICD-10 GM 2024:*

| | | |
|---|---|---|
| D69.3 | Idiopathische thrombozytopenische Purpura | CCL |
| D69.40 | Sonstige primäre Thrombozytopenie, als transfusionsrefraktär bezeichnet | CCL |
| D69.41 | Sonstige primäre Thrombozytopenie, nicht als transfusionsrefraktär bezeichnet | CCL |
| D69.52 | Heparin-induzierte Thrombozytopenie Typ I | CCL |
| D69.53 | Heparin-induzierte Thrombozytopenie Typ II | CCL |
| D69.57 | Sonstige sekundäre Thrombozytopenien, als transfusionsrefraktär bezeichnet | CCL |
| D69.58 | Sonstige sekundäre Thrombozytopenien, nicht als transfusionsrefraktär bezeichnet | CCL |
| D69.59 | Sekundäre Thrombozytopenie, nicht näher bezeichnet | CCL |

| | | |
|---|---|---|
| D69.60 | Thrombozytopenie, nicht näher bezeichnet, als transfusionsrefraktär bezeichnet | CCL |
| D69.61 | Thrombozytopenie, nicht näher bezeichnet, nicht als transfusionsrefraktär bezeichnet | CCL |

## 12.3 Kodierpraxis

### 12.3.1 Praktisches Vorgehen

Die Immunthrombozytopenie ITP ist mit D69.3 abzubilden.

Am häufigsten sind in der Kodierpraxis die sekundären Thrombozytopenien vorzufinden, die mit Kodes aus D69.5- kodiert werden. Wird eine HIT nachgewiesen so ist D69.52/53 zu kodieren. Alle anderen sekundären Thrombozytopenien sind mit D69.57 oder 58 zu kodieren.

Ist bei einem Patienten eine HIT II vorbekannt und wird aus diesem Grund prophylaktisch ein erneutes Auftreten einer Thrombozytopenie verhindert, so ist mit Z86.2 zu kodieren. Der Kode D69.53 kommt nur zur Anwendung, wenn tatsächlich eine heparininduzierte Thrombozytopenie auftritt.

Das Vorliegen eines Refraktärzustandes kann nur nach Transfusion beurteilt werden; ohne erfolgte Transfusionen ist somit immer ein Kode mit „nicht als transfusionsrefraktär bezeichnet“ zu wählen.

Die Thrombozytentransfusion ist mit den entsprechenden Prozedurenkodes zu anzugeben.

Hier stehen zur Verfügung:

- 8-800.f- Apherese-Thrombozytenkonzentrat (kodierbar ab 1 aTK, ZE147 bei Kindern < 15 Jahren ab 1 aTK, bei Jugendlichen ab 15 Jahre und Erwachsenen ab 2 aTK)
- 8-800.g- Thrombozytenkonzentrat (Pool) (kodierbar ab 1 TK, ZE146 bei Kindern < 15 Jahren ab 2 TK, bei Jugendlichen ab 15 Jahre und Erwachsenen ab 4 TK)
- 8-800.6- Patientenbezogenes Thrombozytenkonzentrat (kodierbar ab 1 TK, ZE108 ab 1 TK)
- 8-800.d- Pathogeninaktiviertes Apherese-Thrombozytenkonzentrat (kodierbar ab 1 aTK, ZE147 bei Kindern < 15 Jahren ab 1 aTK, bei Jugendlichen ab 15 Jahre und Erwachsenen ab 2 aTK)
- 8-800.h- Pathogeninaktiviertes Thrombozytenkonzentrat (kodierbar ab 1 TK, ZE146 bei Kindern < 15 Jahren ab 2 TK, bei Jugendlichen ab 15 Jahre und Erwachsenen ab 4 TK)

Unter patientenbezogenen Thrombozytenkonzentraten sind speziell für einen Patienten angeforderte und hergestellte Zubereitungen bei Vorliegen oder Verdacht von HLA-Antikörpern oder Thrombozytenantikörpern zu verstehen.

Unter pathogeninaktivierten Thrombozytenkonzentraten werden solche verstanden, bei denen potenzielle DNA- oder RNA-haltige Pathogene im Sinne von Krankheitserregern durch bestimmte Verfahren reduziert werden. Lt. RKI sind in Deutschland drei Systeme zugelassen: INTERCEPT™, MIRASOL® und THERAFLEX. Die Pathogeninaktivierung muss aus dem Transfusionsnachweis ersichtlich sein.

### 12.3.2 Fachliche Bewertung

#### MD:

SEG-4-KDE 178: Frage: Ein Patient kommt zur Aufnahme wegen Thrombozytopenie. Bei ihm ist ein Myelodysplastisches Syndrom (MDS) bekannt. Diesbezüglich erfolgt während des Aufenthaltes keine weitere Therapie und Diagnostik. Es werden Thrombozytenkonzentrate transfundiert. Was ist Hauptdiagnose? Antwort: D69.58 Sonstige sekundäre Thrombozytopenie, nicht als transfusionsrefraktär bezeichnet ist die Hauptdiagnose. Der Aufnahmegrund war weder die maligne Erkrankung noch die Chemotherapie, sondern die Thrombozytopenie.

SEG-4-KDE 392: Frage: Ein Patient mit Heparin-induzierter Thrombozytopenie Typ II (HIT ll) in der Anamnese bedarf einer parenteralen antithrombotischen Prophylaxe. Das Blutbild des Patienten ist unauffällig und die Gerinnungsparameter liegen im Normbereich. Die Klinik verabreicht deshalb Orgaran® (Danaparoid-Natrium-Heparinoid). Ist D69.53 Sekundäre Thrombozytopenie, Heparin-induzierte Thrombozytopenie Typ II als Nebendiagnose zu kodieren? Antwort: Zum Zeitpunkt des stationären Aufenthaltes lag keine HIT ll, d.h. keine manifeste Thrombozytopenie vor. Der Behandlungsaufwand begründet die Kodierung von Z86.2 Krankheiten des Blutes und der blutbildenden Organe sowie bestimmte Störungen mit Beteiligung des Immunsystems in der Eigenanamnese, aber nicht die Kodierung von D69.53.

#### FoKA:

Stellungnahme zur SEG-4-KDE 178: Konsens.

Stellungnahme zur SEG-4-KDE 392; Dissens. Wenn von einer anamnestisch gesicherten HIT-II ausgegangen werden kann, so ist diese auch spezifisch zu kodieren, da ein spezifischer Ressourcenverbrauch dieser Erkrankung zugeordnet werden kann. Die Prädisposition zur Bildung der pathologischen Antikörper gegen den Heparin-PF4-Antigen-Komplex ist lebenslang vorhanden, da diese Erkrankung wahrscheinlich auf einer genetischen Punktmutation beruht.

#### Schlichtungsausschuss (§19 KHG):

Entscheidung zu KDE 392: Wird eine heparininduzierte Thrombozytopenie bei bekannter HIT II durch prophylaktische Maßnahmen verhindert, ist der Kode Z86.2 Krankheiten des Blutes und der blutbildenden Organe sowie bestimmte Störungen mit Beteiligung des Immunsystems in der Eigenanamnese zu kodieren. Der

Kode D69.53 Heparin-induzierte Thrombozytopenie Typ II ist nur dann zu kodieren, wenn die heparininduzierte Thrombozytopenie tatsächlich auftritt. Gültig für Fälle, die am 19.08.2020 Gegenstand einer Prüfung durch den Medizinischen Dienst nach §275 Absatz 1 Nummer 1 SGB V sind, bzw. für Fälle, die ab dem 01.10.2020 aufgenommen werden.

**Stolperfallen/Kritische Punkte:**

Bei einer HIT genügt eine entsprechende HIT-Diagnostik als diagnostischer Ressourcenverbrauch zur Kodierfähigkeit, da diese nicht zur Routinediagnostik gehört.

Bei einer ITP genügt eine entsprechende Therapie(-fortsetzung) mit Kortikoiden oder anderen Immunsuppressiva zur Kodierfähigkeit.

Ansonsten muss in der Regel eine Transfusion von Thrombozyten erfolgt sein, um die Kodierung DKR-konform vornehmen zu können.

## 12.4 Dokumentationshinweise

Die Anforderung von patientenbezogenen Thrombozytenkonzentraten muss sorgfältig dokumentiert werden. Eine anamnestisch vorbekannte HIT oder ITP sind in den Anamneseangaben festzuhalten, die Weiterführung einer Therapie sollte beschrieben werden.

# 13 Agranulozytose und Neutropenie

## 13.1 Medizin-Shortcuts

### 13.1.1 Medizinische Erläuterung

**Leukopenie:** Verminderung der weißen Blutzellen im Blut < 4.000/µl

**Neutropenie:** Verminderung der neutrophilen Granulozyten im Blut < 1.500/µl

**Agranulozytose:** schwere Neutropenie mit neutrophilen Granulozyten im Blut < 500/µl

Da die neutrophilen Granulozyten die Körperabwehr gegen bakterielle und Pilzinfektionen darstellen, besteht im Falle einer Neutropenie eine hohes Risiko für diese. Je niedriger die Zahl der Granulozyten liegt, umso höher liegt das Risiko für eine Infektion. Bei Werten < 500/µl kann die endogene bakterielle Flora Infektionen auslösen. Gefäßkatheter und andere Punktionsstellen stellen ein erhöhtes Risiko für Hautinfektionen dar.

Die am häufigsten auftretenden Infektionen bei Patienten mit Neutropenie sind Phlegmonen, Leberabszesse, Furunkulose, Pneumonie, Septikämie.

Die Ursache einer Neutropenie kann intrinsisch sein (Defekt der myeloischen Zellen oder deren Vorläufer) oder durch Einwirkung eines extrinsischen Faktors auf die myeloischen Zellen oder ihre Vorläufer (Noxen wie Arzneimittel) entstehen.

Die arzneimittelinduzierte Neutropenie ist die häufigste Form. Weitere Ursachen sekundärer Neutropenien sind Infektionen oder knochenmarkinfiltrierende Prozesse.

Zu den endogenen Neutropenien gehören: Neutropenie bei aplastischer Anämie.

Die zyklische Neutropenie ist eine seltene genetisch bedingte Erkrankung mit periodischen Schwankungen der Neutrophilen-Zahlen.

Die schwere kongenitale Neutropenie (Kostmann-Syndrom) ist ebenfalls eine seltene genetisch bedingte Erkrankung mit Neutrophilen-Zahlen < 200/µl.

Die chronische idiopathische Neutropenie und die chronische benigne Neutropenie sind eine Gruppe seltener und bislang wenig erforschter Erkrankungen.

### 13.1.2 Nachweis

Verminderung der neutrophilen Granulozyten im Blut < 1.500/µl

Verminderung der Leukozyten im Blut < 3.000/µl

### 13.1.3 Diagnostischer Aufwand

Knochenmarkpunktion, Abklärung einer Infektion z.B. durch Blutkulturen, Computertomographie

### 13.1.4 Therapeutischer Aufwand

Behandlung begleitender Infektionen, Antibiose, Virustatika, Antimykotika, Gabe von Granulozytenwachstumsfaktor

### 13.1.5 Pflegerischer Aufwand

Umkehrisolation, Kittelpflege

## 13.2 Klassifikation

*ICD-10 GM 2024:*

| | | |
|---|---|---|
| **D70.0** | Angeborene Agranulozytose und Neutropenie | CCL |
| **D70.10** | Arzneimittelinduzierte Agran. u. Neutropenie, kritische Phase unter 4 Tage | CCL |

| | | |
|---|---|---|
| D70.11 | Arzneimittelinduz. Agran. u. Neutropenie, kritische Phase 10 Tage bis < 20 Tage | CCL |
| D70.12 | Arzneimittelinduz. Agran. u. Neutropenie, kritische Phase 20 Tage und mehr | CCL |
| D70.13 | Arzneimittelinduz. Agran. u. Neutropenie, kritische Phase 4 Tage bis < 7 Tage | CCL |
| D70.14 | Arzneimittelinduz. Agran. u. Neutropenie, kritische Phase 7 Tage bis < 10 Tage | CCL |
| D70.18 | Sonstige Verlaufsformen der arzneimittelinduz. Agranulozytose u. Neutropenie | CCL |
| D70.19 | Arzneimittelinduzierte Agranulozytose u. Neutropenie, n.n.bez. | CCL |
| D70.3 | Sonstige Agranulozytose | CCL |
| D70.5 | Zyklische Neutropenie | CCL |
| D70.6 | Sonstige Neutropenie | CCL |
| D70.7 | Neutropenie, nicht näher bezeichnet | CCL |

## 13.3 Kodierpraxis

### 13.3.1 Praktisches Vorgehen

Kodes, die als „Agranulozytose und Neutropenie" bezeichnet sind, können bei folgenden Werten bei entsprechendem Ressourcenverbrauch kodiert werden:

- Neutrophile < 1.500/µl oder
- Leukozyten < 3.000/µl

Kodes, die nur als „Agranulozytose" bezeichnet sind, können nur bei Werten für Neutrophile < 500/µl bzw. Leukozyten < 1.000/µl kodiert werden.

Kodes, die nur als Neutropenie bezeichnet sind, sind für leichtere Formen der Neutropenie bei Werten zu verwenden, die über denen der Agranulozytose liegen, sofern ein Ressourcenverbrauch besteht.

Eine schwere Neutropenie (Agranulozytose) bedingt in aller Regel einen Ressourcenverbrauch!

Die Kodes D70.10-19 sind für alle Formen von arzneimittelbedingter Neutropenie zu verwenden. Die Anzahl der Tage mit Werten von < 500/µl Neutrophile bzw. < 1.000 Leukozyten werden als kritische Tage gezählt, auch wenn Tage mit höheren Werten dazwischen liegen. Die Summe der kritischen Tage ergibt den Kode aus D70.1-. Liegen alle Werte höher als der Grenzwert für die kritischen Tage, so ist (bei vorhandenem Aufwand) D70.18 zu kodieren.

Genetisch bedingte Neutropenieformen sind mit D70.0 oder D70.5 abgebildet.

Andere, nicht arzneimittelbedingte, Neutropenie- bzw. Agranulozytoseformen sind mit den Kodes D70.6 bzw. D70.3 zu kodieren.

Besteht im Rahmen einer aplastischen Anämie eine Neutropenie und diese bedingt Ressourcenverbrauch, z.B. durch Umkehrisolation, Antibiose, Gabe von G-CSF, so ist zusätzlich zum Kode für die aplastische Anämie auch ein Kode für die Neutropenie/Agranulozytose anzugeben.

Zusätzlich ist gegebenenfalls die Kodierung der Prozeduren für G-CSF zu ergänzen.

- Filgrastim (z.B. Neuopegen®) parenteral: 6-002.1_ (bei Kindern < 15 Jahren ab 70 Mio. I.E., bei Jugendlichen ab 15 Jahren und Erwachsenen ab 250 Mio. I.E. Gesamtdosis im aktuellen Aufenthalt, Zusatzentgelt ZE2024-175)
- Pegfilgrastim (Neulasta®) parenteral: 6-002.7_ (bei Kindern < 15 Jahren ab 1 mg, bei Jugendlichen ab 15 Jahren und Erwachsenen ab 6 mg Gesamtdosis im aktuellen Aufenthalt, Zusatzentgelt ZE2024-177)
- Lipegfilgrastim (Lonquex®) parenteral: 6-007.7_ (bei Kindern < 15 Jahren ab 1 mg, bei Jugendlichen ab 15 Jahren und Erwachsenen ab 6 mg Gesamtdosis im aktuellen Aufenthalt, Zusatzentgelt ZE2024-178)

## 13.3.2 Fachliche Bewertung

### MD:

SEG-4-KDE 305: Frage: Aufnahme zur Chemotherapie bei Non-Hodgkin-Lymphom. Da eine Neutropenie < 500/µl festgestellt wird, wird der Patient im Krankenhaus weiterbehandelt, eine Umkehrisolation vorgenommen und werden prophylaktisch Antibiotika und Antimykotika verabreicht. Eine spezifische Behandlung der Neutropenie erfolgt nicht. Ist die Neutropenie als Nebendiagnose kodierbar? Antwort: Bei dem o.g. Patienten werden wegen einer Neutropenie prophylaktische Maßnahmen durchgeführt. Auf Grund des medikamentösen und des pflegerischen Aufwandes erfüllt die Neutropenie die Nebendiagnosendefinition und ist somit zu verschlüsseln.

### FoKA:

Stellungnahme zu SEG-4-KDE 305: Konsens

Anfrage 0153 (Somatik): Frage: Ein Patient kommt nach einer Chemotherapie (FCR bei B-CLL) mit Fieber und Neutropenie mit einem unspezifischen Infekt. Er erhält eine intravenöse Therapie mit Piperacillin und Tazobactam, sowie Lenograstim (Granocyte®). Kann die D90 kodiert werden und wie ist diese gegenüber der D70 abzugrenzen? Der MD sieht die gemeinsame Kodierung als nicht zulässig an, da die D70 unter der D90 als Exklusivum aufgeführt ist und die D70 die Beeinträchtigung spezifisch abbildet. Antwort: Gemäß der FAQ 1008 des DIMDI besagt ein „Exkl.“ eines Kodes, „dass mit dem im Exklusivum genannten Kode eine Erkrankung anderer Genese bzw. ein nicht regelhaft enthaltener Zustand abgegrenzt (klassifiziert) wird. Folglich können beide Kodes nebeneinander verwendet werden, wenn die Erkrankungen/Zustände sowohl als auch beim Patienten vorliegen und diagnostisch voneinander abgrenzbar sind."

Liegt eine Manifestation der Immunkompromittierung wie bspw. eine Infektion oder eine generalisierte Mukositis vor und wird das Behandlungsregime im Vergleich zu einer Behandlung ohne Immunkompromittierung beeinflusst, kann der Kode D90 unabhängig von einer gleichzeitig bestehenden Agranulozytose verschlüsselt werden.

#### Stolperfallen/Kritische Punkte

Der Wert der Neutrophilen ergibt sich aus einem Differentialblutbild. Fehlende Differentialblutbilder machen die Beurteilung in der Praxis häufig von den Leukozytenwerten abhängig. Die ICD-Klassifikation bestimmt für den kritischen Wert der Agranulozytose einen Leukozytenwert, der doppelt so hoch liegt wie der Neutrophilen-Wert. Dies ist auch für die allgemeine Beurteilung über das Vorliegen einer Neutropenie als Grundlage zu empfehlen. Somit liegt eine Neutropenie bei Leukozytenwerten unter 3.000/µl vor.

Für die Kodierung von G-CS-Faktoren ist zu beachten, dass nur während der stationären Krankenhausbehandlung verabreichte Mengen zu berücksichtigen sind. Dem Patienten bei Entlassung mitgegebene Mengen dürfen hier nicht berücksichtigt werden.

## 13.4 Dokumentationshinweise

Hilfreich ist die Dokumentation der ärztlichen diagnostischen und therapeutischen Überlegungen.

Die sorgfältige Dokumentation von pflegerischem Aufwand wie Umkehrisolation/Kittelpflege mit jeweils Beginn und Ende ist erforderlich.

# 14 Immunkompromittierung

## 14.1 Medizin-Shortcuts

### 14.1.1 Medizinische Erläuterung

Unter Immunkompromittierung ist eine Schwächung des Immunsystems zu verstehen; synonym werden auch die Begriffe Immundefizienz oder Immunsuppression verwendet.

Bei dem mit D90 klassifizierten Sachverhalt handelt es sich um sekundäre Schwächungen des Immunsystems infolge Bestrahlung, chemotherapeutische oder sonstige Medikamente wie z.B. Kortikoide, Methotrexat, Azathioprin, Ciclosporin A, Tacrolimus, Sirolimus, bestimmte Antikonvulsvia (z.B. Carbamazepin, Lamotrigin), bestimmte Antirheumatika (z.B. Abatacept, Anakinra) etc.

Somit besteht vor allem bei Patienten mit onkologischen Erkrankungen unter laufender Chemotherapie- oder Immun-Behandlung, Patienten mit Zustand nach Transplantation, Patienten mit rheumatischen Erkrankungen eine immunsupprimierte Situation.

Als Folge können Komplikationen wie z.B. eine orale Mukositis, eine generalisierte Mukositis, opportunistische Infektionen (Erreger, die die vorliegende Immunschwäche zur Vermehrung ausnutzen) wie z.B. Pneumocystis-Pneumonie, CMV Cytomegalievirus, Tuberkulose, Candidose, Aspergillose etc. auftreten.

### 14.1.2 Nachweis

Anamnestisch belegte Behandlung, die eine Immunsuppression bewirkt, in Verbindung mit einer aktuellen Komplikation der Immunsuppression, z.B. einer Pneumonie, und entsprechender ärztlicher Wertung. Nachweis verringerter Immunglobuline im Labor.

### 14.1.3 Diagnostischer Aufwand

Infektiologische Diagnostik wie z.B. Blutkulturen, Urinkulturen, Sputumkulturen

### 14.1.4 Therapeutischer Aufwand

Jegliche Therapie der Manifestation der Immunkompromittierung wie z.B. Behandlung einer Mukositis, Behandlung einer Infektion

### 14.1.5 Pflegerischer Aufwand

Umkehrisolierung, Kittelpflege

## 14.2 Klassifikation

*ICD-10 GM 2024:*

| | |
|---|---|
| D90 | Immunkompromittierung nach Bestrahlung, Chemotherapie und sonstigen immunsuppressiven Maßnahmen |

## 14.3 Kodierpraxis

### 14.3.1 Praktisches Vorgehen

Der ICD-Kode D90 hat zwar keine CC-Relevanz, kann jedoch in einigen DRGs als komplexe Diagnose dennoch einen DRG-Aufstieg bewirken, z.B. von der T64C in die T64B. Außerdem ist der Kode in der Ausschlussliste des QS-Filters für die ambulant erworbene Pneumonie aufgeführt und führt bei Kodierung als Nebendiagnose dazu, dass der QS-Bogen nicht ausgelöst wird.

Es muss zwischen D90 und D70.- Agranulozytose und Neutropenie unterschieden werden, da D90 ein diesbezügliches Exklusivum enthält. Liegt lediglich eine Neutropenie ohne Infektion vor, erfolgen eine Umkehrisolierung oder prophylaktische Antibiose oder eine G-CSF-Gabe, so ist lediglich D70.- zu kodieren.

**Streitpotenzial:**

Ist es infolge der Immunkompromittierung zu einer Manifestation derselben gekommen z.B. in Form einer Mukositis oder einer Infektion, so kann D90 zusätzlich zu dieser Manifestation kodiert werden, sofern ein Ressourcenverbrauch vorliegt. Gemäß DKR D003i kann sich ein Ressourcenverbrauch auch auf mehrere Diagnosen beziehen, die dann alle kodierbar sind.

Ein Zustand nach Transplantation ohne eine Komplikation auf Grund der Immunsuppression wird mit einem Kode aus Z94.- *Zustand nach Organ- oder Gewebetransplantation* abgebildet. Hier wird bei dem Zustand nach Stammzelltransplantation unterschieden, ob eine immunsuppressive Therapie erfolgt oder nicht.

### 14.3.2 Fachliche Bewertung

#### MD:

Es existiert keine SEG-4 Empfehlung zum Thema.

#### FoKA:

Anfrage 0153 (Somatik): Frage: Ein Patient kommt nach einer Chemotherapie (FCR bei B-CLL) mit Fieber und Neutropenie mit einem unspezifischen Infekt. Er erhält eine intravenöse Therapie mit Piperacillin und Tazobactam, sowie Lenograstim (Granocyte®). Kann die D90 kodiert werden und wie ist diese gegenüber der D70 abzugrenzen? Der MD sieht die gemeinsame Kodierung als nicht zulässig an, da die D70 unter der D90 als Exklusivum aufgeführt ist und die D70 die Beeinträchtigung spezifisch abbildet. Antwort: Gemäß der FAQ 1008 des DIMDI besagt ein „Exkl." eines Kodes, „dass mit dem im Exklusivum genannten Kode eine Erkrankung anderer Genese bzw. ein nicht regelhaft enthaltener Zustand abgegrenzt (klassifiziert) wird. Folglich können beide Kodes nebeneinander verwendet werden, wenn die Erkrankungen/Zustände sowohl als auch beim Patienten vorliegen und diagnostisch voneinander abgrenzbar sind."

Liegt eine Manifestation der Immunkompromittierung wie bspw. eine Infektion oder eine generalisierte Mukositis vor und wird das Behandlungsregime im Vergleich zu einer Behandlung ohne Immunkompromittierung beeinflusst, kann der Kode D90 unabhängig von einer gleichzeitig bestehenden Agranulozytose verschlüsselt werden.

**Stolperfallen/Kritische Punkte:**

Schwierig und häufig uneinheitlich bei Krankenhaus/MD ist die Beurteilung, welcher Ressourcenverbrauch für D90 angeführt werden kann. Hier sind aus Autorensicht jegliche Maßnahmen hinsichtlich der Manifestation der Immunkompromittierung (außer G-CSF-Gabe) anzuführen.

D90 ist in der Regel als Nebendiagnose festzulegen. Bei Aufnahme wegen Komplikation infolge der Immunsuppression ist die Manifestation (z.B. der Infekt) als Hauptdiagnose festzulegen.

Bei Patienten, die auf Grund der Immunsuppression zur Immunglobulingabe aufgenommen werden (z.B. Patienten mit Zustand nach Transplantation) ohne dass eine aktuelle Komplikation/Manifestation vorliegt, ist D90 als Hauptdiagnose festzulegen.

## 14.4 Dokumentationshinweise

Eine ärztliche Wertung bzgl. der Auslösung der Infektion oder anderen Manifestation durch die immunkompromittierende Behandlung sollte vorliegen.

Die sorgfältige Dokumentation von pflegerischem Aufwand wie Umkehrisolation/Kittelpflege mit jeweils Beginn und Ende ist erforderlich.

# IV Endokrine, Ernährungs- und Stoffwechselkrankheiten

## 1 Hyperthyreose

### 1.1 Medizin-Shortcuts

#### 1.1.1 Medizinische Erläuterung

Die Hyperthyreose ist gekennzeichnet durch eine Überfunktion bzw. Überproduktion der Schilddrüsenhormone. Die Funktion der Schilddrüse kann aufgrund verschiedener Krankheiten gestört sein; sehr häufig sind der Morbus Basedow oder die Schilddrüsenautonomie Ursache einer Hyperthyreose. Aber auch eine Behandlung mit Schilddrüsenhormonen in zu hoher Dosis, Tumorerkrankungen oder Entzündungen der Schilddrüse (z.B. Hashimoto-Thyreoiditis) können zu einer Überfunktion führen. In seltenen Fällen ist die Hyperthyreose angeboren.

Der Morbus Basedow ist eine Autoimmunerkrankung mit Auswirkung auf die gesamte Schilddrüse. Die Funktion des Immunsystems ist gestört und es kommt zu Abwehrreaktionen gegen das körpereigene Gewebe, in diesem Fall gegen das Schilddrüsengewebe, mit Bildung von Antikörpern, welche die Aktivierung der Hormonproduktion verursachen.

Normalerweise wird die Hormonproduktion durch die Hirnanhangsdrüse gesteuert. Bei einer Schilddrüsenautonomie wird diese „Steuerfunktion“ umgangen. Ursächlich dafür sind oftmals einzelne Knoten (sog. autonome Adenome, heiße Knoten) in der Schilddrüse, welche die Überproduktion der Hormone verursachen. Heiße Knoten sind meistens gutartig. Produziert die gesamte Schilddrüse zu viel Hormon, spricht man von einer „disseminierten Autonomie“.

Ein lebensbedrohlicher Zustand ist die sog. thyreotoxische Krise. Diese entsteht auf Basis einer Hyperthyreose und wird meist durch eine Injektion jodhaltiger Kontrastmittel ausgelöst. Aber auch die Verordnung von Medikamenten, wie z.B. Amiodaron oder autonome Adenome können Ursache für eine thyreotoxischen Krise sein. Patienten mit einer thyreotoxischen Krise müssen auf der Intensivstation versorgt und überwacht werden.

Die Symptomatik einer Hyperthyreose kann sehr stark variieren, je nachdem welche Hormone überproduziert werden. Charakteristische Symptome sind vermehrtes Schwitzen, Gewichtsabnahme, Tachykardie, Palpitationen, erhöhter Blutdruck, Unruhe, Konzentrationsstörungen, Schlafstörungen, Diarrhoe, Exophthalmus bei M. Basedow etc. Eine ausführliche Anamnese ist daher ein wichtiger Bestandteil der Diagnostik. Die Feststellung der Stoffwechsellage erfolgt über die Laboruntersuchung des basalen TSH, im Weiteren die Bestimmung der freien Schilddrüsenhormone T3 und T4. Eine Bestimmung der Antikörper erfolgt bei V.a. eine Autoimmunerkrankung. Im Weiteren wird die Diagnostik ergänzt durch eine Schilddrüsensonografie zur Abklärung einer Struma (Struma mit Knotenbildung wird als Struma nodosum, Struma ohne Knotenbildung als Struma diffusa bezeichnet), ggf. Szintigrafie.

Klinische Symptomatik einer thyreotoxischen Krise sind lebensbedrohliche Symptome wie starke Tachykardie, Tachyarrhythmie, hohes Fieber, Exsikkose, Delir, Muskelschwäche bis hin zum Schock bzw. Koma.

### 1.1.2 Nachweis

TSH ↓, Schilddrüsenhormone T3 und T4 ↑. Bei vorbekannter Erkrankung: Anamnese. Latente Hyperthyreose: T3, T4 normal, TSH ↓.

### 1.1.3 Diagnostischer Aufwand

Schilddrüsensonografie und -szintigrafie

### 1.1.4 Therapeutischer Aufwand

Medikamentöse Therapie mit Thyreostatika z.B. Carbimazol, Thiamazol, operative Therapie (Thyreoidektomie) oder eine Strahlentherapie (Radiojod-Therapie). Prophylaxe vor Kontrastmitteluntersuchungen mit Perchlorat (Irenat®).

### 1.1.5 Pflegerischer Aufwand

Es gibt keinen pflegerischen Aufwand, der allein ohne weitere Maßnahmen die Kodierung rechtfertigt.

## 1.2 Klassifikation

*ICD-10 GM 2024:*

| | | |
|---|---|---|
| E05.0 | Hyperthyreose mit diffuser Struma, inkl. Morbus Basedow | CCL |
| E05.1 | Hyperthyreose mit toxischem solitärem Schilddrüsenknoten | CCL |
| E05.2 | Hyperthyreose mit toxischer mehrknotiger Struma | CCL |
| E05.3 | Hyperthyreose durch ektopisches Schilddrüsengewebe | CCL |
| E05.4 | Hyperthyreosis factitia | CCL |
| E05.5 | Thyreotoxische Krise | CCL |
| E05.8 | Sonstige Hyperthyreose | |
| E05.9 | Hyperthyreose, nicht näher bezeichnet | |

## 1.3 Kodierpraxis

### 1.3.1 Praktisches Vorgehen

Die Hyperthyreose, egal ob manifest oder latent, ist entsprechend der Ursache mit einem möglichst spezifischen Kode aus E05.- zu kodieren. Ist die Ursache nicht bekannt muss auf E05.9 zurückgegriffen werden.

Die iatrogene Hyperthyreose (Hyperthyreosis factitia) ist mit E05.4 zu kodieren.

Sofern Erkrankungen wie ein Morbus Basedow oder Schilddrüsenadenom(e) vorbekannt sind, sollte, unabhängig von aktuellen Laborergebnissen, solange ein Kode aus E05.0-E05.3 kodiert werden, wie mit Thyreostatika behandelt wird.

### 1.3.2 Fachliche Bewertung

#### MD:

Es existiert keine SEG-4 Empfehlung zum Thema.

#### FoKA:

Es existiert keine FoKA Empfehlung zum Thema.

## 1.4 Dokumentationshinweise

In den meisten Fällen werden Patienten mit vorbestehender Medikation bei Hyperthyreose zur Behandlung eines anderen Krankheitsbildes im Krankenhaus aufgenommen. Es erfolgt keine weitere Diagnostik hinsichtlich der Hyperthyreose. Liegen Vorbefunde von niedergelassenen Ärzten oder Vorbefunde aus stationären Behandlungen vor, muss geprüft werden, ob anhand dieser Dokumente eine präzise Verschlüsselung der Hyperthyreose möglich ist. Eine anamnestisch vorbekannte Schilddrüsenerkrankung muss in der Anamnese dokumentiert werden. Wichtig sind hierbei auch die Angaben über das Vorliegen einer Struma bzw. eines oder mehrerer Knoten, da nur mit diesen Angaben spezifisch kodiert werden kann.

# 2 Diabetes mellitus

## 2.1 Medizin-Shortcuts

### 2.1.1 Medizinische Erläuterung

Glukosestoffwechselstörung unterschiedlicher Ätiologie und Symptomatik mit relativem oder absolutem Insulinmangel. Gemeinsames Kennzeichen ist die Hyperglykämie.

- Typ 1: zunehmender absoluter Insulinmangel infolge Zerstörung der Inselzellen (Langerhanszellen) des Pankreas, aus dem eine absolute Insulinabhängigkeit resultiert.
- Typ 1A: immunologisch vermittelt, Nachweis von Autoantikörpern gegen bestimmte Antigene wie z.B. Insulin. Erstmanifestation im Kindes-, Jugend- oder frühen Erwachsenenalter. Neigung zu Ketoazidose.
  - Sonderform LADA: Steht für latent autoimmune diabetes in adults. Obwohl unter Typ 1 fallend, besteht zunächst keine Insulinpflicht, deshalb klinisches Erscheinungsbild zunächst wie Typ 2, allerdings frühes Sekundärversagen auf orale Antidiabetika.
- Typ 1B: idiopathisch
- Typ 2: Folge von Insulinresistenz und Insulinsekretionsstörung, keine autoimmunologische Beeinträchtigung der Inselzellen. Manifestation im höheren Lebensalter, bei Adipositas und Bewegungsmangel häufig frühere Manifestation; oft assoziiert mit metabolischem Syndrom.
- Andere spezifische Diabetes-Typen („Typ 3“):
  - A: Genetische Defekte der Inselzellfunktion
  - B: Genetische Defekte der Insulinwirkung
  - C: Erkrankungen des exokrinen Pankreas wie z.B. chronische Pankreatitis

  - D: Endokrinopathien wie z.B. Cushing-Syndrom, Phäochromozytom
  - E: Arzneimittel- oder Chemikalieninduziert wie z.B. durch Glukokortikoide oder Neuroleptika
  - F: Infektionen wie kongenitale Röteln
  - G: Seltene immunologisch vermittelte Formen wie z.B. Anti-Insulin-Rezeptor-Antikörper, Stiff-man-Syndrom
  - H: Andere genetische Syndrome
- Gestationsdiabetes („Typ 4")

### Komplikationen/Manifestationen (K/M):

Die drei häufigsten Komplikationen des DM werden durch mikrovaskuläre Störungen verursacht:

- Diabetische Retinopathie
- Diabetische Nephropathie
- Diabetische Neuropathie

**Makrovaskuläre Komplikationen:** Zu den makrovaskulären Erkrankungen gehört die Arteriosklerose der großen Gefäße, die zu koronarer Herzkrankheit mit Angina pectoris und Myokardinfarkt, zu zerebralen Ischämien und zu peripherer arterieller Verschlusskrankheit führen kann.

**Diabetisches Fußsyndrom:** Das DFS ist eine Spätkomplikation bei DM und entsteht infolge Makro- und Mikroangiopathie peripherer Gefäße, diabetischer Neuropathie und relativer Immunsuppression. Es ist ein Sammelbegriff für alle pathologischen Veränderungen der Füße infolge des Diabetes; Ursache Neuropathie (50%), Ursache Angiopathie (15%) oder beides kombiniert (35%). Typisch sind schlecht heilende Wunden, Ulzerationen, Malum perforans (Druckgeschwür), gangränöse Nekrosen.

**Diabetische Cheiro(arthro)pathie (limited joint mobility):** eingeschränkte Finger- und Finger-Hand-Beweglichkeit.

**Diabetischer Charcot-Fuß:** neurogene Arthropathie (o. Neuroarthropathie) mit rasch fortschreitender Gelenkdestruktion auf Basis von gestörter Schmerzwahrnehmung und Haltungsregulation. Erhöhte Infektanfälligkeit.

## 2.1.2 Nachweis

HbA1c > 6,5% (> 48 mmol/mol) oder Nüchternblutzucker (NPG) ≥ 126 mg/dl (≥ 7,0 mmol/l) oder 2-Stundenwert im oralen Glucosebelastungstest (OGTT) ≥ 200 mg/dl (≥ 11,3 mmol/l).

Komplikationen:

- Diabetische Retinopathie: Befund des Augenhintergrund (Augenarzt).
- Diabetische Nephropathie: Vorliegen einer chronischen Nierenkrankheit (GFR-Einschränkung, Albuminurie).

- Diabetische Neuropathie: Befund Neurologe, Stimmgabeltest, Elektromyographie, Messung der Nervenleitgeschwindigkeit.
- Diabetische periphere Angiopathie: Vorliegen einer pAVK bei langjährigem DM.
- Diabetisches Fußsyndrom: Typisches klinisches Bild.
- Diabetischer Charcot-Fuß: Röntgenbefund, ärztlicher Diagnosebefund.

### 2.1.3 Diagnostischer Aufwand

Konsile, Erhebung von Blutzucker-Tagesprofilen.

### 2.1.4 Therapeutischer Aufwand

Medikamentöse Diabetes-Einstellung (orale Antidiabetika, Insulin, Insulin-Analoga). Behandlung der Komplikationen. Gabe von Glucose oder z.B. Apfelsaft bei Hypoglykämien. Patientenschulung.

### 2.1.5 Pflegerischer Aufwand

Anleitung des Patienten im Spritzen

## 2.2 Klassifikation

*ICD-10 GM 2024: Diabetes Typ:*

| | | |
|---|---|---|
| E10.- | Diabetes mellitus Typ 1 | |
| E11.- | Diabetes mellitus Typ 2 | |
| E12.- | Diabetes mellitus in Verbindung mit Fehl- oder Mangelernährung [Malnutrition] | |
| E13.- | Sonstiger näher bezeichneter Diabetes mellitus | |
| E14.- | Nicht näher bezeichneter Diabetes mellitus | |

An der 4. Stelle: Komplikation/Manifestation:

- .0 Mit Koma
- .1 Mit Ketoazidose
- .2 Mit Nierenkomplikationen
- .3 Mit Augenkomplikationen
- .4 Mit neurologischen Komplikationen
- .5 Mit peripheren vaskulären Komplikationen
- .6 Mit sonstigen näher bezeichneten Komplikationen

- .7 Mit multiplen Komplikationen
- .8 Mit nicht näher bezeichneten Komplikationen
- .9 Ohne Komplikationen

An der 5. Stelle: Stoffwechsellage
- 0 Nicht als entgleist bezeichnet
- 1 Als entgleist bezeichnet
- 2 Mit sonstigen multiplen Komplikationen, nicht als entgleist bezeichnet
- 3 Mit sonstigen multiplen Komplikationen, als entgleist bezeichnet
- 4 Mit diabetischem Fußsyndrom, nicht als entgleist bezeichnet
- 5 Mit diabetischem Fußsyndrom, als entgleist bezeichnet

CC-Relevanz: Alle endstelligen Kodes außer E11.90 und E14.90 können grundsätzlich eine CC-Relevanz besitzen. Diese sind bei E14.- allerdings deutlich niedriger angesetzt als bei den spezifischen Kodes; E14.91 hat, wenn überhaupt, geringe und in den meisten Fällen keine CC-Relevanz.

*ICD-10 GM 2024: Diabetes mellitus in der Schwangerschaft*

| | | |
|---|---|---|
| **O24.0** | Vorher bestehender Diabetes mellitus, Typ 1 | CCL |
| **O24.1** | Vorher bestehender Diabetes mellitus, Typ 2 | CCL |
| **O24.2** | Vorher bestehender Diabetes mellitus durch Fehl- oder Mangelernährung [Malnutrition] | CCL |
| **O24.3** | Vorher bestehender Diabetes mellitus, nicht näher bezeichnet | CCL |
| **O24.4** | Diabetes mellitus, während der Schwangerschaft auftretend | CCL |
| **O24.9** | Diabetes mellitus in der Schwangerschaft, nicht näher bezeichnet | CCL |

*ICD-10 GM 2024: Diabetes mellitus bei Neugeborenen*

| | | |
|---|---|---|
| **P70.2** | Diabetes mellitus beim Neugeborenen | CCL |

*Sekundärkodes: Diabetische Komplikationen/Manifestationen*

| | | |
|---|---|---|
| **H28.0*** | Diabetische Katarakt | |
| **H36.0*** | Diabetische Retinopathie | |
| **G59.0*** | Diabetische Mononeuropathie | |
| **G63.2*** | Diabetische Polyneuropathie | |
| **G73.0*** | Diabetische Amyotrophie | CCL |

| | | |
|---|---|---|
| G99.00* | Gastroparese bei autonomer Neuropathie bei endokrinen und Stoffwechselkrankheiten | |
| I79.2* | Periphere Angiopathie | |
| K77.8* | Leberkrankheiten bei sonstigen anderenorts klassifizierten Krankheiten | |
| M14.2* | Diabetische Arthropathie | |
| M14.4* | Diabetische Neuroarthropathie (Charcot) | |
| N08.3* | Diabetische Nephropathie | |

*Sekundärkodes: Spezifizierung zur Angabe des Schweregrades einer Hypogklykämie, einer Hypoglykämiewahrnehmungsstörung sowie einer Insulinresistenz*

| | | |
|---|---|---|
| U69.70! | Milde Hypoglykämie, als nicht rezidivierend bezeichnet | |
| U69.71! | Milde Hypoglykämie, als rezidivierend bezeichnet | |
| U69.72! | Schwere Hypoglykämie ohne Koma | |
| U69.73! | Hypoglykämisches Koma bei Diabetes mellitus | |
| U69.74! | Hypoglykämiewahrnehmungsstörung bei Diabetes mellitus | |
| U.69.75! | Insulinresistenz bei Diabetes mellitus, Typ I, bei Personen von 18 Jahren und älter | |

## 2.3 Kodierpraxis

### 2.3.1 Praktisches Vorgehen

DKR 401h beachten!

#### Schritt 1: Diabetes Typ feststellen

- E10: Typ 1
- E11: Typ 2
- E12: sog. tropischer Diabetes, kommt i.d.R. bei langzeitiger Mangelernährung in Drittweltländern vor
- E13: Typ 3 (s. Medizinische Erläuterung), pankreopriver Diabetes, hepatogener Diabetes (infolge Leberzirrhose)
- E14: Kode sollte möglichst vermieden werden, in Fällen, bei denen der Diabetes-Typ nicht nachvollziehbar dokumentiert ist, kann darauf ausgewichen werden

## Schritt 2: Nach vorliegenden K/M prüfen:

Gemäß DKR ist an der 4. Stelle immer anzugeben, ob grundsätzlich bei dem Patienten ein DM mit K/M vorliegt oder keine. Dies hängt nicht von einem Ressourcenverbrauch für die Komplikation/Manifestation ab!

**Streitpotenzial:**

Die Abbildung einer Makroangiopathie im Bereich der Koronargefäße oder zerebral ist mit .5 nicht möglich. Dieser Kode deckt nur die peripheren Gefäße ab. Die einzige klassifikatorische Möglichkeit der ICD-10 GM ist .6 zu kodieren.

Die Abbildung einer diabetischen Steatosis hepatis ist mit .6 möglich, sofern es sich um die einzige K/M handelt. Hierzu s.a. Verlautbarung der DDG auf ihrer Webseite (https://www.ddg.info/diabetes-zeitung/mdk-kodierempfehlung-gilt-nicht). Liegen mehrere diabetische K/M vor, so ist mit .7- zu kodieren.

### *Bei nur einer bekannten K/M:*

- Ist der Diabetes Hauptdiagnose: 4. Stelle .6
  - Es resultiert eine Diabetes-DRG
- Hat aber die K/M die stationäre Aufnahme veranlasst: 4. Stelle spezifisch nach K/M
  - Es resultiert die entsprechende Organ-DRG der K/M
- Ist der Diabetes Nebendiagnose: 4. Stelle spezifisch nach K/M

### *Ab zwei bekannten K/M:*

- Hat eine K/M die stationäre Aufnahme veranlasst: 4. Stelle spezifisch nach dieser K/M als Hauptdiagnose, die andere(n) werden mit einem zusätzlichen Kode für DM entweder mit .7 oder mit der spezifischen Ziffer für die weitere K/M kodiert.
  - Es resultiert die entsprechende Organ-DRG der K/M, die den Aufenthalt veranlasst hat.
- Wurde der stationäre Aufenthalt durch den DM veranlasst oder ist dieser nur Nebendiagnose wird immer an 4. Stelle .7 kodiert.

## Schritt 3: Bei multiplen Komplikationen, bei denen nicht eine spezifische die Aufnahme veranlasst hat: Es ist zu prüfen, ob ein DFS vorliegt.

Jeder Befund mit DM und belegter diabetischer Neuropathie u./o. diabetischer peripherer Angiopathie, bei dem chronische Fußwunden, Ulzera oder Druckstellen vorliegen, sollte als DFS kodiert werden.

Multiple Komplikationen ohne Vorliegen DFS: .72 und .73

Multiple Komplikationen mit Vorliegen DFS: .74 und 75

### Schritt 4: Stoffwechselentgleisung prüfen und 5. Stelle bestimmen:

Eine verbindliche oder einheitliche Definition zu dem Begriff der Stoffwechselentgleisung gibt es nicht. Die Stellungnahme der DDG aus dem Jahr 2012 ist für Nicht-Fachleute in der Kodierpraxis schwer anwendbar.

Deshalb ist die ärztliche Wertung im Rahmen des zu kodierenden Aufenthaltes von hoher Wichtigkeit. Die Orientierung an den Vorgaben der SEG-4 des MD ist hilfreich.

Koma und Ketoazidose sind grundsätzlich als „entgleist" zu kodieren.

### Schritt 5: Zusätzliche Angaben bei Hypoglykämien, Hypoglykämiewahrnehmungsstörung sowie vorliegender Insulinresistenz:

Bei Patienten im Alter von 13 Jahren und älter muss eine zusätzliche Einteilung von ggf. vorliegenden Hypoglykämien und Hypoglykämiewahrnehmungsstörungen nach Schweregrad vorgenommen werden. Eine Hypoglykämie liegt bei einem Blutzucker von 60 mg/dl bzw. 3,3 mmol/l und weniger vor. Die ICD-Klassifikation enthält auch die Definitionen von Schweregrad, Rezidivierung und Wahrnehmungsstörung. Die Unterscheidung einer milden von einer schweren Hypoglykämie erfolgt nicht nach Blutzuckerwert, sondern nach der Fähigkeit des Patienten, selbstständig Gegenmaßnahmen zu ergreifen. Bei einer schweren Hypoglykämie kann dies der Patient nicht mehr allein vornehmen, er ist auf Fremdhilfe angewiesen. Diese bezieht sich neben der parenteralen Gabe von Glukose oder Glukagon auch auf eine notwendige Unterstützung bei oraler Glukosezufuhr durch andere Personen (medizinisches Personal oder An-/Zugehörige). Bei einer schweren Hypoglykämie wird unterschieden, ob diese ohne oder mit Koma vorliegt. Bei einer Hypoglykämiewahrnehmungsstörung nimmt ein Patient wiederholt Frühwarnsignale des Körpers erst dann wahr, wenn bereits deutliche Symptome einer Hypoglykämie eingetreten sind. Zurückzuführen ist dies auf eine gestörte Adrenalin-Ausschüttung in Folge einer langjährigen Diabetes-Erkrankung.

Liegt bei einem Typ 1 Diabetes mellitus eine Insulinresistenz vor, so ist bei Patienten ab 18 Jahren zusätzlich U69.75! zu verschlüsseln.

**Weitere Kodes, die im Rahmen des DM zu kodieren sind:**

Die Sekundärkodes sind nur bei Erfüllen der Nebendiagnosendefinition zu kodieren. Außerdem sind zusätzliche Kodes für die spezifische Angabe der vorliegenden Endorganschäden wie z.B. die pAVK mit I70.-, die chronische Nierenkrankheit mit N18.- etc. sowie die vielfältigen klinischen Ausprägungen des DFS (s.a. DKR) anzugeben.

Diabetes in der Schwangerschaft: Gemäß DKR sind sowohl ein Kode aus O24.- sowie ein Kode aus E10-E14 zu verwenden.

### 2.3.2 Fachliche Bewertung

#### MD:

SEG-4 KDE 7: Sprechen Krankheitsverlauf (z.B. langjähriger insulinpflichtiger Diabetes) und Manifestation (z.B. periphere Mikroangiopathie) dafür, dass der Diabetes ursächlich für die Gefäßproblematik ist, so ist dies mit einem Kode des DM mit entsprechender Komplikation .5 zu kodieren.

SEG-4 KDE 9: Kriterien zur Beurteilung einer Stoffwechselentgleisung des DM:

- Rezidivierende (an mehreren Tagen) Hypoglykämien unter 50 mg/dl (2,775 mmol/l) mit Symptomen mit mindestens dreimal täglichen BZ-Kontrollen und Therapieanpassung
- Stark schwankende BZ-Werte (Unterschied mindestens 100 mg/dl [5,55 mmol/l]) mit mindestens dreimal täglichen BZ-Kontrollen und Therapieanpassung
- Deutlich erhöhtes HbA1c (größer 10) als Parameter der Stoffwechselsituation während der letzten 3 Monate mit entsprechender therapeutischer Würdigung während des stationären Aufenthaltes (mindestens 3 x tägliche Kontrolle und Therapieanpassung)
- Mindestens dreimal Werte > 300 mg/dl (16,65 mmol/l) mit mehrfacher Therapieanpassung
- Bei Werten unter 300 mg/dl (16,65 mmol/l): aufwändiges Management mit an mehreren Tagen mehr als dreimal tgl. Kontrollen und dokumentiertem Nachspritzen von Altinsulin oder kurzwirksamen Insulinanaloga.

Diese Empfehlung gilt nicht beim Therapiemanagement nach dem Basis-Bolus-Prinzip.

SEG-4 KDE 35: Die Verschlüsselung der KHK als Komplikation eines Diabetes mellitus wird nicht akzeptiert, da kein eigener Sternkode für die Kodierung von kardialen Komplikationen vorgesehen ist. Da es sich bei Diabetes und KHK um eine sehr häufige Kombination handelt wäre hier eine explizite Nennung der KHK als Diabeteskomplikation als Sternkode zu erwarten gewesen, falls eine entsprechende Verschlüsselung für sachgerecht gehalten worden wäre.

SEG-4 KDE 170: Bei einem Diabetiker Typ 2 mit bekannter autonomer Neuropathie, bei dem ein hypoglykämisches Koma zur stationären Aufnahme führt, ist E11.6- als Hauptdiagnose, E11.4- als Nebendiagnose anzugeben.

SEG-4 KDE 259: Bei einem Patienten mit DM mit DFS, der wegen eines Infektes am Amputationsstumpf zur stationären Aufnahme kommt, ist als Hauptdiagnose T87.4 Infektion des Amputationsstumpfes anzugeben, da diese in diesem Fall die spezifischere sei.

SEG-4 KDE 261: Frage: Stationäre Aufnahme eines 68-jährigen Patienten mit diabetischem Fußsyndrom (u.a. Ulzerationen Wagner Stadium 3, Weichteilschwellung, Rötung). Zunächst konservative Therapie, u.a. Antibiose. Der Lokalbefund erfordert im Verlauf die operative Sanierung (Minor-Amputation). Präoperativ zeigt das Röntgenbild des Fußes mehrere Osteolysen im Vorfußbereich. Eine weiterführende Diagnostik prä- und postoperativ bezüglich einer Osteomyelitis im Vorfußbereich (z.B. Knochenszintigramm, MRT, histologische Knochenanalyse) findet nicht statt. Was ist die Hauptdiagnose? E11.74 oder M86.97? Antwort: Hauptdiagnose ist E11.74, da das DFS die stationäre Aufnahme veranlasst hat. Die Osteomyelitis ist als Nebendiagnose anzugeben.

SEG-4 KDE 327: Bei stationärer Aufnahme einer Schwangeren mit Ketoazidose bei bekanntem Typ 1 DM ist O24.0 zusammen mit E10.11 zu kodieren.

SEG-4 KDE 408: Frage: Patient mit entgleistem Diabetes mellitus Typ II wird stationär aufgenommen. Bisherige Therapie mit Metformin und Diabetesdiät. Jetzt Umstellung auf Insulintherapie erforderlich. Bei der körperlichen Untersuchung V.a. Lebervergrößerung. Alkoholanamnese negativ. Die Sonographie zeigt typische Veränderungen im Sinne einer Fettleber.

Ist die Kodierung von E11.61 Diabetes mellitus [Typ-2-Diabetes], mit sonstigen näher bezeichneten Komplikationen, als entgleist bezeichnet in Verbindung mit K77.8* Leberkrankheiten bei sonstigen anderenorts klassifizierten Krankheiten korrekt? Antwort: Die Fettleber ist keine Manifestation des Diabetes mellitus und somit nicht über das Kreuz-Stern-System abzubilden. Auch wenn die nichtalkoholische Fettlebererkrankung (NAFLD) gehäuft in Zusammenhang mit einem Diabetes mellitus auftritt, ist sie keine typische Komplikation des Diabetes mellitus und auch nicht – nach der Systematik der ICD-10-GM – über die 4. Stelle abzubilden.

SEG-4 KDE 458: Frage: Ein Patient mit Diabetes mellitus Typ 1 wird mit rezidivierenden hyperglykämischen Entgleisungen und mit bekannten neurologischen Komplikationen stationär aufgenommen. Die bereits ambulant eingeleitete Behandlung einer vorbestehenden autonomen Polyneuropathie und einer peripheren asymmetrischen Polyneuropathie wird fortgesetzt. Was ist die Hauptdiagnose? Antwort: Hauptdiagnose ist E10.61 Primär insulinabhängiger Diabetes mellitus [Typ-1-Diabetes] mit sonstigen näher bezeichneten Komplikationen, als entgleist bezeichnet. Es wird für die 4. Stelle des Diabetes-Kodes –.6 gewählt, weil in diesem Fall ausschließlich neurologische Komplikationen vorliegen. Durch diese Kodierung wird die Behandlung eines entgleisten Diabetes mellitus von der Behandlung der neurologischen Manifestation unterschieden.

SEG-4 KDE 494: Frage: Ein Patient wird wegen DFS mit über zwei Monate bestehendem Ulcus an der Fußaußenseite und darunter freiliegendem 5. Metatarsaleköpfchen stationär aufgenommen. Röntgenologisch werden Osteolysen im Bereich des Os metatarsale-V-Köpfchens beschrieben, die auch bereits zwei Monate zuvor nachgewiesen waren. Stärkere Entzündungszeichen liegen nicht vor. Wegen Nachweises von Staphylococcus aureus (auf alle Antibiotika sensibel) erfolgt zunächst antibiotische und Lokalbehandlung des Ulcus, dann wegen „progredienter Osteomyelitis" die Strahlresektion V. Kann im vorliegenden Fall neben der Hauptdiagnose E11.74 Nicht primär insulinabhängiger Diabetes mellitus [Typ-2-Diabetes] mit multiplen Komplikationen, mit diabetischem Fußsyndrom, nicht als entgleist bezeichnet als Nebendiagnose ein ICD-Kode aus M86.- Osteomyelitis in Verbindung mit B95.6! Staphylococcus aureus als Ursache von Krankheiten, die in anderen Kapiteln klassifiziert sind kodiert werden? Antwort: Neben dem DFS als Hauptdiagnose kann auch eine Osteitis entsprechend dem histologischen Befund mit Angabe des Erregers kodiert werden, da die Voraussetzungen für die Kodierung als Nebendiagnose gegeben sind und nicht davon auszugehen ist, dass der Kode für das diabetische Fußsyndrom die Osteitis impliziert.

SEG-4 KDE 578: Frage: Ein Patient mit Diabetes mellitus Typ 2 wird bei intensivierter konventioneller Insulintherapie aufgrund zuletzt rezidivierender und symptomatischer Hypoglykämien mit erneut symptomatischer Hypoglykämie notfallmäßig stationär aufgenommen (Blutzucker bei Aufnahme 30 mg/dl). Weitere Komplikationen des Diabetes sind nicht bekannt. Im Verlauf werden mehrfach Blutzuckerwerte < 50 mg/dl erfasst, die Insulindosis wird mehrfach angepasst. Was sind die Haupt- und Nebendiagnose? Antwort: Als Hauptdiagnose ist E11.61 Diabetes mellitus, Typ 2: Mit sonstigen näher bezeichneten Komplikationen: Als entgleist bezeichnet zu kodieren. Bei mehrfach dokumentierter Hypoglykämie < 50 mg/dl ist von einer Stoffwechselentgleisung im Sinne der DKR 0401 auszugehen. Die Hypoglykämie bei Aufnahme ist im Sinne einer Komplikation (Manifestation) durch die 4. Stelle –.6 (siehe Inklusivum) abgebildet und nicht gesondert als Nebendiagnose zu kodieren.

SEG-4 KDE 579: Problem: Ein Typ 2-Diabetiker wird mit symptomatischer Hypoglykämie (BZ bei Aufnahme 30 mg/dl) aufgenommen. Anamnestisch sind rezidivierende Hypoglykämien unter intensivierter konventioneller Insulintherapie, diabetische Retinopathie (nicht behandelt) bekannt. Im stationären Verlauf werden mehrfach BZ-Werte < 50 mg/dl gemessen und entsprechend die Insulindosis angepasst. Wie sind Haupt- und Nebendiagnose zu kodieren? Antwort: Hauptdiagnose: E11.61, ND: keine. Die Behandlung der Grunderkrankung mit mehrfacher Entgleisung des BZ hat zur stationären Aufnahme geführt und die stationäre Behandlung hauptsächlich bestimmt. Die Retinopathie liegt als Manifestation vor, hat jedoch keinen Ressourcenaufwand verursacht, wird also nicht als Komplikation verschlüsselt. Entsprechend der KDR 0401h Bsp. 2 ist der entgleiste DM als Grunderkrankung die Hauptdiagnose. Die Manifestation (unbehandelt) wird über die vierte Stelle mit „6" angegeben, aber nicht zusätzlich mit einem sekundär-Nebendiagnosen-Kode (*-Kode) verschlüsselt. Die Entgleisung wird über die 5. Stelle angegeben.

SEG-4 KDE 600: Problem: Ein Typ 1-Diabetiker wird mit rezidivierenden symptomatischen Hypoglykämien aufgenommen. Anamnestisch ist eine diabetische Nephropathie bekannt. Im stationären Aufenthalt wird mehrfach die Insulindosis angepasst und auf eine Pumpentherapie umgestellt. Im Verlauf kommt es zu einem akuten Nierenversagen Stadium 3. Eine passagere Dialyse wird notwendig. Wie sind Hauptdiagnose und Nebendiagnosen zu kodieren? Antwort: Hauptdiagnose E10.61+, Nebendiagnosen N08.3*, N17.93. Entsprechend der KDR 0401h Bsp. 3

liegt hier ein entgleister DM mit einer behandelten Manifestation vor (diab. Nephropathie). Das akute Nierenversagen ist keine Organkomplikation des DM, daher wird an 4. Stelle mit „6“ verschlüsselt.

## FoKA:

Stellungnahme zu SEG-4 KDE 7: Konsens

Stellungnahme zu SEG-4 KDE 9: Konsens mit Kommentar:

Die fünf aufgeführten Kriterien sind durch zwei weitere Kriterien wie folgt zu ergänzen:

- Notwendigkeit und Durchführung einer Hypoglykämiebehandlung mit parenterale Glukosegabe
- Parenterale Therapie mittels mehrfacher Bolusapplikation oder durch kontinuierlicher Insulingabe

Stellungnahme zu SEG-4 KDE 35: Dissens. Die Verschlüsselung der KHK als Komplikation eines Diabetes mellitus ist an der 4. Stelle mit .6 zu kodieren, wenn die KHK als einzige Komplikation vorliegt. Ansonsten ist nach den Kodierrichtlinien zu verfahren.

Stellungnahme zu SEG-4 KDE 170: Konsens

Stellungnahme zu SEG-4 KDE 259: Konsens

Stellungnahme zu SEG-4 KDE 261: Konsens

Stellungnahme zu SEG-4 KDE 327: Konsens

Stellungnahme zu SEG-4 KDE 408: Dissens. Eine Mehrfachkodierung ist allg. auch gemäß DKR D012i außerhalb der Kreuz-Stern-Systematik möglich. Die Kodierung als Komplikation eines Diabetes mellitus ist angesichts wissenschaftlicher Erkenntnisse gerechtfertigt. Da die Fettleber einen Mehraufwand verursacht hat (z.B. weiterführende Diagnostik nach körperlicher Untersuchung), ist diese als Nebendiagnose selbstverständlich auch zu kodieren.

Stellungnahme zu SEG-4 KDE 458: Konsens

Stellungnahme zu SEG-4 KDE 494: Konsens

Stellungnahme zu SEG-4 KDE 578: Konsens

Stellungnahme zu SEG-4 KDE 579: Konsens

Stellungnahme zu SEG-4 KDE 600: Dissens. E10.61 beinhaltet die Hypoglykämie als Komplikation, mit Entgleisung. Gemäß Bsp. 9 der KDR 0401h ist der Kode E10.20+ in Kombination mit N08.3* / N17.93 zu verschlüsseln.

## Stolperfallen/Kritische Punkte:

**Diabetische Nephropathie**: Wenn die Kriterien einer chronischen Nierenkrankheit erfüllt sind kann lt. Positionspapier der Deutsche Diabetologischen Gesellschaft (2012) wegen der zentralen Rolle des DM in der Pathogenese der Nephropathie immer an der vierten Stelle mit .2 kodiert werden.

**Hypoglykämie**: Die Hypoglykämie und das hypoglykämische Koma sind mit .6 zu kodieren. Sofern bei dem Patienten eine weitere vorbestehende K/M bekannt ist oder neu festgestellt wird, handelt es sich um multiple K/M und .7 ist zu kodieren. Führt allerdings die Hypoglykämie zur Aufnahme, ist die HD mit .6 anzugeben, die weitere K/M ist mit einem zusätzlichen DM-Kode abzubilden.

**Diabetische Leberkomplikation**: Lt. der DDG handelt es sich bei einer Fettleber bei DM um eine potenziell folgenreiche Erkrankung. Wenn bei einem Patienten Übergewicht, Fettleber, Diabetes und ein anamnestisch erhobener Alkoholgenuss im normalen Rahmen bekannt sind, ist es unmöglich, mit noch so aufwändigen Untersuchungen, die Rolle der einzelnen Risikofaktoren für die Genese der Fettleber zu klären. Im Rahmen eines Sozialgerichturteils wurde die Korrektheit der Abbildung einer Steatosis hepatis bei DM mit K77.8* bestätigt. Hierzu siehe 2.3.3 Urteile.

**Weitere K/M**: Bei eindeutiger Dokumentation, dass K/M wie z.B. eine Retinopathie, eine Polyneuropathie etc. bei dem Patienten vorbekannt sind, ist dies grundsätzlich im Kode für den DM zu berücksichtigen.

**Wann ist das DFS als Hauptdiagnose anzugeben, wann der DM mit peripherer Angiopathie?** Erfolgt die Aufnahme z.B. zur Bekämpfung einer Infektion, der Therapie von Nekrosen, zum Debridement oder zur Zehen- oder Vorfußamputation, so ist das DFS mit .74 oder .75 als Hauptdiagnose festzulegen.

Erfolgt die Aufnahme zur gefäßchirurgischen Behandlung der Makroangiopathie z.B. durch PTA, Thrombendarteriektomie, oder Bypassanlage so steht die Behandlung einer K/M im Vordergrund und somit ist gemäß DKR .5 als Hauptdiagnose festzulegen.

### 2.3.3 Urteile

Sozialgericht Heilbronn, Urteil vom 30.7.2019, Az.: S 11 KR 3983/16 (Revision zugelassen): Steatosis hepatis ist als diabetische Komplikation mit K77.8* zu kodieren.

Landessozialgericht NRW L 11 KR 114/20: Besteht ein medizinisch nachgewiesener kausaler Zusammenhang zwischen einem Diabetus mellitus und einer pAVK, so ist diese mit E11.50+, I79.2* und die Manifestation mit I70.24 verschlüsselt. Wird ein Patient zur Behandlung dieser pAVK aufgenommen, so ist die Hauptdiagnose E11.50.

LSG Baden-Württemberg vom 17.07.2021, L 11 KR 2993/20: Bei Malum perforans im Rahmen eines Diabetischen Fußsyndroms ist der Kode L89.28 Dekubitus, Stadium 3, sonstige Lokalisation der unteren Extremität, anzugeben, bei sekundärer Infektion desselben jedoch nicht T79.3 Posttraumatische Wundinfektion.

## 2.4 Dokumentationshinweise

Der Patient sollte nach vorbekannten Komplikationen und Manifestationen gezielt befragt werden; diese sind sorgfältig in der Anamnese festzuhalten.

Eine ärztliche Wertung bezüglich der Stoffwechsellage des DM sollte dokumentiert werden.

# 3 Mangelernährung

## 3.1 Medizin-Shortcuts

### 3.1.1 Medizinische Erläuterung

- Der Begriff „krankheitsassoziierte Mangelernährung“ umfasst die klinisch relevanten Mangelzustände, die entweder durch verminderte Nahrungsaufnahme, Malabsorption und Maldigestion, eine erhöhte Proteinkatabolie oder Inflammation entstehen (ätiologiebasierte Definition nach Jensen u. ASPEN).
- Nach den Leitlinien der DGEM (Deutsche Gesellschaft für Ernährungsmedizin) zur „Terminologie in der klinischen Ernährung“ wird eine krankheitsassoziierte Mangelernährung durch drei klinisch einfach zu bestimmende Kriterien bestimmt:
  - Body-Mass-Index (BMI) unter 18,5 kg/m² ODER
  - ungewollter Gewichtsverlust von mehr als zehn Prozent in den letzten drei bis sechs Monaten ODER
  - BMI unter 20 kg/m² und unbeabsichtigter Gewichtsverlust von mehr als fünf Prozent in den letzten drei bis sechs Monaten.

### 3.1.2 Nachweis

Dokumentation aktuelles Gewicht, BMI (oder Körpergröße), zeitbezogener Gewichtsverlust

### 3.1.3 Diagnostischer Aufwand

Ernährungsberatung, BIA (bioelektrische Impedanzanalyse)

### 3.1.4 Therapeutischer Aufwand

Erstellen eines individuellen Ernährungsplans
Hochkalorische Zusatznahrung (z.B. Fortimel®, Fresubin®, Nutrison®)
Parenterale Ernährung (z.B. Smov Kabiven®, Nutriflex®)

### 3.1.5 Pflegerischer Aufwand

Es gibt keinen pflegerischen Aufwand, der allein ohne weitere Maßnahmen die Kodierung rechtfertigt.

## 3.2 Klassifikation

*ICD-10 GM 2024:*

| | | |
|---|---|---|
| E40 | Kwashiorkor | CCL |
| E41 | Alimentärer Marasmus | CCL |
| E42 | Kwashiorkor-Marasmus | CCL |
| E43 | Nicht näher bezeichnete erhebliche Energie- und Eiweißmangelernährung | CCL |
| E44.0 | Mäßige Energie- und Eiweißmangelernährung | CCL |
| E44.1 | Leichte Energie- und Eiweißmangelernährung | CCL |
| E46 | Nicht näher bezeichnete Energie- und Eiweißmangelernährung | CCL |

## 3.3 Kodierpraxis

### 3.3.1 Praktisches Vorgehen

*Zuordnung nach Standardabweichung des BMI von Mittelwert Bezugspopulation:*

| Alter | BMI | BMI-Mittelwert | E43 | E44.0 | E44.1 |
|---|---|---|---|---|---|
| 19–24 J | 19–24 | 21,5 | < 16,4 | 16,5–18,1 | 18,2–19,8 |
| 25–34 J | 20–25 | 22,5 | < 17,4 | 17,5–19,1 | 19,2–20,8 |
| 35–44 J | 21–26 | 23,5 | < 18,4 | 18,5–20,1 | 20,2–21,8 |
| 45–54 J | 22–27 | 24,5 | < 19,4 | 19,5–21,1 | 21,2–22,8 |
| 55–64 J | 23–28 | 25,5 | < 20,4 | 20,5–22,1 | 22,2–23,8 |
| > 64 J | 24–29 | 26,5 | < 21,4 | 21,5–23,1 | 23,2–24,8 |

*Zuordnung nach NRS gemäß DGEM:*

| ICD-Zuordnung | NRS-Punkte | BMI | Gewichtsverlust |
|---|---|---|---|
| E43 | > 4 | < 18,5 | |
| | | | > 15% (3 Monate) oder > 5% (1 Monat) |

| | | | |
|---|---|---|---|
| E44.0 | > 3 | 18,5–20,0 | |
| | | | > 5% (2 Monate) |
| E44.1 | = 3 | | > 5% (3 Monate) |

**Streitpotenzial:**

E46: Da das alphabetische Verzeichnis der ICD-Klassifikation unter „Albuminmangel" und „Proteinmangel nicht näher bezeichnet" auf E46 verweist, kann das Vorliegen eines erniedrigten Albumin- oder Gesamteiweißwertes bei entsprechendem Aufwand (z.B. Gabe von Albumin bzw. proteinreiche Zusatznahrung) mit E46 kodiert werden.

### 3.3.2 Fachliche Bewertung

#### MD:

SEG-4 KDE 288: Energie- und Eiweißmangelernährung, auch Protein-Energie-Malnutrition (PEM) genannt, beschreibt eine bestimmte Form der Unterernährung, bei der das Defizit an Energie („Kalorien") und Proteinen (Eiweiß) im Vordergrund steht. Die in den Definitionen zu den ICD-Kodes E43 und E44.- aufgeführten Kriterien müssen nachgewiesen und dokumentiert sein. Darüber hinaus sind durch eine qualitative/quantitative Ernährungsanamnese/Ernährungsprotokoll und/oder durch gängige Screeningverfahren/Scores die Mangelernährung zu erfassen und gegebenenfalls der Proteinmangel laborchemisch nachzuweisen (z.B. Serumalbumin).

SEG-4 KDE 599: Problem: Aufnahme wegen Gewichtsverlust (ca. 5 kg in 4 Wochen), verminderter Belastbarkeit und Fieber. Es zeigt sich eine poststenotische Pneumonie bei Erstdiagnose eines bereits multipel metastasierten Lungenkarzinoms. Der Patient wiegt bei einer Größe von 175 cm 50 kg (BMI 16,3 kg/m$^2$), im NRS Score ergibt sich ein Wert von 5. Die aktuelle Nahrungsaufnahme ist um etwa ein Drittel vermindert, Gesamt-Eiweiß und Albumin im Serum sind ebenfalls vermindert. Der Patient erhält hochkalorische, eiweißreiche Zusatznahrung. Ist E43 Nicht näher bezeichnete erhebliche Energie- und Eiweißmangelernährung oder R64 Kachexie als Nebendiagnose zu kodieren oder beides? Antwort: Es liegt eine Tumorkachexie vor, die spezifisch mit R64 Kachexie zu kodieren ist. Bei einer Tumorkachexie handelt es sich um eine Stoffwechselstörung mit Atrophie, die Folge der Tumorerkrankung ist und die mit einer relevanten Mangelernährung einhergeht. E43 Nicht näher bezeichnete erhebliche Energie- und Eiweißmangelernährung ist nicht zusätzlich zu kodieren, da der Aspekt der erheblichen Energie- und Eiweißmangelernährung bereits durch den Kode R64 abgebildet ist.

## FoKA:

Stellungnahme zu SEG-4 KDE 288: Konsens mit Kommentar: In den Hinweisen des DIMDI zur Definition des Energie- und Eiweißmangels im ICD-Katalog wird die obligate Messung des Serumeiweißes nicht gefordert.

Stellungnahme zu SEG-4 KDE 599: Konsens mit Kommentar: Im Fallbeispiel ist die Kachexie mit dem Kode R64 zu kodieren.

Liegt nicht ausschließlich eine Tumorkachexie vor, sondern bspw. eine Mangelernährung aufgrund des sozialen Umfeldes, weiterer Begleiterkrankungen oder einer gestörten Nahrungsaufnahme, ist der Sachverhalt mit Kodes aus Mangelernährung (E40-E46) oder K90.- Malabsorption zu verschlüsseln.

Kodierempfehlung E-013: Die Vorbemerkung im ICD (Kategorie E40-E46), was unter Mangelernährung zu verstehen ist, erscheint aus klinischer Sicht schwer anwendbar: In den meisten stationären Behandlungen liegt in den Krankenhäusern in der Regel nur eine Gewichtsmessung vor, bei den zur Zeit immer weiter sinkenden Verweildauern wird sich bei bereits unterernährten Patienten nur schwerlich durch Gewichtskontrollen ein Gewichtsverlust während des stationären Aufenthaltes nachweisen lassen.

Nach den ICD Angaben (in der Kategorie E40-E46) sind dann weitere klinische Befunde heranzuziehen. Um diesen klinischen Aspekt nicht der subjektiven Einschätzung zu überlassen, sollen für die Erfassung der Mangelernährung klinisch evaluierte und international akzeptierte Scores eingesetzt werden, vgl. z.B. den Nutritional Risk Screening (NRS 2002) im Hinweis zu dieser Empfehlung.

Damit ist gemäß Kodierrichtlinien unter Berücksichtigung der im ICD-10 gegebenen Hinweise mit einer Gewichtsmessung und der entsprechenden Erfassung eines evaluierten Scores die Diagnose gesichert.

Für die Kodierbarkeit muss wie üblich der entsprechende Ressourcenverbrauch (Nebendiagnosedefinition) oder der Anlass der stationären Aufnahme (Hauptdiagnosedefinition) entsprechend nachvollziehbar sein.

Anfrage 0073: Problem: Bei erniedrigtem Gesamteiweiß und Albumin i.S. werden eiweißreiche Kost und Zusatzernährungsprodukte gegeben. Wie wird ein Eiweiß- bzw. Albuminmangel i.S. bei diesem Aufwand kodiert? Antwort: Albumin ist weder ein Glykoprotein, noch ein Lipoprotein. Das alphabetische Verzeichnis verweist bei Albuminmangel oder Eiweißmangel auf E46.- Nicht näher bezeichnete Energie- und Eiweißmangelernährung.

## Stolperfallen/Kritische Punkte:

Dokumentation von aktuellem Gewicht bzw. zeitbezogenem Gewichtsverlust.

## 3.4 Dokumentationshinweise

Screening-Methoden:

- Nutritional Risk Screening (NRS)
- Mini Nutritional Assessment (MNA)
- Subjective Global Assessment (SGA) – Einschätzung des Ernährungszustandes nach Detsky et al.

Siehe hierzu auch die Homepage der Deutschen Gesellschaft für Ernährungsmedizin: http://www.dgem.de/screening.

Der Einsatz des NRS 2002 ist zu empfehlen, da für diesen eine Zuordnung der Punktwerte zur ICD-Kodierung durch die DGEM vorliegt.

Zusätzlich ist die Dokumentation folgender Parameter sinnvoll:

Erforderlich: Aktuelles Gewicht und Körpergröße oder BMI (Minimum).

Bei gefährdeten Patienten sollte ein Gewichtsverlust erfragt und dokumentiert werden.

Eine aktuelle krankheitsassoziierte Nahrungsreduktion sollte ebenfalls mit Angabe des Ausmaßes in % nachvollziehbar dokumentiert werden.

# 4 Folsäuremangel, Vitamin $B_{12}$-Mangel

## 4.1 Medizin-Shortcuts

### 4.1.1 Medizinische Erläuterung

Ein Folsäuremangel ist weit verbreitet und entsteht entweder durch inadäquate Zufuhr, Malabsorption oder Arzneimitteleinnahme. Er kann zu einer Folsäuremangel-Anämie führen. Folsäure ist ein lebenswichtiges Vitamin, welches bei der DNA-Synthese benötigt wird. Ein Mangel zeigt sich entsprechend in der mangelnden Bildung neuer Zellen. In der Schwangerschaft begünstigt ein Folsäuremangel das Entstehen von Neuralrohrdefekten. Faktoren, die einen Folsäuremangel begünstigen sind z.B. Alkoholismus, Tabakrauchen, Malabsorption, Hämodialyse.

Ebenso ist Vitamin $B_{12}$ essentiell für die Blutbildung, die Zellteilung und für die Funktion des Nervensystems. Ein Mangel entsteht durch inadäquate Zufuhr, erhöhten Bedarf oder durch Malabsorption.

### 4.1.2 Nachweis

Aktueller Laborbefund mit erniedrigtem Folsäurespiegel bzw. Vitamin $B_{12}$-Spiegel

### 4.1.3 Diagnostischer Aufwand

Es gibt keinen diagnostischen Aufwand, der allein ohne weitere Maßnahmen die Kodierung rechtfertigt.

### 4.1.4 Therapeutischer Aufwand

Substitution von Folsäure und/oder Vitamin $B_{12}$

### 4.1.5 Pflegerischer Aufwand

Es gibt keinen pflegerischen Aufwand, der allein ohne weitere Maßnahmen die Kodierung rechtfertigt.

## 4.2 Klassifikation

*ICD-10 GM 2024:*

| | | |
|---|---|---|
| E53.8 | Mangel an sonstigen näher bezeichneten Vitaminen des Vitamin-B-Komplexes | CCL |

## 4.3 Kodierpraxis

### 4.3.1 Praktisches Vorgehen

Kodierbar bei aktuell erniedrigten Werten für Folsäure und/oder Vitamin $B_{12}$ im Labor kombiniert mit Ressourcenverbrauch.

### 4.3.2 Fachliche Bewertung

**MD:**

Keine direkte Kodierempfehlung, jedoch Sachverhalt vergleichbar zu SEG-4-KDE 25 (siehe III.3 Folsäure-Mangelanämie)

#### FoKA:

s.o.

#### Schlichtungsausschuss (§19 KHG):

Entscheidung zu KDE 25: Keine zusätzliche Kodierung von E53.8 zu D52.- bei Vorliegen einer Folsäuremangel-Anämie. (siehe III.3 Folsäure-Mangelanämie)

Gültig für Fälle, die am 19.08.2020 Gegenstand einer Prüfung durch den Medizinischen Dienst nach §275 Absatz 1 Nummer 1 SGB V sind, bzw. für Fälle, die ab dem 01.10.2020 aufgenommen werden.

# 5 Folgen der Energie- und Eiweißmangelernährung

## 5.1 Medizin-Shortcuts

### 5.1.1 Medizinische Erläuterung

Eine bestehende Mangelernährung hat vielfältige Auswirkungen und Folgen für den Betroffenen. Studien belegen klinische Folgen einer Mangelernährung:

- Erniedrigte Immunkompetenz
- Erhöhte Infektionsrate, -dauer, -schwere
- Erhöhte allgemeine Komplikationsrate
- Erhöhte Rate von Wundheilungsstörungen, Dekubitus
- Erhöhte Immobilität und Sturzgefahr
- Verschlechtertes Allgemeinbefinden
- Verschlechterte psychische Verfassung mit Depression, Reizbarkeit, Angst, schlechtem Antrieb
- Gesteigerte Hilfs- und Pflegebedürftigkeit, Gebrechlichkeit
- Schlechtere Therapietoleranz
- Erhöhte Morbidität und Letalität und schlechtere Prognose

### 5.1.2 Nachweis

Nachweis einer Mangelernährung (s.a. IV.3 Mangelernährung) sowie einer mangelernährungsbedingten Folge

### 5.1.3 Diagnostischer Aufwand

Es gibt keinen diagnostischen Aufwand, der allein ohne weitere Maßnahmen die Kodierung rechtfertigt.

### 5.1.4 Therapeutischer Aufwand

Zusatznahrung, PEG- oder PEJ-Anlage

### 5.1.5 Pflegerischer Aufwand

(Deutlich) erhöhter Unterstützungsbedarf vor allem in den Bereichen Mobilität und Körperhygiene wie z.B. Lagerungsmaßnahmen.

## 5.2 Klassifikation

*ICD-10 GM 2024:*

| | | |
|---|---|---|
| **E64.0** | Folgen der Energie- und Eiweißmangelernährung | CCL |

## 5.3 Kodierpraxis

### 5.3.1 Praktisches Vorgehen

Die Verwendung des ICD-Kodes E64.0 ist grundsätzlich schwierig, da das, was darunter zu verstehen ist, schwer zu definieren ist.

Grundsätzlich ist die Kodierung vorstellbar bei Vorliegen einer eindeutig belegten Energie- und Eiweißmangelernährung sowie durch diese eingetretenen Folgen wie sie in der o.a. Liste angeführt sind. Diese müssen jedoch durch den behandelnden Arzt auch eindeutig als Folgen der vorliegenden Energie- und Eiweißmangelernährung eingestuft werden.

Zu empfehlen ist vielmehr die korrekte Dokumentation und Kodierung der Energie- und Eiweißmangelernährung an sich, sowie, sofern kodierbar, konkrete Folgen, z.B. ein Dekubitus.

Der Kode E64.0 wird im DRG-System als „verwandt“ mit den Kodes aus E40-E46 eingestuft und gehört in die entsprechende Exklusionsliste. Das bedeutet, dass bei paralleler Kodierung verwandter Diagnosen nur die Diagnose mit dem höchsten CC-Wert für die PCCL-Berechnung gewertet wird. Mit dem Kode E64.0 zusätzlich zu den Kodes aus E40-E46 kann am ehesten in operativen DRGs in der Kombination mit E44.0 bzw. E44.1 ein höherer PCCL generiert werden, da E64.0 bei diesen einen höheren CC-Wert einnehmen kann als die Kodes E44.0 bzw. E44.1.

### 5.3.2 Fachliche Bewertung

#### MD:

Es existiert keine SEG-4 Empfehlung zum Thema.

#### FoKA:

Es existiert keine FoKA Empfehlung zum Thema.

#### Stolperfallen/Kritische Punkte:

Deutung eines klinischen Problems als Folge einer vorliegenden Energie- und Eiweißmangelernährung.

## 5.4 Dokumentationshinweise

Liegt bei einem Patienten eine Energie- und Eiweißmangelernährung vor so sind darauf zurückzuführende Folgen unbedingt und eindeutig vom behandelnden Arzt als solches in der ärztlichen Dokumentation z.B. in der Epikrise zu bezeichnen.

# 6 Hyponatriämie

## 6.1 Medizin-Shortcuts

### 6.1.1 Medizinische Erläuterung

Serumnatriumspiegel < 135 mmol/l (Normalbereich: 135–145 mmol/l). Eine Hyponatriämie kann zu Symptomen wie Lethargie, Verwirrung, Desorientiertheit, Anorexie, Muskelkrämpfen, im schlimmsten Fall bis zum Koma führen.

### 6.1.2 Nachweis

Aktueller Laborbefund mit erniedrigtem Natriumspiegel

### 6.1.3 Diagnostischer Aufwand

Es gibt keinen diagnostischen Aufwand, der allein ohne weitere Maßnahmen die Kodierung rechtfertigt.

### 6.1.4 Therapeutischer Aufwand

- Orale Substitution mit Kochsalztabletten
- Parenterale Substitution mit z.B. NaCl-Lösung, Ringer, Ringer-Lactat, Jonosteril, Sterofundin

### 6.1.5 Pflegerischer Aufwand

Es gibt keinen pflegerischen Aufwand, der allein ohne weitere Maßnahmen die Kodierung rechtfertigt.

## 6.2 Klassifikation

*ICD-10 GM 2024:*

| | | |
|---|---|---|
| E87.1 | Hypoosmolalität und Hyponatriämie | CCL |

## 6.3 Kodierpraxis

### 6.3.1 Praktisches Vorgehen

Kodierbar bei aktuell erniedrigtem Serumnatriumspiegel im Labor kombiniert mit Ressourcenverbrauch.

### 6.3.2 Fachliche Bewertung

**MD:**

Es existiert keine SEG-4 Empfehlung zum Thema.

**FoKA:**

Es existiert keine FoKA Empfehlung zum Thema.

# 7 Hypernatriämie

## 7.1 Medizin-Shortcuts

### 7.1.1 Medizinische Erläuterung

Serumnatriumspiegel > 145 mmol/l (Normalbereich: 135–145 mmol/l). Symptome können sich als muskuläre Faszikulationen, Krämpfe und Krampfanfälle, aber auch Müdigkeit, Schwäche und Konzentrationsschwierigkeiten äußern.

### 7.1.2 Nachweis

Aktueller Laborbefund mit erhöhtem Natriumspiegel

### 7.1.3 Diagnostischer Aufwand

Es gibt keinen diagnostischen Aufwand, der allein ohne weitere Maßnahmen die Kodierung rechtfertigt.

### 7.1.4 Therapeutischer Aufwand

Hypovolämische Hypernatriämie: Volumensubstitution mit 5%-Glucoselösung und 1/3 des Defizits als isotonische Elektrolytlösung.
Hypervolämische Hypernatriämie: 5%ige Glucoselösung und Furosemid.

### 7.1.5 Pflegerischer Aufwand

Es gibt keinen pflegerischen Aufwand, der allein ohne weitere Maßnahmen die Kodierung rechtfertigt.

## 7.2 Klassifikation

*ICD-10 GM 2024:*

| | | |
|---|---|---|
| E87.0 | Hyperosmolalität und Hypernatriämie | CCL |

## 7.3 Kodierpraxis

### 7.3.1 Praktisches Vorgehen

Kodierbar bei aktuell erhöhtem Serumkaliumspiegel im Labor kombiniert mit Ressourcenverbrauch.

### 7.3.2 Fachliche Bewertung

**MD:**

Es existiert keine SEG-4 Empfehlung zu diesem Thema.

**FoKA:**

Es existiert keine FoKA Empfehlung zu diesem Thema.

# 8 Hyperkaliämie

## 8.1 Medizin-Shortcuts

### 8.1.1 Medizinische Erläuterung

Serumkaliumspiegel > 5,0 mmol/l (Normalbereich: 3,5–5,0 mmol/l). Eine Hyperkaliämie tritt immer in Verbindung mit einer Grunderkrankung auf, z.B. einer akuten oder chronischen Niereninsuffizienz. Symptome können Muskelschwäche, Parästhesien, kardiale Rhythmusstörungen bis hin zum Kammerflimmern oder Herzstillstand sein.

### 8.1.2 Nachweis

Aktueller Laborbefund mit erhöhtem Kaliumspiegel

### 8.1.3 Diagnostischer Aufwand

Es gibt keinen diagnostischen Aufwand, der allein ohne weitere Maßnahmen die Kodierung rechtfertigt.

### 8.1.4 Therapeutischer Aufwand

- Calcium-Gluconat iv. (Reduktion der Kardiotoxizität)
- Gabe von Kationenaustauschern, z.B. Resonium®
- Gabe von Schleifendiuretika wie Furosemid (z.B. Lasix®), Torasemid (z.B. Torem®) oder Thiazide wie Hydrochlorothiazid (z.B. Esidrix®)
- Insulin + Glucose
- ß2-Sympathomimetika wie Salbutamol (z.B. Bronchospray®)

### 8.1.5 Pflegerischer Aufwand

Es gibt keinen pflegerischen Aufwand, der allein ohne weitere Maßnahmen die Kodierung rechtfertigt.

## 8.2 Klassifikation

*ICD-10 GM 2024:*

| | | |
|---|---|---|
| E87.5 | Hyperkaliämie | CCL |

## 8.3 Kodierpraxis

### 8.3.1 Praktisches Vorgehen

Kodierbar bei aktuell erhöhtem Serumkaliumspiegel im Labor kombiniert mit Ressourcenverbrauch.

### 8.3.2 Fachliche Bewertung

#### MD:

siehe auch Kap. XIV Chronische Nierenkrankheit 2.3.2

#### FoKA:

siehe auch Kap. XIV Chronische Nierenkrankheit 2.3.2

# 9 Hypokaliämie

## 9.1 Medizin-Shortcuts

### 9.1.1 Medizinische Erläuterung

Serumkaliumspiegel < 3,5 mmol/l (Normalbereich: 3,5–5,0 mmol/l). Eine Hypokaliämie kann zu Adynamie und muskulärer Hyporeflexie, zu Obstipation bis hin zu einem Ileus und zu kardialen Rhythmusstörungen von ventrikulären Extrasystolen bis hin zum Kammerflimmern führen.

### 9.1.2 Nachweis

Aktueller Laborbefund mit erniedrigtem Kaliumspiegel

### 9.1.3 Diagnostischer Aufwand

Es gibt keinen diagnostischen Aufwand, der allein ohne weitere Maßnahmen die Kodierung rechtfertigt.

### 9.1.4 Therapeutischer Aufwand

Orale Substitution von Kalium durch z.B. Kalinor Brause®, Kalinor retard®, Rekawan®, etc.
Parenterale Substitution durch KCL-Zusatz in Infusionen

> **Streitpotenzial:**
>
> Elektrolytlösungen wie z.B. Ringer-Lösung, Ringer-Lactat-Lösung, Jonosteril®, Sterofundin®

### 9.1.5 Pflegerischer Aufwand

Es gibt keinen pflegerischen Aufwand, der allein ohne weitere Maßnahmen die Kodierung rechtfertigt.

## 9.2 Klassifikation

*ICD-10 GM 2024:*

| | | |
|---|---|---|
| E87.6 | Hypokaliämie | CCL |

## 9.3 Kodierpraxis

### 9.3.1 Praktisches Vorgehen

Kodierbar bei aktuell erniedrigtem Serumkaliumspiegel im Labor kombiniert mit Ressourcenverbrauch.

### 9.3.2 Fachliche Bewertung

**MD:**

SEG-4-KDE 42: Prophylaktische Kaliumgabe kann nicht mit E87.6 Hypokaliämie kodiert werden.

**FoKA:**

Stellungnahme zu SEG-4-KDE 42: Konsens bzgl. prophylaktischer Gabe, neben paraklinischem Beleg (Laborwert) sei auch klinischer Beleg möglich.

**Stolperfallen/Kritische Punkte:**

> **Streitpotenzial:**
>
> Strittig kann die Bewertung von Elektrolytlösungen zur Kalium-Substitution gedeutet werden. Da jedoch bei diesen in der Indikation auch Ausgleich von Elektrolytverlusten angegeben ist und unter Kontraindikation Hyperkaliämie aufgelistet wird, kann von einer Anhebung des Kaliumspiegels ausgegangen werden.

# 10 Hypoinsulinämie nach medizinischen Maßnahmen

## 10.1 Medizin-Shortcuts

### 10.1.1 Medizinische Erläuterung

Eine Hypoinsulinämie ist ein pathologisch erniedrigter Insulinspiegel im Serum (absoluter Mangel an Insulin). In der Folge kommt es zu einer Hyperglykämie und einer diabetischen Stoffwechsellage.

### 10.1.2 Nachweis

Dokumentation einer (anamnestisch) vorliegenden Pankreas(teil)entfernung sowie Nachweis der diabetischen Stoffwechsellage

### 10.1.3 Diagnostischer Aufwand

Blutzuckertagesprofile, Bestimmung von C-Peptid

### 10.1.4 Therapeutischer Aufwand

Behandlung mit Insulin

### 10.1.5 Pflegerischer Aufwand

Es gibt keinen pflegerischen Aufwand, der allein ohne weitere Maßnahmen die Kodierung rechtfertigt.

## 10.2 Klassifikation

*ICD-10 GM 2024:*

| | | |
|---|---|---|
| **E89.1** | Hypoinsulinämie nach medizinischen Maßnahmen | CCL |

## 10.3 Kodierpraxis

### 10.3.1 Praktisches Vorgehen

Eine Hypoinsulinämie nach medizinischen Maßnahmen ist in keinem Fall als alleiniger Kode zu kodieren, sondern immer in Kombination mit dem Kode E13.-, der unter anderem auch für einen pankreopriven Diabetes mellitus steht. Der Abschnitt „Diabetes nach medizinischen Maßnahmen“ der speziellen Kodierrichtlinie 0401 gibt vor, dass bei solchen Fällen zunächst ein Kode aus E13.- anzugeben, gefolgt von dem Kode E89.1. Dies bedeutet: E89.1 kann niemals als Hauptdiagnose festgelegt werden.

Für einen Steroiddiabetes ist demgegenüber nur ein Kode aus E13.- zu verwenden. Man kann dies zwar als Diabetes mellitus nach medizinischen Maßnahmen einstufen, da weder ICD-Klassifikation noch DKR den Ausdruck „medizinische Maßnahmen“ näher definieren, so dass man ihn nicht allein auf operative Eingriffe beschränkt verstehen muss. Ein Steroiddiabetes wird aber nicht durch eine Hypoinsulinämie verursacht, sondern durch eine vermehrte Bildung von Glucose in der Leber sowie durch eine Erhöhung der Insulinresistenz der Muskelzellen. Die zusätzliche Verwendung von E89.1 ist demnach medizinisch falsch.

### 10.3.2 Fachliche Bewertung

#### MD:

SEG-4-KDE 79: Problem: Postoperative Hyperglykämie. Kann E89.1 Hypoinsulinämie nach medizinischen Maßnahmen kodiert werden bei postoperativer Hyperglykämie ohne Operation an endokrinen Organen? Ein Insulinmangel ist laut vorliegenden Unterlagen nicht nachgewiesen. Antwort: Bei der bestehenden Hyperglykämie wird im Rahmen des Postaggressionssyndroms von einer peripheren Insulinresistenz bzw. Glucoseverwertungsstörung, jedoch nicht von einem absoluten Mangel an Insulin ausgegangen. Dieser müsste nachgewiesen sein. Daher kann E89.1 nicht kodiert werden. Zu kodieren ist R73.9 Hyperglykämie, nicht näher bezeichnet, sofern die Nebendiagnosen-Definition erfüllt ist.

#### FoKA:

Stellungnahme zu SEG-4-KDE 79: Konsens.

# 11 Hypoparathyreoidismus nach medizinischen Maßnahmen

## 11.1 Medizin-Shortcuts

### 11.1.1 Medizinische Erläuterung

Ein Hypoparathyreoidismus ist eine verminderte Funktion der Nebenschilddrüse mit zu geringer Ausschüttung des von ihr produzierten Parathormons. In der Folge kommt es zu einer Hypokalzämie und einer dadurch bedingten Tetanie, d.h. einer neuromuskulären Übererregbarkeit mit Spasmen. Typisch sind Karpopedalspasmen, d.h. tonische Krämpfe an Händen und Füßen mit Pfötchen- und Spitzfußstellung.

Klinische Hinweiszeichen:

- Chvostek-Zeichen: Beklopfen des Nervus facialis 1–2 cm ventral des Ohrläppchens. Bei anschließender Kontraktion der Gesichtsmuskulatur ist das Ergebnis positiv und spricht für eine Hypokalzämie.
- Trousseau-Test: Anlegen einer Blutdruckmanschette am Oberarm und Manschettendruck > systolischem Blutdruck. Der Test ist positiv, wenn es zu einer krampfartigen Kontraktion der Beugemuskulatur von Unterarm und Hand kommt (Pfötchenstellung).

Die häufigste Ursache eines Hypoparathyreoidismus ist die iatrogene Entfernung von Nebenschilddrüse(n) im Rahmen von Schilddrüseneingriffen. Versehentlich entfernte Nebenschilddrüsen können dabei in Muskelgewebe autotransplantiert werden und nehmen dort wieder ihre Funktion auf. Eine Autotransplantation kann auch als Prophylaxe vor z.B. absehbaren Bestrahlungsschäden durchgeführt werden, um einem Hypoparathyreoidismus vorzubeugen. Nach größeren Schilddrüsenresektionen kann es akut postoperativ zu einem Hypoparathyreoidismus mit entsprechender Tetanie kommen.

### 11.1.2 Nachweis

Nachweis einer Hypokalzämie ohne oder mit Tetanie im Zusammenhang mit einer größeren Schilddrüsenresektion (frisch).

Anamnestisch vorbekannter Verlust der Nebenschilddrüsen durch Operation oder andere medizinische Behandlung (mit notwendiger Substitution von Vitamin D und Calcium).

### 11.1.3 Diagnostischer Aufwand

Es gibt keinen diagnostischen Aufwand, der allein ohne weitere Maßnahmen die Kodierung rechtfertigt.

### 11.1.4 Therapeutischer Aufwand

Calcium p.o. mit Vitamin D (auch als weitergeführte Medikation)

Bei Tetanie: intravenöse Gabe von Calcium

### 11.1.5 Pflegerischer Aufwand

Es gibt keinen pflegerischen Aufwand, der allein ohne weitere Maßnahmen die Kodierung rechtfertigt.

## 11.2 Klassifikation

*ICD-10 GM 2024:*

| | | |
|---|---|---|
| E89.2 | Hypoparathyreoidismus nach medizinischen Maßnahmen | CCL |

## 11.3 Kodierpraxis

### 11.3.1 Praktisches Vorgehen

Ist der Hypoparathyreoidismus durch eine aktuelle oder in der Vorgeschichte des Patienten liegende medizinische Behandlung bedingt, so ist der Kode E89.2 zu verwenden.

Liegt keine solche Ursache als Auslöser vor, ist ein Kode aus E20.- anzuwenden.

### 11.3.2 Fachliche Bewertung

#### MD:

Es existiert keine SEG-4 Empfehlung zum Thema.

#### FoKA:

Es existiert keine FoKA Empfehlung zum Thema.

# 12 Nebennierenrinden- bzw. Nebennierenmarkunterfunktion nach medizinischen Maßnahmen

## 12.1 Medizin-Shortcuts

### 12.1.1 Medizinische Erläuterung

Die Nebenniere ist ein wichtiges Erfolgsorgan des Stresssystems. Sie lässt sich anatomisch und physiologisch in die Nebennierenrinde und das Nebennierenmark unterteilen, die unterschiedliche Hormone produzieren. Im Nebennierenmark werden die Katecholamine Adrenalin und Noradrenalin gebildet. Die Nebennierenrinde produziert Glukokortikoide (v.a. Cortisol und Cortison), Mineralokortikoide (v.a. Aldosteron) und den Hormonvorläufer männlicher und weiblicher Sexualhormone Dehydroepiandrosteron (DHEA).

Eine Unterfunktion der Nebenniere mit zu niedriger Bildung von Katecholaminen führt zu niedrigen Blutdruckwerten mit Schwindel, Schwarzwerden vor Augen und Ohnmachten. Die verminderte Bildung von Gluko- und Mineralokortikoiden der Nebennierenrinde führt zu Hypoglykämien, Natriummangel, Hyperkaliämie, Müdigkeit und Schlappheit.

Von einer primären Nebenniereninsuffizienz spricht man, wenn diese durch eine Erkrankung der Nebenniere selbst verursacht ist, von einer sekundären, wenn nicht die Nebenniere, sondern die Hypophyse als Regulationsorgan betroffen ist.

Bei Patienten mit einer Nebennierenunterfunktion kann es in bestimmten Situationen zu einer Nebennierenkrise (Addison-Krise) kommen, wenn der aktuelle Cortisol-Bedarf des Körpers höher liegt als durch die Substitutionstherapie zugeführt wird. Ursachen sind z.B. Infektionen oder Operationen.

Ein Ausfall der (gesamten) Nebenniere durch medizinische Maßnahmen kann durch eine operative Entfernung der Nebennieren beidseits bedingt sein. Aber auch eine Behandlung mit Kortikoiden sowie andere Medikamente können eine Nebennierenunterfunktion, in diesem Fall der Nebennierenrinde, auslösen.

### 12.1.2 Nachweis

Nebennierenmarkinsuffizienz: Verminderte Katecholamine im Serum, verminderte Abbauprodukte der Katecholamine (Vanillinmandelsäure) im 24-Stunden Urin.

Nebennierenrindeninsuffizienz: Verminderte Hormone Cortisol, Aldosteron im Serum, ACTH im Serum erhöht. ACTH-Test: Fehlender oder verminderter Anstieg von Cortisol im Serum nach ACTH-Gabe.

### 12.1.3 Diagnostischer Aufwand

Hormondiagnostik. ACTH-Test.

### 12.1.4 Therapeutischer Aufwand

Gabe von Glukokortikoiden, i.d.R. Hydrocortison (auch als weiterführende Medikation bei anamnestisch vorbekannter Erkrankung).

Gabe von Mineraokortikoiden, i.d.R. Fludrocortison (auch als weiterführende Medikation bei anamnestisch vorbekannter Erkrankung).

Mittel zur Blutdrucksteigerung (z.B. Etilefrin, Oxilofrin) bei Hypotonie infolge Nebennierenmarkinsuffizienz.

### 12.1.5 Pflegerischer Aufwand

Es gibt keinen pflegerischen Aufwand, der allein ohne weitere Maßnahmen die Kodierung rechtfertigt.

## 12.2 Klassifikation

*ICD-10 GM 2024:*

| | | |
|---|---|---|
| E89.6 | Nebennierenrinden- (Nebennierenmark-)Unterfunktion nach medizinischen Maßnahmen | CCL |

## 12.3 Kodierpraxis

### 12.3.1 Praktisches Vorgehen

Mit dem Kode E89.6 ist nur die durch eine Adrenalektomie bedingte Nebenniereninsuffizienz abzubilden. Handelt es sich um eine iatrogen z.B. durch Kortikoidbehandlung ausgelöste Nebennierenrindeninsuffizienz kommt der Kode E27.3 Arzneimittelinduzierte Nebennierenrindeninsuffizienz zur Anwendung. Die zwar iatrogen bedingte, aber sekundäre Nebennierenrindeninsuffizienz durch eine Minderfunktion der Hypophyse (z.B. nach Bestrahlung oder OP) wird mit E87.3 Hypopituitarismus nach medizinischen Maßnahmen kodiert.

Weitere Kodes für eine primäre, aber nicht iatrogen bedingte Nebenniereninsuffizienz, finden sich im Kapitel E27.-. Die sekundäre, also infolge einer gestörten Hypophysenfunktion bestehende Nebenniereninsuffizienz wird mit einem Kode aus E23.- abgebildet, wenn sie nicht Folge einer medizinischen Behandlung ist.

Die Auswirkungen der Nebenniereninsuffizienz wie z.B. eine arterielle Hypotonie, eine Hyponatriämie, eine Hyperkaliämie, sind jeweils zusätzlich zu kodieren sofern direkte, darauf bezogene Maßnahmen durchgeführt wurden. Zur Addison-Krise siehe unten.

### 12.3.2 Fachliche Bewertung

#### MD:

Es existiert keine SEG-4 Empfehlung zum Thema.

#### FoKA:

Es existiert keine FoKA Empfehlung zum Thema.

#### Stolperfallen/Kritische Punkte:

Die Addison-Krise ist spezifisch mit dem Kode E27.2 kodierbar. Ob dieser zusätzlich zu E89.6 angegeben werden kann, lässt sich aus der ICD-Klassifikation nicht eindeutig ableiten. Es existieren keine diesbezüglichen Hinweise bzw. In- oder Exklusiva.

# V Psychische und Verhaltensstörungen

## 1 Demenz

### 1.1 Medizin-Shortcuts

#### 1.1.1 Medizinische Erläuterung

Demenz ist ein Abbau des Gedächtnisses sowie kognitiver, emotionaler und sozialer Fähigkeiten. Zu Grunde liegt der Demenz eine zumeist diagnostizierbare Erkrankung des Gehirns, in deren Verlauf sich Nervenzellen und deren Synapsen verändern oder zerstört werden. Das Bewusstsein ist nicht getrübt.

Wesentliche Voraussetzung ist der Verlust des Gedächtnisses (Aufnahme, Speichern und Wiedergabe neuer Information, Verlust von früher gelerntem und vertrautem Material) und des Denkvermögens (Störung der Fähigkeit zum vernünftigen Urteilen, Verminderung des Ideenflusses, Beeinträchtigung der Informationsverarbeitung) und damit verbundener alltagsrelevanter Einschränkung der Lebensführung.

Für die Diagnosestellung eines demenziellen Syndroms müssen die Symptome seit mindestens sechs Monaten bestehen.

### *Ätiologie:*

**Alzheimer-Demenz**: Die Alzheimer-Demenz ist durch einen fortschreitenden Abbau von Nervenzellen im Gehirn gekennzeichnet. Die genaue Ursache ist bislang ungeklärt, die typischen Veränderungen werden jedoch mit der Ablagerung von Amyloid-Plaques (schädlichen Eiweißen) an Nervenzellen und mit einer Störung der Übermittlung von Nervenimpulsen in Verbindung gebracht. Alzheimer-typische Symptome: Gedächtnis-, Sprach- und Denkstörungen.

**Vaskuläre Demenz**: Gefäßbedingte Hirnschädigungen durch zumeist kleine Hirninfarkte infolge Embolien, Thrombosen oder Blutungen im Gehirn. Die Demenz kann als nach einer Reihe von Schlaganfällen plötzlich, als Folge der Anhäufung vieler kleiner Infarkte aber auch erst allmählich einsetzen. Leitsymptome sind: Verlangsamung, Konzentrationsschwäche, Antriebsminderung. Sie kann alleine oder als sog. Mischdemenz in Kombination mit einer Alzheimer-Demenz auftreten.

**Parkinson mit Demenz**: Demenzsymptome treten erst mehr als ein Jahr nach Auftreten der Parkinsonerkrankung auf.

**Lewy-Körperchen-Erkrankung (LBD)**: Leitsymptome ähnlich der Alzheimer Erkrankung. Zusätzlich treten parkinsontypische Bewegungsstörungen (aber später als Demenz) auf.

**Frontotemporale Demenz**: Morbus Pick. Drei Untervarianten: frontale Variante, primär progressive Aphasie (PPA), semantische Demenz.

**Korsakow-Syndrom**: Häufigste Ursache jahrelanger übermäßiger Alkoholkonsum. Aber auch Enzephalitis und Schädel-Hirn-Traumata können Korsakow-Symptome hervorrufen. Leitsymptome sind v.a. eine Merkfähigkeitsstörung (anterograde Amnesie), retrograde Amnesie, Konfabulationen (Auffüllen von Gedächtnislücken mit Phantasiegeschichten), mangelnde örtliche und zeitliche Orientierung.

**Huntington-Erkrankung**: Seltene Erbkrankheit mit Zerfall von Gehirnzellen, was im Spätstadium zu einer Demenz führt.

## 1.1.2 Nachweis

Dokumentierte ärztliche Diagnosestellung (z.B. im Rahmen eines Konsils).

Anamnestischer Beleg einer Demenz mit zusätzlichem Beleg einer spezifischen Ätiologie.

Ein MMST ist als Screening hilfreich, jedoch auch mit entsprechendem Testergebnis nicht ausreichend als Beleg für eine Demenz.

## 1.1.3 Diagnostischer Aufwand

Neurologisches oder psychiatrisches Konsil

### 1.1.4 Therapeutischer Aufwand

Medikamentöse Behandlung z.B. Donezepil, Memantin, Galantamin, Rivastigmin. Gabe von Sedativa.

### 1.1.5 Pflegerischer Aufwand

Häufig hoher pflegerischer Aufwand durch die notwendige Unterstützung in den ADLs, aufgrund von Orientierungsschwierigkeiten, aufgrund von Unruhe, Aggression etc.

## 1.2 Klassifikation

*ICD-10 GM 2024:*

| | | |
|---|---|---|
| G30.0† | Alzheimer-Krankheit mit frühem Beginn | |
| F00.0* | Demenz bei Alzheimer-Krankheit, mit frühem Beginn (Typ 2) | CCL |
| G30.1† | Alzheimer-Krankheit mit spätem Beginn | |
| F00.1* | Demenz bei Alzheimer-Krankheit, mit spätem Beginn (Typ 1) | CCL |
| G30.8† | Sonstige Alzheimer-Krankheit | |
| F00.2* | Demenz bei Alzheimer-Krankheit, atypische oder gemischte Form | CCL |
| G30.9† | Alzheimer-Krankheit, nicht näher bezeichnet | |
| F00.9* | Demenz bei Alzheimer-Krankheit, nicht näher bezeichnet | CCL |
| G31.0† | Umschriebene Hirnatrophie | |
| F02.0* | Demenz bei Pick-Krankheit | CCL |
| G31.82 | Lewy-Körper-Krankheit | |
| F02.8* | Demenz bei anderenorts klassifizierten Krankheitsbildern | |
| G20.- † | Primäres Parkinson-Syndrom | Alle Unterkodes mit CCL |
| F02.3* | Demenz bei primärem Parkinson-Syndrom | CCL |
| G10† | Chorea Huntington | |
| F02.2* | Demenz bei Chorea Huntington | CCL |
| F01.0 | Vaskuläre Demenz mit akutem Beginn | CCL |
| F01.1 | Multiinfarkt-Demenz | CCL |
| F01.2 | Subkortikale vaskuläre Demenz | CCL |
| F01.3 | Gemischte kortikale und subkortikale vaskuläre Demenz | CCL |

| | | |
|---|---|---|
| F01.8 | Sonstige vaskuläre Demenz | CCL |
| F01.9 | Vaskuläre Demenz, nicht näher bezeichnet | |
| F10.6 | Psychische und Verhaltensstörungen durch Alkohol: Amnestisches Syndrom | CCL |
| F10.7 | Psychische und Verhaltensstörungen durch Alkohol: Restzustand und verzögert auftretende psychotische Störung | CCL |
| F04 | Organisches amnestisches Syndrom, nicht durch Alkohol oder andere psychotrope Substanzen bedingt | CCL |
| B22† | Sonstige näher bezeichnete Krankheiten infolge HIV-Krankheit | CCL |
| F02.4* | Demenz bei HIV-Krankheit | CCL |
| F03 | Nicht näher bezeichnete Demenz | |

*Sekundärkodes:*

| | | |
|---|---|---|
| U63.0! | Psychotische Symptome bei Demenz | |
| U63.1! | Affektive Symptome bei Demenz | |
| U63.2! | Angstsymptome bei Demenz | |
| U63.3! | Apathie bei Demenz | |
| U63.4! | Agitation oder Aggression bei Demenz | |
| U63.5! | Enthemmung bei Demenz | |
| U63.6! | Wanderverhalten bei Demenz | |

# 1.3 Kodierpraxis

## 1.3.1 Praktisches Vorgehen

In der Praxis gestaltet sich die Kodierung in den Fällen problematisch, bei denen keine Demenz vorbekannt ist, aber eine dementielle Entwicklung vermutet wird, sowie bei den Fällen, bei denen zwar eine Demenz vorliegt, jedoch keine spezifische ätiologische Zuordnung.

**Nur die ätiologisch spezifisch kodierten Demenzformen besitzen (zumindest durch den F-Kode) CC-Relevanz!** Deshalb sollte, sofern eine diesbezügliche Information aus der Vorgeschichte vorliegt, der Dokumentation derselben besondere Aufmerksamkeit gewidmet werden.

Die so bezeichnete Mischdemenz ist mit G30.8 mit F00.2* abzubilden.

Ein Korsakow-Syndrom bei Alkoholismus oder Abhängigkeit von anderen psychotropen Substanzen ist mit F10.6 zu kodieren.

Ein anderweitig bedingtes Korsakow-Syndrom (s.o.) wird mit F10.4 kodiert.

Eine Alkohol-Demenz wird mit F10.7 abgebildet.

Liegt keine ätiologisch spezifische Zuordnung vor, kann wie folgt vorgegangen werden:

- Demenz unstrittig vorliegend, primärer Morbus Parkinson seit längerem (mehr als ein Jahr) vorliegend: Parkinson mit Demenz kodieren (G20.- mit F02.3*)
- Demenz unstrittig vorliegend, anamnestisch mehrere Hirninfarkte vorbekannt: Kode aus F01.- wählen.
- Demenz unstrittig vorliegend, Bildgebung (Schädel-CT, Schädel-MRT) mit beschriebener deutlicher zerebraler Arteriosklerose oder vielen kleinen Hirninfarkten vorliegend: Kode aus F01.- wählen.
- Demenz unstrittig vorliegend, belegter Morbus Binswanger: F01.2 kodieren.

Kodierung in Fällen, bei denen bislang keine Demenz-Diagnose vorbekannt ist, jedoch eine dementielle Entwicklung vermutet wird: Die Kodierung einer Demenz ist in diesen Fällen am besten auf der Grundlage einer aktuellen klaren neurologischen oder psychiatrischen Diagnosestellung möglich. Die fachärztliche Einordnung als „dementielle Entwicklung" stellt zumindest eine Verdachtsdiagnose dar, die gemäß DKR bei einer durchgeführten Behandlung kodiert werden darf. Zusätzlich zu einem Kode für die Demenz sind durch Sekundärkodes aus U63.-! verschiedene psychische oder Verhaltensstörungen, welche im Rahmen der Demenz vorliegen, obligat anzugeben, sofern sie der Nebendiagnosedefinition der DKR entsprechen.

Bei Auftreten eines Delirs kann zusätzlich der Kode für das Delir mit F05.1 kodiert werden (s.a. V.2 Delir).

Weiterhin sollten im Einzelfall Scores wie Barthel-Index (motorisch und kognitiv), motorischer und kognitiver FIM, Ergebnis des MMSE-Tests mit Kodes aus U50.- und U51.- erfasst werden. Diese Kodes haben bei schwerer bzw. sehr schwerer Einschränkung einerseits CCL-Wert und sind auch Kontextfaktoren im Zusammenhang mit AOP-Potenzial.

Als Prozeduren sind im Zusammenhang mit Demenz die Kodes für die Angabe des Pflegegrades (9-984.-) zu erwähnen und zu beachten.

### 1.3.2 Fachliche Bewertung

#### MD:

SEG-4 KDE 138: Bei stationärer Aufnahme zur PEG-Anlage auf Grund von Essverweigerung im Rahmen einer Demenz ist R63.6 Ungenügende Aufnahme von Nahrung und Flüssigkeit als Hauptdiagnose anzugeben. Eine Essstörung nichtorganischen Ursprungs (F50.-) ist im o.g. Fall nicht bestätigt.

SEG-4 KDE 568: Frage: Wie sind Halluzinationen und/oder affektive Symptome, die im Rahmen einer bekannten Parkinson-Demenz auftreten und behandelt werden, zu verschlüsseln? Antwort: Eine Demenz bei primärem Parkinsonsyndrom ist nach dem Kreuz-Stern System mit einem Kode aus G20.-† Primäres Parkinson-Syndrom und F02.3* Demenz bei primärem Parkinson-Syndrom (G20.-†) zu kodieren. Halluzinationen werden mit einem Kode aus R44.- Sonstige Symptome, die die Sinneswahrnehmungen und das Wahrnehmungsvermögen betreffen, affektive Störungen in diesem Zusammenhang mit einem Kode aus R45.- Symptome, die die Stimmung betreffen kodiert. Eine organische Halluzinose liegt nicht vor. Kodes aus F06.- Andere psychische Störungen aufgrund einer Schädigung oder Funktionsstörung des Gehirns oder einer körperlichen Krankheit können nicht verwendet werden, da sich unter der Überschrift von F06.- das Exklusivum „In Verbindung mit Demenz, wie unter F00-F03 beschrieben" findet.

## FoKA:

Stellungnahme zu SEG-4 KDE 138: Dissens. In Anlehnung an die FoKA-KDE E-013 ist der Grund für die Anlage einer PEG in den meisten Fällen eine Energie-/Eiweiß-Mangelernährung, die mit einem Kode aus E43.-, E44.- oder E46.- zu verschlüsseln ist. Nur wenn weder paraklinische noch klinische Untersuchungen auf eine Mangelernährung hinweisen, kann der Kode R63.6 angewendet werden.

Stellungnahme zu SEG-4 KDE 568: Konsens mit Kommentar: Die KDE ist formal bei Berücksichtigung der DKR und der Verschlüsselungshinweise im ICD-Katalog zu konsentieren. Sie steht allerdings im Widerspruch zur gängigen Kodierpraxis und der darauf basierenden Kalkulation der Fallpauschalen durch das InEK. Die DRG B67A wird u.a. durch die Kombination eines Parkinson mit Demenz (F02.3*) und den Diagnosen F06.0/F06.2 in der Tabelle B67-K5 angesteuert. Die Diskrepanz ist im Vorschlagsverfahren für 2018 aufzugreifen. (Stand 27.10.2016)

## Stolperfallen/Kritische Punkte:

Welche Hauptdiagnose ist bei Aufnahme zur PEG-Anlage bei Essverweigerung bzw. Essstörung infolge einer Demenz zu kodieren?

Gemäß DKR D002u, Abschnitt „Zuweisung der zugrunde liegenden Krankheit als Hauptdiagnose" ist zu unterscheiden, warum genau die stationäre Aufnahme erfolgte, was Symptom ist, was die zugrunde liegende Krankheit ist und was im Rahmen des stationären Aufenthaltes behandelt wurde.

Erfolgt die Aufnahme auf Grund einer Essverweigerung im Rahmen einer Demenz mit einer bereits vorliegenden Mangelernährung (s.a. IV.3): Die Essverweigerung ist als Symptom einzustufen, die Mangelernährung sowie die Demenz sind als Diagnosen einzustufen, wobei die Mangelernährung eine Komplikation bzw. Folge der Demenz ist. Da die PEG-Anlage nicht wirklich eine Behandlung der Demenz darstellt, sondern einer Folge derselben, ist die Mangelernährung als Hauptdiagnose festzulegen.

Erfolgt die Aufnahme auf Grund einer Essverweigerung im Rahmen einer Demenz, eine Mangelernährung ist jedoch nicht nachvollziehbar belegt: Der Kode R63.6 ist als Hauptdiagnose festzulegen.

Das gleiche Prinzip ist für Fälle mit Aufnahme zur PEG-Anlage auf Grund einer Schluckstörung im Rahmen einer Demenz mit oder ohne belegter Mangelernährung zu empfehlen.

## 1.4 Dokumentationshinweise

In der Dokumentation empfiehlt sich eine möglichst genaue ätiologische Zuordnung einer vorliegenden Demenz durch den ärztlichen Dienst.

# 2 Delir

## 2.1 Medizin-Shortcuts

### 2.1.1 Medizinische Erläuterung

Gemäß ICD handelt es sich bei einem Delir um ein ätiologisch unspezifisches hirnorganisches Syndrom. Charakterisiert ist dies durch gleichzeitig bestehende Störung des Bewusstseins einerseits und mindestens zwei der nachfolgend genannten Störungen andererseits: Störung der Aufmerksamkeit, der Wahrnehmung, des Denkens, des Gedächtnisses, der Psychomotorik, der Emotionalität und des Schlaf-Wach-Rhythmus. Die Dauer ist sehr unterschiedlich und der Schweregrad reicht von leicht bis zu sehr schwer.

Laut Pschyrembel ist ein Delir eine akute organisch bedingte Psychose mit qualitativer Bewusstseinsstörung in Form von Bewusstseinstrübung, Aufmerksamkeits-, Orientierungs- und Wahrnehmungsstörungen sowie affektiven und vegetativen Symptomen.

Hauptunterscheidungskriterien zur Demenz und zur Depression sind der (sub-)akute Beginn und der fluktuierende Verlauf des Delirs.

Vom Delir betroffen sind vor allem kritisch kranke, intensivmedizinisch betreute oder akut kranke geriatrische Patienten.

Man unterscheidet den hyperaktiven Typ (psychomotorische Unruhe, lautes Halluzinieren, Angst, vegetative Zeichen), den hypoaktiven Typ (scheinbare Bewegungsarmut, Patient nimmt keinen Kontakt zu Untersucher auf, Halluzinationen werden erst durch genaue Befragung deutlich, kaum vegetative Zeichen) und den Mischtyp.

Zum Teil werden dafür im klinischen Alltag auch die Bezeichnungen Hirnorganisches Psychosyndrom (HOPS) oder Durchgangssyndrom gebraucht.

### 2.1.2 Nachweis

Dokumentierte ärztliche Diagnosestellung (z.B. im Rahmen eines Konsils) oder Beleg durch einen Delir-Score.

### 2.1.3 Diagnostischer Aufwand

Psychiatrisches Konsil, Schädel-CT

### 2.1.4 Therapeutischer Aufwand

Medikamentöse Behandlung mit z.B. Haloperidol, Risperidon, Quetiapin, Olanzapin, Lorazepam, Pipamperon, Melperon, Clomethiatol

### 2.1.5 Pflegerischer Aufwand

Häufig entsteht viel Aufwand durch Ziehen von Magensonden, Zugängen, Drainagen, Harnwegskathetern u.ä. durch den unruhigen Patienten. Auch die engmaschige bzw. kontinuierliche Überwachung des Patienten wegen des Delirs kann als Aufwand gelten.

## 2.2 Klassifikation

*ICD-10 GM 2024:*

| | | |
|---|---|---|
| F05.0 | Delir ohne Demenz | CCL |
| F05.1 | Delir bei Demenz | CCL |
| F05.8 | Sonstige Formen des Delirs | CCL |
| F05.9 | Delir, nicht näher bezeichnet | CCL |

## 2.3 Kodierpraxis

### 2.3.1 Praktisches Vorgehen

Zur Kodierung eines Delirs sollte eine entsprechende ärztliche Diagnosestellung vorliegen. Alternativ kann die Diagnose auch durch die Dokumentation eines entsprechenden Delir-Scoresystems belegt werden.

Ein postoperatives Delir ist mit F05.8 anzugeben.

Beim Auftreten eines Delirs bei Demenz F05.1 kann zusätzlich der Kode für die Demenz kodiert werden.

### 2.3.2 Fachliche Bewertung

#### MD:

SEG-4 KDE 548: Ein postoperatives „Durchgangssyndrom" mit eingeschränktem Bewusstsein, Agitiertheit und gestörtem Schlaf-Wach-Rhythmus ist als postoperatives Delir mit F05.8 zu kodieren.

SEG-4 KDE 220: Ein Alzheimer-Patient kommt agitiert, spuckt, schlägt etc. Die Voraussetzungen zur Kodierung eines Delirs sind bei diesem Patienten nicht erfüllt, es ist nur die Alzheimer-Demenz zu kodieren.

Rückmeldung zu FoKA-Dissens: Die im Beispiel geschilderte Symptomatik der Agitation/Aggression gehört zu den typischen Verhaltensstörungen bei Demenzkranken.

#### FoKA:

Stellungnahme zu SEG-4 KDE 548: Konsens.

Stellungnahme zu SEG-4 KDE 220: Dissens. Es lag ein Delir vor.

#### Stolperfallen/Kritische Punkte:

Alleinige Dokumentation von „Verwirrtheit" oder „Desorientiertheit" ist zu ungenau und wird daher in der Regel im Rahmen von Prüfungen nicht anerkannt.

Das Vorliegen einer Bewusstseinsstörung mit akutem Beginn und Fluktuationen sowie zwei weiterer Störungen aus der Aufzählung des ICD (s.a. unter „Medizinischer Erläuterung") sind notwendig. Diese werden am besten durch Delir-Scoringsysteme erfasst.

Im ICD-Bereich F05.- ist das Delirium tremens, alkoholbedingt oder nicht näher bezeichnet exkludiert. Dieses ist mit F10.4 abzubilden.

## 2.4 Dokumentationshinweise

Es empfiehlt sich der Einsatz eines Delir-Scoringsystems zur Erkennung eines Delirs sowie auch zum Beleg desselben.

Beispiele hierfür sind: Delirium Detection Score DDS, Confusion Assessment Method CAM, Nursing Delirium Screening Scale Nu-DESC, Delirium Observation Scale DOS. Für die Intensivstation eignen sich CAM-ICU und die Intensive Care Delirium Screening Checklist ICDSC.

# 3 Psychische und Verhaltensstörungen durch psychotrope Substanzen

## 3.1 Medizin-Shortcuts

### 3.1.1 Medizinische Erläuterung

Jede von außen zugeführte Substanz, die eine Veränderung der Psyche und des Bewusstseins über zentralnervöse Prozesse bewirkt, wird als psychotrop bezeichnet. Das ausgelöste Wirkungsspektrum ist breit und reicht von Euphorie, Stimulation, Verstärkung von Sinnesreizen, bis zu Analgesie und Sedierung. Akute Vergiftungszustände sind vital bedrohliche Situationen mit dem Risiko von Atemstillstand, Herz-Kreislaufstillstand, Selbst- und Fremdgefährdung.

***Substanzklassen:***

- Alkohol
- Opioide: natürliche oder (halb-)synthetische Stoffe, die als Rauschmittel verwendet werden u./o. medizinisch als Schmerzmittel eingesetzt werden. Typische Vertreter bei Rauschmitelverwendungen sind Heroin, Morphin, Codein und Oxycodon. Typische Vertreter in der Medizin sind Hydromorphon, Buprenorphin, Fentanyl, Tilidin, Tramadol.
- Cannabinoide: Bekanntester Vertreter ist THC Tetrahydrocannabinol.
- Sedativa und Hypnotika: Beruhigende und schlafördernde Wirkung, in höherer Dosierung erfolgt die Ausschaltung der bewussten Wahrnehmung. Es gibt unterschiedliche Substanzklassen wie Benzodiazepine (z.B. Diazepam), Antidpressiva (z.B. Doxepin), Neuroleptika (z.B. Promethazin), Barbiturate (Phenobarbital).
- Stimulanzien: Kokain, Amphetamine (Crystal Meth, Speed), MDMA (Ecstasy), Koffein
- Halluzinogene: LSD, Psilocybin (in bestimmten Pilzen = Zauberpilze), Meskalin, PCP (Angel Dust)
- Tabak bzw. Nikotin (auch Snus)
- Flüchtige Lösungsmittel: sogenannte Schnüffelstoffe, enthalten in Leimen, Klebstoffen, Lacken etc.
- Sonstige: Lachgas (Distickstoffmonoxid), in den letzten Jahren zunehmend als Partydroge verwendet

Die ausgelösten Gesundheitsstörungen werden u.a. unterteilt in akute Vergiftung (Intoxikation), Abhängigkeitssyndrom, Entzugssyndrom ohne und mit Delir, psychotische Störungen, amnestisches Syndrom, Restzustand. Erklärende Erläuterungen zu jedem einzelnen Begriff sind in der ICD-Klassifikation ausführlich dargestellt.

### 3.1.2 Nachweis

Entsprechend dokumentierte ärztliche Diagnosestellung. Labornachweise bei akuter Intoxikation.

### 3.1.3 Diagnostischer Aufwand

Psychiatrisches Konsil, Drogen-Screen

### 3.1.4 Therapeutischer Aufwand

Prophylaxe oder medikamentöse Behandlung eines Entzugsyndroms z.B. durch Clonidin, Diazepam, Haloperidol bei Alkoholkrankheit.
Vitamin B1 (Thiamin)-Gabe bei Alkoholkrankheit oder Alkoholmissbrauch.

### 3.1.5 Pflegerischer Aufwand

Überwachung der Vitalparameter, häufig auch auf Intensivstation oder Intermediate Care Station. Pflegerische Unterstützungen in allen Bereichen möglich.

## 3.2 Klassifikation

*ICD-10 GM 2024:*

| Dreisteller: Substanzklassen | | CCL der Viersteller |
|---|---|---|
| **F10.-** | Alkohol | Alle von .1 bis .8 |
| **F11.-** | Opioide | Alle |
| **F12.-** | Cannabinoide | Alle von .3 bis .9 |
| **F13.-** | Sedativa oder Hypnotika | Alle |
| **F14.-** | Kokain | Alle |
| **F15.-** | Andere Stimulanzien, einschließlich Koffein | Alle |
| **F16.-** | Halluzinogene | Alle |
| **F17.-** | Tabak | Keine |
| **F18.-** | Flüchtige Lösungsmittel | Alle |
| **F19.-** | Multipler Substanzgebrauch, Konsum anderer psychotroper Substanzen | Alle |

| Vierte Stelle: Bezeichnung der Gesundheitsstörung | | |
|---|---|---|
| .0 | Akute Intoxikation (akuter Rausch) | |
| .1 | Schädlicher Gebrauch | |
| .2 | Abhängigkeitssyndrom | |
| .3 | Entzugssyndrom | |
| .4 | Entzugssyndrom mit Delir | |
| .5 | Psychotische Störung | |
| .6 | Amnestisches Syndrom | |
| .7 | Restzustand und verzögert auftretende psychotische Störung | |
| .8 | Sonstige psychische und Verhaltensstörung | |
| .9 | Nicht näher bezeichnete psychische und Verhaltensstörung | |
| Kodes für Folgeerkrankungen einer Alkoholkrankheit | | |
| E51.2 | Wernicke-Enzephalopathie | CCL |
| G31.2 | Degeneration des Nervensystems durch Alkohol | |
| G62.1 | Alkohol-Polyneuropathie | |

*Sekundärkodes zur Angabe der Art des Konsums*

| | | |
|---|---|---|
| U69.3-! | Sekundäre Schlüsselnummern für die Art des Konsums psychotroper Substanzen bei durch diese verursachten psychischen und Verhaltensstörungen | |
| U69.30! | Intravenöser Konsum von Heroin | |
| U69.31! | Nichtintravenöser Konsum von Heroin | |
| U69.32! | Intravenöser Konsum sonstiger psychotroper Substanzen | |
| U69.33! | Intravenöser Konsum (Meth-)Amphetamin-haltiger Stoffe | |
| U69.34! | Nichtintravenöser Konsum (Meth-)Amphetamin-haltiger Stoffe | |
| U69.35! | Intravenöser Konsum sonstiger Stimulanzien, außer Koffein | |
| U69.36! | Nichtintravenöser Konsum sonstiger Stimulanzien, außer Koffein | |

## 3.3 Kodierpraxis

### 3.3.1 Praktisches Vorgehen

Die spezielle Kodierrichtlinie 0501e sowie die ausführlichen erläuternden Hinweise der ICD-Klassifikation sind zu beachten.

Wenn mehr als ein Viersteller im zu kodierenden Fall zutreffend ist, z.B. wenn eine akute Intoxikation im Rahmen eines Abhängigkeitssyndroms vorliegt, so sind alle diese Viersteller zu kodieren.

Bei der sogenannten Polytoxikomanie ist F19.- nur dann zu kodieren, wenn nicht herausgefunden werden kann, welche Substanzen konsumiert/verwendet werden/wurden.

Der Viersteller .1 Schädlicher Gebrauch ist immer dann zu verwenden, wenn ein Zusammenhang einer Erkrankung zu einem Substanzmissbrauch im konkreten Fall hergestellt wird. Dieser Kode ist jedoch nicht anzuwenden bei für den entsprechenden Substanzgebrauch spezifischen Erkrankungen, v.a. ein Abhängigkeitssyndrom und psychotische Störungen.

Eine Überdosierung von (verordneten und nicht verordneten) Medikamenten wird nicht mit den Kodes aus F10-F19 kodiert sondern mit einem Kode aus dem Bereich T36-T50 (Kapitel XIX der ICD-Klassifikation).

Die *versehentliche Aufnahme und Intoxikation* von Alkohol z.B. bei einem Kleinkind ist mit T51.0 Toxische Wirkung: Äthanol abzubilden. Bei jeder bewusst herbeigeführten Alkoholintoxikation ist F10.0 zu verwenden.

Ein Korsakow-Syndrom infolge Alkoholabhängigkeit wird mit F10.6 kodiert.

Eine Alkohol-Demenz wird mit F10.7 kodiert (s.a. V.1 Demenz).

Eine Wernicke-Enzephalopathie entsteht durch einen Vitamin B1 (Thiamin)-Mangel, am häufigsten bei chronischer Alkoholkrankheit. Sie wird mit E51.2 kodiert.

Eine Alkohol-Polyneuropathie ist mit G62.1 zu kodieren. Hierunter wäre nicht die durch Thiamin-Mangel bedingte Symptomatik, sondern die toxische Auswirkung des Alkohols zu verstehen.

Die Bedeutung und Anwendung von G31.2 Degeneration des Nervensystems durch Alkohol ist nicht ganz einfach. Die Einordnung innerhalb der ICD-Klassifikation in der Gruppe, in der auch Alzheimer-Erkrankung, Morbus Pick und Lewy-Körper-Krankheit zu finden sind, macht deutlich, dass es um eine meist auch bildgebungstechnisch nachweisbare Degeneration von Gehirn und/oder Kleinhirn handelt. Laut ICD-Klassifikation ist auch eine durch Alkohol verursachte autonome Dysfunktion mit diesem Kode gemeint. Demgegenüber sind für die psychischen Auswirkungen dieser Schäden die entsprechenden Viersteller von F10.- zu verwenden.

Eine Alkohol-Embryopathie (des Patienten) wird mit Q86.0 kodiert, andere Schädigungen des Fötus oder Neugeborenen durch Alkoholkonsum der Mutter werden mit P04.3 abgebildet, Schädigungen durch anderen Substanzmissbrauch der Mutter mit P04.4, Entzugssyndrome des Neugeborenen durch Substanzmissbrauch der Mutter mit P96.1.

## 3.3.2 Fachliche Bewertung

### MD:

SEG-4 KDE 14: Abgrenzung von F10.0 gegenüber T51.0. In Kapitel XIX der ICD-10-GM sind Verletzungen, Vergiftungen und bestimmte andere Folgen äußerer Ursachen (S00 – T98) aufgelistet. Darunter fallen aus unserer Sicht z.B. Chemieunfälle mit Alkohol. Auch für die Vergiftung durch Arzneimittel in Verbindung mit Alkohol käme T51.0, dann allerdings nur als Nebendiagnose, in Frage (s. DKR 1918a). Der Kode T51.0 schließt explizit aus: Akuter Alkoholrausch oder Alkoholnachwirkung, „Kater" (F10.0), Pathologischer Rausch (F10.0), Trunkenheit (F10.0). In Kapitel V der ICD-10-GM werden mit den Schlüsselnummern F10.0.- bis F19 Psychische und Verhaltensstörungen durch psychotrope Substanzen abgebildet. Die verursachenden Substanzen (z.B. Alkohol) werden durch die 3. Stelle kodiert, die klinischen Erscheinungsbilder (z.B. akute Intoxikation, Missbrauch oder Abhängigkeit) durch die 4. Stelle beschrieben. Der Kode F10.0 schließt alle Formen des Alkoholrausches (Akute Intoxikation [akuter Rausch], akuter Rausch bei Alkoholabhängigkeit, pathologischer Rausch, Rausch o.n.A.) ein. Daher sind die entsprechenden Krankenhausfälle mit dieser Schlüsselnummer korrekt kodiert.

SEG-4 KDE 142: Frage: Ist im Fall eines Patienten, bei dem anamnestisch eine Alkoholabhängigkeit bestand und bei dem alkoholische Folgeerkrankungen (chronische Pankreatitis, Leberzirrhose) vorliegen, der aber nach Therapie seit einem Jahr abstinent ist, der ICD-Kode F10.2 Psychische und Verhaltensstörung durch Alkohol: Abhängigkeitssyndrom als Nebendiagnose anzugeben? Antwort: Wenn keine diesbezüglichen spezifischen Maßnahmen erfolgen, kann bei einem alkoholabstinenten Patienten der ICD-Kode F10.2 Psychische und Verhaltensstörung durch Alkohol, Abhängigkeitssyndrom nicht als Nebendiagnose angegeben werden. Alkoholassoziierte Folgeerkrankungen sind als Nebendiagnose spezifisch zu verschlüsseln, sofern sie relevant i.S. der DKR sind.

### FoKA:

Stellungnahme zu SEG-4 KDE 14: Konsens mit Kommentar: Gemäß DKR 1918a ist nicht festgelegt, dass der ICD-Kode [T51.0] nur als Nebendiagnose kodiert werden muss, sondern kann auch gemäß DKR D002i als konkurrierende HD als Hauptdiagnose kodiert werden. Die Unterscheidung der beiden Kodes F10.0 und T51.0 erfolgt im ICD-10 über die Ursache der Alkoholaufnahme: bei einer akzidentellen Ingestion (z.B. Chemieunfall, Kleinkinder) wird T51.0, bei bewusster Aufnahme F10.0 kodiert. (Hinweis: Letzte Bearbeitung des Kommentars 03.12.2010; die erwähnte DKR 1918a ist mittlerweile gestrichen.)

Stellungnahme zu SEG-4 KDE 142: Konsens.

### Stolperfallen/Kritische Punkte:

**Alkohol und Krampfanfälle:**

Sowohl die akute Alkoholintoxikation wie auch ein Alkoholentzug können Krampfanfälle auslösen. Außerdem kann Alkoholgenuss auch ohne eine Intoxikation einen Krampfanfall auslösen, einen sogenannten Gelegenheitsanfall.

Zu empfehlen ist folgendes Vorgehen bei der Kodierung:

---

**MD-safe:**

Die Aufnahme erfolgt auf Grund einer eindeutigen Alkoholintoxikation, in deren Rahmen es zu einem Krampfanfall kommt: Hauptdiagnose ist F10.0, als Nebendiagnose kann G40.5 *Spezielle epileptische Syndrome* angegeben werden. (Keine gegenteiligen Anweisungen von ICD oder DKR)

---

**MD-safe:**

Die Aufnahme erfolgt auf Grund eines Alkoholentzugssyndroms. Im diesem Zusammenhang kommt es zu einem Krampfanfall. Hauptdiagnose ist F10.3, als Nebendiagnose kann G40.5 *Spezielle epileptische Syndrome* angegeben werden. Außerdem ist F10.2 für die vorliegende Alkoholabhängigkeit anzugeben.

---

**Streitpotenzial:**

Die Aufnahme erfolgt auf Grund eines Krampfanfalls, der in Zusammenhang mit Alkoholgenuss steht. Es liegen keine Hinweise auf eine Intoxikation vor. Es erfolgt keine antikonvulsive Einstellung. Die Hauptdiagnose ist mit G40.5 Spezielle epileptische Syndrome (Epileptische Anfälle in Zusammenhang mit z.B. Alkohol oder Schlafentzug) anzugeben.

## 3.4 Dokumentationshinweise

Die Dokumentation der vom Patienten verwendeten Substanzen im Rahmen einer Substanzabhängigkeitserkrankung sollte im Einzelnen festgehalten werden. Beim Auftreten von Krampfanfällen sollte der (vermutete) Auslöser eindeutig benannt werden, z.B. ob es sich um ein Entzugssyndrom handelte oder ob er als Gelegenheitsanfall eingestuft wird.

# 4 Depressive Störungen

## 4.1 Medizin-Shortcuts

### 4.1.1 Medizinische Erläuterung

Depressive Störungen sind psychische Störungen mit den Kennzeichen gedrückte Stimmung, Antriebslosigkeit, Interessenverlust und verminderte Leistungsfähigkeit. Von einer unipolaren Depression spricht man wenn depressive Phasen auftreten, jedoch keine Manischen. Treten neben depressiven Phasen auch solche mit grundloser, übermäßig gehobener und distanzloser Stimmung auf, so spricht man von einer bipolaren Störung. Die depressiven Episoden können als leicht, mittelgradig oder schwer, mit oder ohne psychotische Symptome eingeteilt werden. Die meisten depressiven Episoden bilden sich unter Therapie innerhalb einiger Monate zurück, das Rückfallrisiko nach einer ersten Episode beträgt jedoch etwa 50%, bei schweren Episoden sogar bis 75%. Der Schweregrad einer depressiven Episode wird anhand der Anzahl von Haupt- und Nebensymptomen bestimmt.

### 4.1.2 Nachweis

Dokumentierte ärztliche Diagnosestellung (z.B. im Rahmen eines Konsils)

### 4.1.3 Diagnostischer Aufwand

Psychiatrisches oder neurologisches Konsil

### 4.1.4 Therapeutischer Aufwand

Medikamentöse Behandlung mit Antidepressiva (auch weitergeführte)

### 4.1.5 Pflegerischer Aufwand

Es gibt keinen pflegerischen Aufwand, der allein ohne weitere Maßnahmen die Kodierung rechtfertigt.

## 4.2 Klassifikation

*ICD-10 GM 2024:*

| | | |
|---|---|---|
| F32.0 | Leichte depressive Episode | |
| F32.1 | Mittelgradige depressive Episode | |
| F32.2 | Schwere depressive Episode ohne psychotische Symptome | CCL |
| F32.3 | Schwere depressive Episode mit psychotischen Symptomen | CCL |
| F32.8 | Sonstige depressive Episoden | |
| F32.9 | Depressive Episode, nicht näher bezeichnet | |
| F33.0 | Rezidivierende depressive Störung, gegenwärtig leichte Episode | |
| F33.1 | Rezidivierende depressive Störung, gegenwärtig mittelgradige Episode | |
| F33.2 | Rezidivierende depressive Störung, gegenwärtig schwere Episode ohne psychotische Symptome | CCL |
| F33.3 | Rezidivierende depressive Störung, gegenwärtig schwere Episode mit psychotischen Symptomen | CCL |
| F33.4 | Rezidivierende depressive Störung, gegenwärtig remittiert | |
| F33.8 | Sonstige rezidivierende depressive Störungen | CCL |
| F33.9 | Rezidivierende depressive Störung, nicht näher bezeichnet | CCL |

## 4.3 Kodierpraxis

### 4.3.1 Praktisches Vorgehen

Für die spezifische Kodierung einer Depression bzw. einer depressiven Episode wird eine spezifische Information bezüglich der vorliegenden depressiven Erkrankung benötigt. Rückschlüsse auf der Basis einer vorliegenden Medikation dürfen nicht gezogen werden.

Liegt lediglich die Information vor, dass bei dem Patienten eine Depression vorbekannt ist und gibt es einen entsprechenden Ressourcenverbrauch (z.B. in Form einer Medikation), so kann nur der Kode F32.9 zur Anwendung kommen. Verfügt man zumindest über die Angabe, dass eine rezidivierende Depression bzw. depressive Störung bekannt ist, kann F33.9 kodiert werden.

Bei Patienten, bei denen eine rezidivierende Depression vorbekannt ist, die aber aktuell keine entsprechende Symptomatik aufweisen, ist F33.4 zu verwenden.

Für alle anderen spezifischen Kodes aus F32.- bzw. F33.- muss ein aktueller (Konsil-)Befund eines Arztes oder Psychologen mit den entsprechenden Angaben bzw. Einordnungen vorliegen.

## 4.3.2 Fachliche Bewertung

### MD:

Es existiert keine SEG-4 Empfehlung zum Thema.

### FoKA:

Es existiert keine FoKA Empfehlung zum Thema.

# VI Krankheiten des Nervensystems

## 1 Krampfanfälle, Epilepsie

### 1.1 Medizin-Shortcuts

#### 1.1.1 Medizinische Erläuterung

**Ein epileptischer Krampfanfall** ist eine pathologische unregulierte Entladung mit Entstehung in der Großhirnrinde, die die normale Hirnfunktion unterbricht. Prinzipiell kann sich dies in jedem Gehirn ereignen, da bei jedem eine individuelle Krampfbereitschaft vorliegt. Ein Krampfanfall bewirkt Symptome wie ein verändertes Bewusstsein, Missempfindungen, fokale unwillkürliche Bewegungen oder ausgedehnte heftige unwillkürliche Kontraktion der Willkürmuskulatur (Konvulsion). Die Dauer liegt in der Regel bei unter zwei Minuten, der Patient benötigt jedoch 15–30 Minuten, bis er wieder voll orientiert ist. Im Anfall sind die Augen geöffnet.

**Epilepsie**: Chronische Störung des Gehirns, die durch wiederkehrende (≥ 2) nichtprovozierte Krampfanfälle gekennzeichnet ist. Man unterscheidet zwischen der idiopathischen Epilepsie, bei der keine strukturelle Ursache im Gehirn vorliegt, und der symptomatischen Epilepsie mit z.B. Tumoren, Fehlbildungen oder Ischämien im Gehirn. Auch nach einem erstmaligen Krampfanfall kann bereits eine Epilepsie festgestellt werden, wenn die Zusammenschau aller Aspekte einschließlich Zusatzuntersuchungen wie EEG und MRT erwarten lassen, dass erneute Krampfanfälle auftreten werden.

**Nichtepileptische Krampfanfälle**: Bei Patienten mit psychiatrischen Erkrankungen kann es zu psychogenen nichtepileptischen Krampfanfällen kommen. Sie erscheinen ähnlich wie epileptische Krampfanfälle, die Bewegungen folgen jedoch nicht einem typischen Muster; die Augen sind dabei in der Regel im Gegensatz zu einem epileptischen Krampfanfall geschlossen. Es liegen keine ungewöhnlichen elektrischen Entladungen des Gehirns vor.

**Gelegenheitsanfälle**: Als Gelegenheitsanfälle (akute epileptische Reaktion) werden epileptische Anfälle bezeichnet, die unter bestimmten Umständen auftreten, ohne dass eine anhaltende Funktionsstörung des Gehirns besteht. Einen Gelegenheitsanfall kann prinzipiell jeder bekommen. Auslöser sind z.B. Alkoholexzess, Alkoholentzug bei Alkoholabhängigkeit, Schlafentzug, Hypoglykämie, Medikamente, Entzündungen des Gehirns etc. Auch Fieberkrämpfe bei Kindern zählen hierzu. Andere Begriffe, die dafür gebraucht werden sind: Okkasionsanfall, symptomatischer Anfall, provozierter Anfall.

Epileptische Krampfanfälle werden eingeteilt in partielle oder generalisierte Anfälle.

**Partielle (fokale) Anfälle**: Sie werden meistens durch eine strukturelle Ursache ausgelöst. Die überschießende elektrische Entladung im Gehirn liegt (zunächst) fokal. Bei einfachen fokalen Anfällen bleibt das Bewusstsein erhalten. Bei komplex fokalen Anfällen ist das Bewusstsein gestört, aber nicht vollständig verloren. Zu einer sekundären Generalisierung kommt es wenn sich die elektrischen Entladungen über das gesamte Gehirn bilateral ausbreiten.

**Generalisierte Anfälle**: Von Beginn diffus über das gesamte Gehirn stattfindende elektrische Entladungen. Das Bewusstsein ist außer bei myoklonischen Anfällen nicht erhalten. Hierzu zählen infantile Spasmen, Absencen, tonisch-klonische, tonische und atonische Krampfanfälle, myoklonische Krampfanfälle.

Bei einem tonischen Krampfanfall kommt es zu einer anfallsweisen Versteifung von Muskeln, bei einem tonisch-klonischen liegen sowohl eine Versteifung von Muskeln wie auch ein rhythmisches Zucken von Armen und Beinen vor. Bei atonischen Anfällen lässt die Muskelkraft ganz plötzlich und ohne vorherige Anzeichen nach.

**Grand Mal-Anfall**: Generalisierter tonisch-klonischer Anfall mit typischem Ablauf in drei Phasen (Tonische Phase, klonische Phase, Nachphase). Kommt bei ca. der Hälfte vor und ist auch die häufigste Anfallsform bei Gelegenheitskrämpfen.

**Petit Mal-Anfall**: Alter Name für Absencen. Es handelt sich um abrupt eintretende und plötzlich endende Bewusstseinsverluste mit einer Dauer von in der Regel 3–30 Sekunden. Sie werden weiter in typisch und atypisch sowie in einfache und komplexe Absencen unterteilt.

Die meisten Krampfanfälle bilden sich in kurzer Zeit spontan zurück und bedürfen deshalb keiner akuten medikamentösen Behandlung. Wenn möglich sollte eine vorliegende Ursache beseitigt werden, Situationen, in denen ein Bewusstseinsverlust bedrohlich sein könnte, wie auch Krampfschwellen erniedrigende Medikamente sollten vermieden werden, und es erfolgt eine medikamentöse antikonvulsive Behandlung, d.h. zur Vermeidung von weiteren Krampfanfällen.

**Status epilepticus:** Bei einem Status epilepticus handelt es sich um einen andauernden Krampfanfall (> 5 Minuten bei generalisiertem tonisch-klonischem Anfall, > 20–30 Minuten bei Absence oder fokalem Anfall) oder um wiederholte epileptische Anfälle in diesem Zeitraum. Es wird zwischen einem konvulsiven und einem nicht-konvulsiven Status epilepticus unterschieden. Beim **generalisierten konvulsiven Status** dauert der Anfall länger als 5–10 Minuten oder es handelt sich um 2 oder mehr Anfälle, zwischen denen der Patient das Bewusstsein nicht vollständig wiedererlangt. Zum **nicht-konvulsiven Status** gehören sowohl ein komplexer fokaler Status wie auch ein Absence-Status epilepticus. Hier liegt die Zeitgrenze bei 20–30 Minuten, die der Anfall oder die Anfallsserie dauern muss, damit man von einem Status sprechen kann. Anfälle, die nach Gabe von zwei unterschiedlichen Antikonvulsiva persistieren, nennt man refraktärer Status epilepticus. Ein Status epilepticus bedarf als Notfallsituation umfangreicher Therapiemaßnahmen, die bis zur Schutzintubation mit Beatmung reichen können.

### 1.1.2 Nachweis

Ärztliche (neurologische) Diagnosestellung, anamnestisch vorbekanntes Anfallsleiden.

### 1.1.3 Diagnostischer Aufwand

EEG, Video-EEG, ggf. auch Schädel-CT, Schädel-MRT

### 1.1.4 Therapeutischer Aufwand

Antikonvulsive Therapie, bei Status epilepticus möglicherweise auch Intubation und Beatmung.

### 1.1.5 Pflegerischer Aufwand

Ggf. intensivmedizinische Betreuung bei Status epilepticus.

## 1.2 Klassifikation

*ICD-10 GM 2024:*

| | | |
|---|---|---|
| **G40.0-** | Lokalisationsbezogene (fokale) (partielle) **idiopathische** Epilepsie und epileptische Syndrome mit fokal beginnenden Anfällen | |
| **G40.1** | Lokalisationsbezogene (fokale) (partielle) symptomatische Epilepsie und epileptische Syndrome mit einfachen fokalen Anfällen | |
| **G40.2** | Lokalisationsbezogene (fokale) (partielle) symptomatische Epilepsie und epileptische Syndrome mit komplexen fokalen Anfällen | |
| **G40.3** | Generalisierte **idiopathische** Epilepsie und epileptische Syndrome | CCL |
| **G40.4** | Sonstige generalisierte Epilepsie und epileptische Syndrome | |
| **G40.5** | Spezielle epileptische Syndrome | |
| **G40.6** | Grand-Mal-Anfälle, nicht näher bezeichnet (mit oder ohne Petit-Mal) | CCL |
| **G40.7** | Petit-Mal-Anfälle, nicht näher bezeichnet, ohne Grand-Mal-Anfälle | |
| **G40.8** | Sonstige Epilepsien | |
| **G40.9** | Epilepsie, nicht näher bezeichnet | |
| **G41.0** | Grand-Mal-Status | CCL |
| **G41.1** | Petit-Mal-Status | CCL |
| **G41.2** | Status epilepticus mit komplexfokalen Anfällen | CCL |
| **G41.8** | Sonstiger Status epilepticus | CCL |
| **G41.9** | Status epilepticus, nicht näher bezeichnet | CCL |
| **R56.0** | Fieberkrämpfe | CCL |
| **R56.8** | Sonstige und nicht näher bezeichnete Krämpfe | CCL |

## 1.3 Kodierpraxis

### 1.3.1 Praktisches Vorgehen

Fieberkrämpfe bei Kindern werden mit R56.0 kodiert. Hier ist die DKR 1805f zu beachten, nach der R56.0 nur dann als Hauptdiagnose anzugeben ist, wenn keine Ursache wie z.B. eine Pneumonie oder ein anderer Infektionsherd bekannt ist.

Ist nicht klar, ob es sich um einen epileptischen Anfall oder einen nichtepileptischen Anfall handelt, wird mit R56.8 kodiert (Krampf bzw. Krampfanfall ohne nähere Angabe).

Sowohl epileptische Krampfanfälle als auch die Epilepsie sind unter G40.- klassifiziert. Dies trifft auch auf Gelegenheitsanfälle außer auf Fieberkrämpfe zu.

Alkoholentzugskrämpfe sollten mit F10.3 kodiert werden. Die ICD-Klassifikation gibt an dieser Stelle (F10.3) keine zusätzliche Angabe eines weiteren Kodes vor.

Steht ein epileptischer Krampfanfall jedoch nicht in einem Zusammenhang mit einem Alkoholentzug, sondern mit akutem Alkoholkonsum, so sollte mit G40.5 kodiert werden. Mit diesem Kode sind auch Gelegenheitsanfälle im Zusammenhang mit Stress, Schlafentzug, Medikamenten, hormonellen Veränderungen (z.B. Menstruation) abzubilden. Die Verwendung dieses Kodes bedeutet jedoch nicht, dass eine Epilepsie vorliegt.

Die idiopathischen Epilepsieformen sind je nach vorliegender Spezifizierung mit den Kodes aus G40.0- und G40.3 abzubilden.

Fokale Anfälle sind mit G40.1 bei einfachen und mit G40.2 bei komplexen Anfällen zu kodieren. Sekundär generalisierte fokale Anfälle sind ebenfalls in G40.2 eingeschlossen. Diese Kodes finden sehr häufig Verwendung bei Patienten mit (Zustand nach) Schlaganfällen, Hirntumoren, oder Aneurysmen.

Der Kode G40.6 kann verwendet werden, wenn eindeutig ein Grand Mal bzw. ein tonisch-klonischer Anfall vorgelegen hat, aber keine nähere Einordnung getroffen werden kann oder vorliegt.

Die Verwendung des Kodes G40.9 sollte sich beschränken auf Patienten, bei denen eine Epilepsie-Erkrankung anamnestisch vorbekannt ist, aber keinerlei nähere konkrete Information dazu vorliegt, außer dass eine Medikation weitergeführt wird.

Ein epileptischer Status ist nach der jeweils zugehörigen Epilepsieform zu kodieren.

Eine zusätzlich vorliegende Todd'sche Parese ist mit G83.8 zusätzlich anzugeben. Diese tritt bei fokalen Anfällen postiktal auf und muss bei längerer Dauer zur akuten Hirnischämie abgegrenzt werden.

### 1.3.2 Fachliche Bewertung

#### MD:

SEG-4 KDE 83: Bei einem Zustand nach ischämischem Insult mit komplexen fokalen Anfällen kann neben G40.2 auch I69.3 Folgen eines Hirninfarktes kodiert werden.

#### FoKA:

Stellungnahme zu SEG-4 KDE 83: Konsens

Anfrage 280: Korrekte Kodierung der Hauptdiagnose bei tonisch klonischem Krampfanfall durch Alkohol (Entzugskrampf bei Alkoholabhängigkeit): Ein

Krampfanfall bei Alkoholisierung ist mit G40.5 Spezielle epileptische Syndrome zu verschlüsseln.

Bei einer vorbekannten oder im Aufenthalt durch EEG oder bildgebende Diagnostik mit Fokus-Nachweis diagnostizierten Epilepsie ist ein Kode aus G40.- zu verwenden. Dabei ist es unerheblich, ob der Krampfanfall durch Alkoholeinfluss oder Alkoholentzug ausgelöst wurde. Bei Alkoholentzug (mit Entzugssymptomatik entsprechend der Hinweise zum ICD-Kode) kann ein Kode aus F10.- zusätzlich angegeben werden. Die Auswahl der Hauptdiagnose ist in diesem Fall vom Ressourcenverbrauch abhängig.

Wurde der Krampfanfall durch einen Alkoholentzug ausgelöst, ohne dass ein spezielles epileptisches Syndrom nachgewiesen werden kann, handelt es sich um ein Entzugssyndrom, dass mit F10.3 zu kodieren ist. Der Kode R56.8 Sonstige und nicht näher bezeichnete Krämpfe kann zur vollständigen Abbildung der Erkrankung zusätzlich angegeben werden.

#### Stolperfallen/Kritische Punkte:

Die Bewertung, ob ein Status epilepticus vorgelegen hat, ist nicht immer eindeutig in den Krankenaktenunterlagen formuliert, vor allem wenn es sich nicht um einen generalisierten konvulsiven Status epilepticus handelt. Bei komplex-fokalen Anfällen oder Absencen kann man sich daher an dem Zeitraum, innerhalb dessen sich eine Anfallsserie abspielt, orientieren: Dauert diese nachweislich länger 30 Minuten kann man sicher von einem Status epilepticus ausgehen.

## 1.4 Dokumentationshinweise

Die Anamnese und die Beschreibung des Krampfgeschehens sollten ausführlich dokumentiert werden. Bei einer Anfallsserie sollte der Zeitrahmen in der Dokumentation erkennbar sein.

# 2 Hemiparese und Hemiplegie

## 2.1 Medizin-Shortcuts

### 2.1.1 Medizinische Erläuterung

**Hemiparese:** Inkomplette Lähmung einer Körperhälfte.

**Hemiplegie:** Vollständige Lähmung einer Körperhälfte, es besteht keine Restaktivität.

**Schlaffe Lähmung:** syn. denervierte oder periphere Lähmung. Schädigung des Unteren Motoneuron (LMN), welches im Vorderhorn des Rückenmarks sitzt. Die Axone der

LMN treten über die Spinalwurzel aus dem Rückenmark aus und verlaufen als periphere Nerven zu den Muskeln. Bei einer Schädigung entweder im Vorderhorn des Rückenmarks oder im weiteren Verlauf des Axon findet keine Reizübertragung zum Muskel statt. Kennzeichen sind Muskelhypotonie und -atrophie, Schwächung oder Aufhebung der Muskeleigenreflexe sowie Denervierungszeichen wie Faszikulationen und Fibrillationen.

**Spastische Lähmung**: syn. Spastik oder Spastizität oder zentrale Lähmung. Schädigung des Oberen Motoneuron (UMN) im ZNS. Die Zellkörper des UMN sitzen im Motorcortex, die Axone bilden die Pyramidenbahn und verlaufen zum Unteren Motoneuron (LMN). Eine Schädigung des UMN kann im Frühstadium noch schlaff imponieren; im Verlauf allerdings erhöhter Muskeltonus, gesteigerte Reflexe. Kennzeichen sind ein erhöhter Muskeltonus, gesteigerte Muskeleigenreflexe, Kloni sowie Pyramidenbahnzeichen wie z.B. der Babinski-Reflex.

Eine Hemiparese bzw. -plegie ist nicht als eigenständige Erkrankung zu betrachten sondern ist immer Folge einer Erkrankung bzw. Schädigung des Gehirns z.B. durch eine Hirnischämie oder Hirnblutung, Verletzungen, Entzündungen etc.

### 2.1.2 Nachweis

Befund der neurologischen Untersuchung. Dokumentation einer vorbestehenden (weiterhin vorliegenden) Hemiparese/-plegie in der Aufnahmeuntersuchung, Anamnese oder Pflegeaufnahmedokumentation.

### 2.1.3 Diagnostischer Aufwand

Schädel-CT, Schädel-MRT zur Ursachenklärung. Neurologisches Konsil.

### 2.1.4 Therapeutischer Aufwand

Physiotherapie. Ergotherapie.

### 2.1.5 Pflegerischer Aufwand

Jegliche Unterstützung in den ADLs auf Grund der Lähmung.

## 2.2 Klassifikation

*ICD-10 GM 2024:*

| | | |
|---|---|---|
| **G81.0** | Schlaffe Hemiparese und Hemiplegie | CCL |
| **G81.1** | Spastische Hemiparese und Hemiplegie | CCL |

| | | |
|---|---|---|
| G81.9 | Hemiparese und Hemiplegie, nicht näher bezeichnet | CCL |

## 2.3 Kodierpraxis

### 2.3.1 Praktisches Vorgehen

Jede frische Halbseitenlähmung kann in der Regel kodiert werden, da sie normalerweise Ressourcenverbrauch (Abklärung, Pflege) bedingt. Außerdem ist die verursachende Grunderkrankung anzugeben.

Bei einem Zustand nach Hirninfarkt oder Hirnblutung darf ein Kode G81.- gemäß DKR 0601i Punkt 2 nur dann kodiert werden, wenn die Halbseitenlähmung einen Ressourcenverbrauch bedingt. In diesem Fall ist außerdem ein Kode aus I69.- *Folgen einer zerebrovaskulären Krankheit* anzugeben.

### 2.3.2 Fachliche Bewertung

#### MD:

SEG-4 KDE 611: Ein Patient wird mit Verdacht auf Hirninfarkt aufgenommen. Begleitend liegen bei Aufnahme folgende Symptome vor: leichte Hemiparese links, leichte Sprechstörung, zentrale fasziale Parese. Multiple frische zerebrale Ischämien werden nachgewiesen. Der Patient wird einer Schlaganfallkomplexbehandlung zugeführt und erhält Logopädie zur Behandlung der Sprechstörung und Fazialisparese. Die Hemiparese ist mit G81.0, die Sprechstörung mit R47.1 und die zentrale Faszialisparese ist mit G83.6 zu verschlüsseln.

#### FoKA:

Stellungnahme zu SEG-4 KDE 611: Konsens.

#### Stolperfallen/Kritische Punkte:

Residuelle Halbseitenlähmungen bei Zustand nach Schlaganfall: Ressourcenverbrauch beachten, nur dann kodierfähig.

## 2.4 Dokumentationshinweise

Gute Dokumentation des diesbezüglichen Ressourcenverbrauchs bei residuellen Halbseitenlähmungen nach (altem) Schlaganfall. Grundsätzlich sollte auch dokumentiert werden, ob es sich um eine schlaffe oder spastische Lähmung handelt.

# 3 Paraparese und Paraplegie, Tetraparese und Tetraplegie

## 3.1 Medizin-Shortcuts

### 3.1.1 Medizinische Erläuterung

**Paraparese**: Inkomplette Lähmung zweier symmetrischer Extremitäten, z.B. obere Extremität (beide Arme) bzw. untere Extremität (beide Beine).

**Paraplegie**: Komplette Lähmung zweier symmetrischer Extremitäten; es besteht keine Restaktivität.

**Tetraparese und Tetraplegie**: Inkomplette bzw. komplette Lähmung aller vier Extremitäten.

Paraparese/-plegie und Tetraparese/-plegie können schlaff oder spastisch sein: Hierzu s.a. VI.3 Hemiparese und Hemiplegie.

Eine Para- bzw. Tetraparese/-plegie ist wie eine Hemiparese nicht als eigenständige Erkrankung zu betrachten. Die Ursachen sind vielfältig und reichen von traumatischen Schädigungen von Gehirn, Rückenmark oder spinalen Nervenwurzeln über entzündliche Erkrankungen, tumoröse Veränderungen bis hin zu erblichen oder erworbenen degenerativen Erkrankungen derselben.

Eine schlaffe Lähmung spricht für den Sitz der Schädigung im Bereich des Unteren Motoneuron, eine spastische für eine Schädigung des Oberen Motoneuron.

### 3.1.2 Nachweis

Befund der neurologischen Untersuchung. Dokumentation einer vorbestehenden (weiterhin vorliegenden) Para- bzw. Tetraparese/-plegie in der Aufnahmeuntersuchung, Anamnese oder Pflegeaufnahmedokumentation.

### 3.1.3 Diagnostischer Aufwand

Schädel-CT, Schädel-MRT zur Ursachenklärung. Neurologisches Konsil.

### 3.1.4 Therapeutischer Aufwand

Physiotherapie, Ergotherapie. Baclofen bei Spastik.

### 3.1.5 Pflegerischer Aufwand

Jegliche Unterstützung in den ADLs auf Grund der Lähmung.

## 3.2 Klassifikation

*ICD-10 GM 2024:*

| | | |
|---|---|---|
| G82.0- | Schlaffe Paraparese und Paraplegie | CCL |
| G82.1- | Spastische Paraparese und Paraplegie | CCL |
| G82.2- | Paraparese und Paraplegie, nicht näher bezeichnet | CCL |
| G82.3- | Schlaffe Tetraparese und Tetraplegie | CCL |
| G82.4- | Spastische Tetraparese und Tetraplegie | CCL |
| G82.5- | Tetraparese und Tetraplegie, nicht näher bezeichnet | CCL |
| G82.6-! | Funktionale Höhe der Schädigung des Rückenmarkes | |

*Angabe 5. Stelle bei G82.6-:*

| | | |
|---|---|---|
| .60! | C1-C3 | |
| .61! | C4-C5 | |
| 62.! | C6-C8 | |
| .63! | T1-T6 | |
| .64! | T7-T10 | |
| .65! | T11-L1 | |
| .66! | L2-S1 | |
| .67! | S2-S5 | |
| .69! | Nicht näher bezeichnet | |

*Angabe 5. Stelle bei G82.0- bis G82.5:*

| | |
|---|---|
| 0 | Akute komplette Querschnittlähmung nichttraumatischer Genese |
| 1 | Akute inkomplette Querschnittlähmung nichttraumatischer Genese |
| 2 | Chronische komplette Querschnittlähmung |
| 3 | Chronische inkomplette Querschnittlähmung |
| 9 | Nicht näher bezeichnet |

## 3.3 Kodierpraxis

### 3.3.1 Praktisches Vorgehen

Grundsätzlich sind die DKR 0603h für die nichttraumatische sowie die DKR 1910h für traumatische Querschnittlähmungen zu beachten.

Jede frische bzw. akut verschlechterte Para- bzw. Tetraparese/-plegie kann in der Regel kodiert werden, da sie üblicherweise Ressourcenverbrauch (zumindest diagnostische Abklärung) bedingt. Zusätzlich ist außerdem immer die verursachende Grunderkrankung anzugeben. Des Weiteren sind ggf. bei Vorliegen und Ressourcenverbrauch die Beeinträchtigung von Blasenfunktion (G95.80/82, N31.0 bis .2, N39.40) und Mastdarmfunktion (K59.2, R15) mit den entsprechenden Kodes anzugeben.

Zusätzlich ist dazu ein Kode aus G82.6- zur Angabe der Lokalisation der Rückenmarkschädigung zu kodieren. Bei allen Erkrankungen mit zerebraler Ursache der Lähmung, z.B. bei multipler Sklerose (ohne spinale Herde), wird hierbei G82.69! angegeben.

Wichtig ist auch die korrekte Angabe der 5. Stelle, d.h. die Unterscheidung zwischen akuter und chronischer (hierzu siehe DKR), inkompletter und kompletter Lähmung. Eine komplette Lähmung entspricht einer Plegie, die inkomplette einer Parese. Hierfür muss der entsprechende ärztliche Untersuchungsbefund bzw. die ärztliche Diagnosebezeichnung in den Unterlagen vorliegen.

Die Angabe als akute Querschnittslähmung führt unabhängig von der Hauptdiagnose in aller Regel in die Basis-DRG B61. Ausnahmen sind Fälle mit Polytrauma und hoher TISS-SAPS-Punktzahl, mit Organ- oder Stammzelltransplantation oder mit komplexer OR-Prozedur (DRG-Funktion KORP). Die DRG B61B ist eine individuell von jedem Krankenhaus zu vereinbarende DRG; viele Krankenhäuser vereinbaren hierfür Tagessätze. Die DRG B61A ist mit einer Bewertungsrelation und Grenzverweildauern im Fallpauschalenkatalog definiert.

Die Kodes aus G82.- sind nicht bei akuten Querschnittsyndromen infolge eines Traumas zu verwenden. Hier kommen die Kodes S14.-, S24.- und S34.- zum Einsatz. Nach Abschluss der Behandlung der akuten Erkrankung (s.a. DKR 1910t) beginnt die chronische Phase der Querschnittslähmung, bei der dann mit einem Kode aus G82.- kodiert wird.

Ebenso ist G82.- auch nicht bei Patienten mit infantiler Zerebralparese zu verwenden; diese wird mit einem Kode aus G80.- ohne zusätzlichen Kode aus G82.- abgebildet, da die Lähmung in G80.- inkludiert ist.

## 3.3.2 Fachliche Bewertung

### MD:

SEG-4 KDE 315: Problem: Ein Patient hat eine seit drei Jahren bekannte Multiple Sklerose mit (sekundär-)progredienter Verlaufsform mit sog. akkumulierendem Defizit (nicht vollständige Remission nach ursprünglich schubhaftem Verlauf). Es besteht eine beinbetonte spastische Tetraparese mit Rollstuhlpflichtigkeit. Wegen Progredienz der Defizite an der unteren Extremität wird der Patient zur intravenösen Methylprednisolon-Hochdosistherapie („Kortisonstoßtherapie") stationär aufgenommen. Ist im o.g. Fall nach den Vorgaben der DKR 0603 eine „akute" oder „chronische" Phase der beinbetonten Tetraparese zu kodieren? G82.40 oder G82.42? Antwort: Das Kriterium der DKR 0603, dass von einer chronischen Phase einer nicht traumatischen Lähmung gesprochen wird, wenn die Behandlung der akuten Erkrankung, die die Lähmung verursachte, abgeschlossen ist, kann im o.g. Fall der Multiplen Sklerose (MS) sowie bei anderen chronisch-entzündlichen Erkrankungen des zentralen oder peripheren Nervensystems (z.B. CIDP – chronische inflammatorische demyelinisierende Polyneuropathie) nicht herangezogen werden, da bei diesen die Behandlung der Grunderkrankung u.U. nie als endgültig abgeschlossen zu betrachten ist. Die Einschätzung, ob es sich nach den Vorgaben der DKR 0603 um eine akute oder chronische Lähmung handelt, sollte daher neben der Ätiologie die Behandlungsintensität berücksichtigen. Laut DKR 0603 liegt auch dann eine akute Lähmung vor, wenn sich die Erkrankung in Remission befand, sich jedoch verschlechtert hat und jetzt die gleiche Behandlungsintensität wie bei der Erstmanifestation erfordert. Wenn es also zu einer erneuten Verschlechterung einer zuvor voll- oder unvollständig zurückgebildeten Parese kommt und eine erneute Behandlung wie bei der Erstmanifestation (z.B. Kortisonstoßtherapie bei MS) bzw. die nächste Eskalationsstufe der Therapie (z.B. Plasmapherese, Immunglobuline bei CIDP) durchgeführt wird, ist eine akute Para-/Tetraparese zu kodieren, auch wenn die Erkrankung bereits länger besteht. Werden dagegen nur die Folgen der chronischen Lähmung behandelt (z.B. Botulinumtoxin bei Spastik), wird im o.g. Fall die chronische Phase der Lähmung kodiert, auch wenn die Behandlung der Grunderkrankung (z.B. MS) nicht abgeschlossen ist/sein kann.

SEG-4 KDE 570: Frage: Wie muss eine schlaffe Paraparese in Folge einer Polioinfektion oder bei Guillain-Barré Syndrom oder bei einer chronisch inflammatorischen Polyneuropathie (CIDP) kodiert werden? Antwort: G82.09. An 5. Stelle wird bei der ICD G82.- mit den Ziffern 0-3 eine Querschnittslähmung angegeben. Bei den aufgeführten Krankheitsbildern handelt es sich jedoch um Schädigungen der Vorderhornzellen im Rückenmark oder um peripher-neurologische Erkrankungen. Daher muss hier an der 5. Stelle mit „9" verschlüsselt werden.

#### FoKA:

Stellungnahme zur SEG-4 KDE 315: Konsens mit Kommentar: Der beschriebene Befund einer progredienten spastischen beinbetonten Querschnittlähmung erfüllt in der Regel nicht die Kriterien einer kompletten QS-Lähmung, spezifischer sind hier der Kode G82.41 Spastische Tetraparese und Tetraplegie: Akute inkomplette Querschnittlähmung nichttraumatischer Genese oder G82.43 Spastische Tetraparese und Tetraplegie: Chronische inkomplette Querschnittlähmung.

Stellungnahme zur SEG-4 KDE 570: Konsens.

### 3.3.3 Urteile

LSG Sachsen L 1 KR 10/20: Fall aus 2013. Leitsätze: Der Kode ICD-10-GM (2013) G82.03 setzt eine Querschnittlähmung voraus, wobei Querschnittlähmungen den Bereich des Rückenmarks umfassen, nicht aber eine Kompression der Nervenwurzeln der Cauda equina. Der Kode ICD-10-GM (2013) G82.09 ist auf Paraparesen und Paraplegien zerebraler Ursache beschränkt und findet auf periphere Paresen, wie z.B. eine Kompression der Nervenwurzeln der Cauda equina, keine Anwendung. Satz 2 des Hinweises in ICD-10-GM (2013) G82.- bringt nur zum Ausdruck, dass (im Rahmen einer Mehrfachkodierung) die Ursache der Gehirn- und Rückenmarkschädigung beliebig sein kann; nicht beliebig ist aber das Erfordernis einer zentralen Ursache der Krankheitszustände.

## 3.4 Dokumentationshinweise

Eine gute ärztliche Dokumentation hinsichtlich einer Para-/Tetraparese bzw. -plegie beinhaltet einen neurologischen Untersuchungsbefund und die Angaben, ob die Lähmung akut oder chronisch vorliegt, ob sie inkomplett oder komplett ist, schlaff oder spastisch und den Ort der Schädigung (spinal: Angabe der Höhe, zerebral).

Eine gute Dokumentation des pflegerischen Aufwands im Rahmen von Pflegeplanung und Tätigkeitsnachweisen ist gerade bei chronischen Verläufen wichtig.

# IX Krankheiten des Kreislaufsystems

## 1 Nichtrheumatische Herzklappenerkrankungen

### 1.1 Medizin-Shortcuts

#### 1.1.1 Medizinische Erläuterung

Herzklappenfehler (Vitium) sind entweder Verengungen (Stenose) oder Schlussunfähigkeit (Insuffizienz) oder eine Kombination von beidem.

Ätiologisch unterscheidet man zwischen angeborenen und erworbenen Herzklappenfehlern.

Ursache für erworbene Herzklappenfehler können funktioneller Natur sein (infolge einer Ventrikeldilatation oder Erhöhung der Durchflussvolumina) oder struktureller Natur infolge Degeneration oder Entzündung.

#### 1.1.2 Nachweis

Transthorakale (TTE, UKG) oder transösophageale (TEE) Echokardiographie

### 1.1.3 Diagnostischer Aufwand

Echokardiographie

### 1.1.4 Therapeutischer Aufwand

Bei funktioneller Ursache Behandlung derselben (z.B. Therapie der Herzinsuffizienz).
Operative Rekonstruktion, operativer oder interventioneller Herzklappenersatz.

### 1.1.5 Pflegerischer Aufwand

Es gibt keinen pflegerischen Aufwand, der allein ohne weitere Maßnahmen die Kodierung begründet.

## 1.2 Klassifikation

*ICD-10 GM 2024:*

| | | |
|---|---|---|
| I34.- | Nichtrheumatische Mitralklappenkrankheiten | |
| I34.0 | Mitralklappeninsuffizienz | |
| I34.1 | Mitralklappenprolaps | CCL |
| I34.2 | Nichtrheumatische Mitralklappenstenose | CCL |
| I34.80 | Nichtrheumatische Mitralklappenstenose mit Mitralklappeninsuffizienz | CCL |
| I34.81 | Sonstige nichtrheumatische Mitralklappenkrankheiten | |
| I34.9 | Nichtrheumatische Mitralklappenkrankheit, nicht näher bezeichnet | |
| I35.- | Nichtrheumatische Aortenklappenkrankheiten | |
| I35.0 | Aortenklappenstenose | CCL |
| I35.1 | Aortenklappeninsuffizienz | |
| I35.2 | Aortenklappenstenose mit -insuffizienz | CCL |
| I35.8 | Sonstige Aortenklappenkrankheiten | |
| I35.9 | Aortenklappenkrankheit, nicht näher bezeichnet | |
| I36.- | Nichtrheumatische Trikuspidalklappenkrankheiten | |
| I36.0 | Nichtrheumatische Trikuspidalklappenstenose | CCL |
| I36.1 | Nichtrheumatische Trikuspidalklappeninsuffizienz | CCL |
| I36.2 | Nichtrheumatische Trikuspidalklappenstenose mit Insuffizienz | CCL |

| | | |
|---|---|---|
| I36.8 | Sonstige nichtrheumatische Trikuspidalklappenkrankheiten | |
| I36.9 | Nichtrheumatische Trikuspidalklappenkrankheit, nicht näher bezeichnet | |
| I37.- | Pulmonalklappenkrankheiten | |
| I37.0 | Pulmonalklappenstenose | CCL |
| I37.1 | Pulmonalklappeninsuffizienz | CCL |
| I37.2 | Pulmonalklappenstenose mit -insuffizienz | CCL |
| I37.8 | Sonstige Pulmonalklappenkrankheiten | CCL |
| I37.9 | Pulmonalklappenkrankheit, nicht näher bezeichnet | |
| I08.- | Krankheiten mehrerer Herzklappen | |
| I08.0 | Krankheiten der Mitral- und Aortenklappe, kombiniert | CCL |
| I08.1 | Krankheiten der Mitral- und Trikuspidalklappe, kombiniert | CCL |
| I08.2 | Krankheiten der Aorten- und Trikuspidalklappe, kombiniert | CCL |
| I08.3 | Krankheiten der Mitral-, Aorten- und Trikuspidalklappe, kombiniert | CCL |
| I08.8 | Sonstige Krankheiten mehrerer Herzklappen | CCL |
| I08.9 | Krankheit mehrerer Herzklappen, nicht näher bezeichnet | CCL |

## 1.3 Kodierpraxis

### 1.3.1 Praktisches Vorgehen

Wann können Herzklappenfehler kodiert werden?

Da in der Echokardiographie häufig leichtgradige Befunde erhoben werden, die in aller Regel symptomfrei und nicht behandlungsbedürftig sind, sind diese als Zufallsbefund einzustufen, die nicht kodierfähig sind. Es ist zu empfehlen, nur mittel- und schwergradige Herzklappenfehler zu kodieren, da nur diese klinische Relevanz haben. Leichtgradige Herzklappenfehler sind höchstens dann zu kodieren, wenn explizit eine Untersuchung zur Verlaufskontrolle erfolgt.

Wie sollen Herzklappenfehler kodiert werden, wenn mehrere Klappen betroffen sind?

Gemäß DKR ist so spezifisch wie möglich zu kodieren. Kombinationskodes sind gemäß DKR nur dann anzuwenden, wenn sie die betreffende diagnostische Information vollständig wiedergeben. Deshalb ist zu empfehlen, jedes einzelne Herzklappenvitium einzeln abzubilden, da die Kodes aus I08.- keine Angaben zur Art des einzelnen Vitiums machen. Dieses Vorgehen wurde inzwischen auch durch die Entscheidung des Schlichtungsausschuss nach §19 KHG als korrekt bestätigt.

### 1.3.2 Fachliche Bewertung

#### MD:

SEG-4-KDE 137: Allein der Umstand, dass eine Echokardiographie bei Hinweisen auf Herzprobleme durchgeführt wurde, kann die Kodierung von medizinisch nicht relevanten Zufallsbefunden nicht begründen. Das Echokardiogramm ist dann als Aufwand der Erkrankung oder dem Symptom zuzuordnen, das die Indikation für die Echokardiographie begründet hat (z.B. Abklärung von Thoraxschmerzen oder Atemnot). Erst wenn sich aus dem neu erhobenen Befund eine Änderung des Patientenmanagements ergibt, also z.B. eine weitergehende Diagnostik (z.B. TEE) oder eine Änderung der Therapie, kann dieser Befund zusätzlich kodiert werden.

Anders kann sich dies darstellen, wenn das Echokardiogramm gezielt bei einem vorher erhobenen klinischen Befund (typischerweise neu entdecktes Herzgeräusch und damit gezielte Indikation zur Echokardiographie) durchgeführt wird. Hier ist eine eindeutige Dokumentation aber zwingend notwendig.

Auch die medizinisch indizierte echokardiographische Verlaufskontrolle eines bereits bekannten Befundes ist als Aufwand im Sinne der Nebendiagnosendefinition zu werten.

SEG-4-KDE 533: Bei einem Patienten liegen eine leichte Aortenstenose und eine höhergradige Mitralinsuffizienz vor. Die Genese der Klappenvitien ist nicht bekannt. Sind die Vitien jeweils spezifisch nach der Art des Vitiums zu kodieren oder ist eine Schlüsselnummer aus I08.- Krankheiten mehrerer Herzklappen zu verwenden? Antwort: Die Schlüsselnummer I08.0 Krankheiten der Mitral- und Aortenklappe, kombiniert ist zu verwenden. Das Inkl. beim Kode I08.0 besagt, dass hier Krankheiten der Mitralklappe und der Aortenklappe zu kodieren sind, unabhängig ob als rheumatisch bezeichnet oder nicht näher bezeichnet. Dieser Kombinationskode ist vorrangig vor den Einzelkodes.

SEG-4-KDE 585: Eine Patientin kommt zur elektiven OP einer Aortenklappenstenose. Intraoperativ wird eine Stenose der bikuspidalen Aortenklappe diagnostiziert. Frage: Wie ist die Aortenklappe zu kodieren? Antwort: Die Aortenklappenstenose ist mit I35.0 zu kodieren. Bei der Patientin liegt zwar eine angeborene Fehlbildung der bikuspidalen Aortenklappe vor, die die Entstehung einer Aortenklappenstenose begünstigen kann, aber keine angeborene Aortenklappenstenose. Daher ist kein Q-Kode aus Kapitel XVII zu verwenden.

#### FoKA:

Stellungnahme zu SEG-4-KDE 137: Konsens.

Stellungnahme zu SEG-4-KDE 533: Dissens. Bei der Auswahl eines ICD-Kodes sind vorrangig die DKR anzuwenden. Der Kode I08.0 ist eine Kombinations-Schlüsselnummer, zu berücksichtigen ist demzufolge die DKR D010a Kombinations-Schlüsselnummern: Die Kombinations-Schlüsselnummer ist nur dann zu verwenden, wenn diese Schlüsselnummer die betreffende diagnostische Information vollständig wiedergibt und wenn das Alphabetische Verzeichnis eine entsprechende Anweisung gibt. Mehrfachkodierungen (siehe DKR D012v Mehrfachkodierung) dürfen nicht verwendet werden, wenn die Klassifikation eine Kombinations-Schlüsselnummer bereitstellt, die eindeutig alle in der Diagnose dokumentierten Elemente umfasst. Wesentliche Elemente der Diagnose „Klappenfehler" sind Informationen über Stenosierungen oder Insuffizienzen, die in dem Kombinationskode nicht enthalten sind. Die Anwendung der übergeordneten DKR führt zu einem Widerspruch zu den Inklusiva/Exklusiva der ICD-Kodes I08.-; I34.- und I35.-. Im Fallbeispiel sind deshalb die Kodes I34.0 Mitralklappeninsuffizienz und I35.0 Aortenklappenstenose zu verwenden.

Stellungnahme zu SEG-4-KDE 585: Dissens. Q-Kodes aus dem Kapitel XVII gelten nicht nur für Fälle, bei denen die jeweilige klinische Manifestation schon bei Geburt bestand. Mit dem Kode aus Q23.- werden komplexe Erkrankungen der Herzklappen und der Aorta verschlüsselt und deren im Verlauf entstehende funktionale Beeinträchtigungen. Die bikuspidale Aortenklappe ist unter dem ICD Kode Q23.1 gesondert aufgeführt. Hat sich bereits eine Stenose manifestiert, so ist der Kode Q23.0 auszuwählen. Zusätzlich sind unter dem Kode I35.- angeborene Aortenklappenerkrankungen exkludiert und es wird auf die Q-Kodes verwiesen.

## Schlichtungsausschuss (§19 KHG):

Entscheidung zu KDE 533: Liegen gleichzeitig Vitien mehrerer Herzklappen vor, so ist für jede betroffene Herzklappe jeweils der Kode, welcher Art und Ursache des Vitiums zutreffend beschreibt, zu kodieren. Kombinations-Schlüsselnummern dürfen nur verwendet werden, wenn sie die genannten Informationen klappenspezifisch genau beschreiben. Gültig für Fälle, die am 21.07.2020 Gegenstand einer Prüfung durch den Medizinischen Dienst nach §275 Absatz 1 Nummer 1 SGB V sind, bzw. für Fälle, die ab dem 01.09.2020 aufgenommen werden.

Entscheidung zu KDE 585: Die intraoperative Diagnose einer Stenose der bikuspidalen Aortenklappe führt nicht zu einer Änderung im geplanten Operationsablauf. Daher ist der Kode I35.0 für die Aortenklappenstenose die Hauptdiagnose. Die Stenose der bikuspidalen Aortenklappe ist nicht mit dem Kode Q23.- „Angeborene Fehlbildung der Aorten- und der Mitralklappe" anzugeben. Gültig für alle Fälle, die ab dem 01.01.2021 in ein Krankenhaus aufgenommen werden, oder die am 25.11.2020 bereits Gegenstand einer Prüfung durch den Medizinischen Dienst nach § 275 Absatz 1 Nummer 1 des SGB V sind.

## Stolperfallen/Kritische Punkte:

**Genügt die Durchführung einer Echokardiographie, um die darin berichteten Befunde der Herzklappen kodieren zu können?** Da die transthorakale Echokardiographie ein routinemäßig eingesetztes Verfahren darstellt, wird häufig angeführt, der Herzklappenfehler stelle nur einen Zufallsbefund ohne weitere Konsequenz dar und sei deshalb nicht kodierfähig (s. SEG-4 KDE 137). Dies trifft sicher für leichtgradige Befunde zu. Für mittelgradige und hochgradige Befunde sollte dies nicht so einfach akzeptiert werden. Hier werden häufig in der Kardiologie weitere diagnostische Verfahren zur weiteren Abklärung eingesetzt, wie z.B. die transösophageale Echokardiographie oder ein Kardio-MRT, die somit die Kodierfähigkeit begründen. Am sichersten ist es, wenn die Indikation zur Echokardiographie immer eindeutig angeführt wird, z.B. Verlaufskontrolle bei vorbekanntem xy-Vitium oder Abklärung Systolikum etc.

**Welche medikamentösen Therapien sprechen dafür, dass die Nebendiagnosendefinition für den Herzklappenfehler erfüllt ist?** Die medikamentöse Therapie ist keine ursächliche Behandlung der Herzklappenfehler, sondern eine medikamentöse Unterstützung. Dennoch ist sie ein Ressourcenverbrauch im Sinne der DKR, auch wenn gleichzeitig damit die Herzinsuffizienz oder der arterielle Hypertonus therapiert werden. Gemäß DKR kann ein Aufwand auch auf mehrere Diagnosen gerichtet sein und die Kodierung jeder einzelnen davon begründen.

- Mitralklappenstenose: Diuretika (Entwässernde Medikamente verbessern die Belastbarkeit des Patienten)
- Mitralklappeninsuffizienz: Nachlastsenkung durch Vasodilatatoren, Diuretika, Carvedilol, ACE-Hemmer
- Aortenklappenstenose: keine; bei hochgradiger Stenose mit Herzinsuffizienz, wenn OP nicht in Frage kommt, können ACE-Hemmer und Diuretika die klinische Situation verbessern
- Aortenklappeninsuffizienz: Nachlastreduktion mit i.v.-Gabe von Vasodilatatoren (Dihydralazin, Nitroprusidnatrium), orale Gabe von Hydralazin, ACE-Hemmer, Diuretika
- Trikuspidalklappenstenose: Diuretika
- Trikuspidalklappeninsuffizienz: Diuretika
- Pulmonalklappenstenose: keine
- Pulmonalklappeninsuffizienz: Diuretika, Digitalispräparate

Des Weiteren ist eine erfolgte Endokarditis-Prophylaxe im Rahmen operativer Eingriffe bei vorbekannten Herzklappenfehlern ein Ressourcenverbrauch, der die Kodierung begründet.

### 1.3.3 Urteile

Bundessozialgericht B 1 KR 31/21 R: Liegt eine angeborene bikuspidale Aortenklappe vor, die eine funktionelle Störung der Herzfunktion verursacht, so ist diese mit dem Kode Q23.1 zu verschlüsseln. Nicht relevant ist dabei die Art der Funktionseinschränkung und wann diese auftritt. Der Kode Q23.1 schließt den Kode I35.0 aus.

### 1.4 Dokumentationshinweise

Die Indikationsstellung zur Echokardiographie sollte exakt festgehalten werden.

# 2 Hypertensive Herzerkrankung

## 2.1 Medizin-Shortcuts

### 2.1.1 Medizinische Erläuterung

Kardiale Veränderungen, vor allem im Bereich von linkem Ventrikel, Septum und linkem Vorhof, infolge arterieller Hypertonie. Die Beschwerden der Patienten ähneln im fortgeschrittenen Stadium denen bei Angina pectoris, später kommen Symptome der Herzinsuffizienz (s.a. IX.9 Herzinsuffizienz) dazu.

Es kommt zu einer Verdickung des Herzmuskels und dadurch bedingt zu einem Elastizitätsverlust, später zu Rhythmusstörungen und Herzinsuffizienz.

Grad I: Diastolische Dysfunktion (Relaxationsstörung) ohne linksventrikuläre Hypertrophie

Grad II: Diastolische Dysfunktion mit linksventrikulärer Hypertrophie

Grad III: Kongestive Herzinsuffizienz bei normaler Ejektionsfraktion (> 50%)

Grad IV: Linksventrikuläre Hypertrophie bei Ejektionsfraktion < 50%

Diagnostische Zeichen finden sich beispielsweise im Echo, im Kardio-MRT, der Koronarangiographie, dem EKG oder im Röntgen-Thorax.

### 2.1.2 Nachweis

Echokardiographie: Septumdicke enddiastolisch > 11 mm, Relaxationsstörung bzw. diastolische Dysfunktion

Koronarangiographische Zeichen: Erhöhte Füllungsdrucke als Folge der diastolischen Funktionsstörung, Linksherzhypertrophie, geschlängelte epikardiale Koronargefäße

Anamnestisch belegte Vorerkrankung.

### 2.1.3 Diagnostischer Aufwand

Echokardiographie, Koronarangiographie, Kardio-MRT

### 2.1.4 Therapeutischer Aufwand

Medikamentöse Blutdrucksenkung, im fortgeschrittenen Stadium mit Herzinsuffizienz typische Herzinsuffizienzmedikation

### 2.1.5 Pflegerischer Aufwand

Es gibt keinen pflegerischen Aufwand, der allein ohne weitere Maßnahmen die Kodierung rechtfertigt.

## 2.2 Klassifikation

*ICD-10 GM 2024:*

| | | |
|---|---|---|
| I11.0- | Hypertensive Herzkrankheit mit (kongestiver) Herzinsuffizienz | CCL |
| I11.9- | Hypertensive Herzkrankheit ohne (kongestive) Herzinsuffizienz | |

An 5. Stelle Angabe ob ohne (0) oder mit (1) hypertensiver Krise

## 2.3 Kodierpraxis

### 2.3.1 Praktisches Vorgehen

Bei Anamnese einer arteriellen Hypertonie und Zeichen einer Linksherzvergrößerung oder einer Relaxationsstörung in der Echokardiographie oder in der Koronarangiographie ist an eine hypertensive Herzkrankheit zu denken. Der Kode ohne Herzinsuffizienz I11.9- kann bei entsprechenden Befunden ohne weiteres kodiert werden.

**MD-safe:**

Für die Kodierung von I11.0- muss außerdem eine Einschränkung der linksventrikulären Ejektionsfraktion LVEF belegt sein (Echokardiographie oder Koronarangiogrpahie) oder klinisch eindeutige Symptome einer Herzinsuffizienz. Hierfür sollte auch eine entsprechende klare ärztliche Diagnosestellung (Entlassbericht, Konsilbericht, Echokardiographie-Befund, Kardio-MRT-Befundbericht u.ä.) als hypertensive Herzkrankheit vorliegen, da eine linksventrikuläre Hypertrophie auch durch andere Erkrankungen verursacht werden kann.

Bei gleichzeitigem Vorliegen einer hypertensiven Nierenkrankheit sind Kodes aus I13.- zu verwenden.

### 2.3.2 Fachliche Bewertung

**MD:**

SEG-4 KDE 520: Bei einem Patienten, der auf Grund einer hypertensiven Krise mit einem RR von 250/120 mmHg stationär aufgenommen wird, ergab die Echokardiographie das Vorliegen einer hypertensiven Herzerkrankung ohne Herzinsuffizienz. Als Hauptdiagnose des Falls ist I11.91 zu kodieren; dieser Kode enthält als Kombinationskode alle relevanten Informationen.

**FoKA:**

Stellungnahme zu SEG-4 KDE 520: Konsens mit Kommentar: Die Kodierung ist korrekt, sofern es nicht weitere klinische Hinweise auf das Vorliegen einer Herzinsuffizienz gibt.

**Stolperfallen/Kritische Punkte:**

Häufig Notwendigkeit zur eigenständigen Bewertung von Echokardiographie-Befunden durch die Kodierkraft, weil ärztlicherseits der Befund nicht klar der Diagnose I11.- zugeordnet wird.

## 2.4 Dokumentationshinweise

Klinische Zeichen der Herzinsuffizienz wie z.B. Dyspnoe-Grad nach NYHA, Ödeme etc. sollten sorgfältig in den Krankenaktenunterlagen festgehalten werden.

# 3 Hypertensive Nierenkrankheit

## 3.1 Medizin-Shortcuts

### 3.1.1 Medizinische Erläuterung

Die hypertensive Nierenkrankheit ist die Schädigung der Niere durch einen in der Regel länger bestehenden Bluthochdruck. Im Verlauf kann sich eine zunehmende Niereninsuffizienz bis zur Dialysepflicht entwickeln. Nach der diabetischen Nephropathie ist die hypertensive Nierenkrankheit der zweithäufigste Grund für die Entwicklung einer dialysepflichtigen terminalen Niereninsuffizienz. Synonym: Nephrosklerose.

### 3.1.2 Nachweis

Nierenbiopsie (wird eher selten durchgeführt)

Entsprechende ärztliche Wertung bei Anamnese mit arterieller Hypertonie, laborchemischen Zeichen der Nierenfunktionsstörung (s.a. XIV.2 Chronische Nierenkrankheit), ggf. anderen hypertensiven Endorganschäden und keiner anderen Ursache der Nierenfunktionsstörung.

### 3.1.3 Diagnostischer Aufwand

Nierenbiopsie, nephrologisches Konsil

### 3.1.4 Therapeutischer Aufwand

Antihypertensive Medikation wie z.B. Angiotensin-II-Blocker (Sartane) oder ACE-Hemmer, aber auch Calciumkanalblocker (z.B. Amlodipin, Nifedipin, Diltiazem), Thiaziddiuretika und Betablocker.

### 3.1.5 Pflegerischer Aufwand

Es gibt keinen pflegerischen Aufwand, der allein ohne weitere Maßnahmen die Kodierung rechtfertigt.

## 3.2 Klassifikation

*ICD-10 GM 2024:*

| | | |
|---|---|---|
| I12.0- | Hypertensive Nierenkrankheit mit Niereninsuffizienz | |
| I12.9- | Hypertensive Nierenkrankheit ohne Niereninsuffizienz | |

An 6. Stelle Angabe ob ohne (0) oder mit (1) hypertensiver Krise

## 3.3 Kodierpraxis

### 3.3.1 Praktisches Vorgehen

Der Kode I12.9- sollte in der Kodierpraxis nur bei Vorliegen eines entsprechenden Nierenbiopsie-Befundes verwendet werden, da die hypertensive Nierenkrankheit in der Regel erst durch die (chronische) Niereninsuffizienz festgestellt wird.

Eine Nephrosklerose bezeichnet die Veränderung der Niere durch eine arterielle Hypertonie.

Der Kode I12.0- kann kodiert werden, wenn ärztlicherseits eindeutig eine hypertensive Nephropathie bzw. eine Nephrosklerose befundet wird und die Merkmale einer chronischen Nierenkrankheit vorliegen (siehe auch Kapitel XIV.2 Chronische Nierenkrankheit).

**Streitpotenzial:**

Der Kode I12.0- kann auch kodiert werden bei Patienten mit chronischer Nierenkrankheit und arteriellem Hypertonus in der Anamnese, bei denen keine andere Ursache der chronischen Nierenkrankheit vorliegt wie z.B. Diabetes mellitus, Glomerulonephritis etc.

Bei gleichzeitigem Vorliegen einer hypertensiven Herzkrankheit sind Kodes aus I13.- zu verwenden.

### 3.3.2 Fachliche Bewertung

**MD:**

Es existiert keine SEG-4 Empfehlung zum Thema.

**FoKA:**

Es existiert keine FoKA Empfehlung zum Thema.

## 3.4 Dokumentationshinweise

Eine eindeutige ärztliche Dokumentation bezüglich der (vermuteten) Genese der chronischen Nierenerkrankung sichert die Kodierung für den Fall von Prüfungen.

# 4 Instabile Angina pectoris

## 4.1 Medizin-Shortcuts

### 4.1.1 Medizinische Erläuterung

Die Angina pectoris im Allgemeinen ist die Manifestation eines Sauerstoffmangels in den Koronargefäßen (Ischämie) als Folge einer Koronarstenose bzw. koronaren Herzerkrankung (KHK). Die Beschwerden treten anfallsartig unter körperlicher Belastung auf und stellen sich typischerweise als Druck im Brustraum, dumpf, einengend oder auch als brennend dar, können in Arm, Schulter u./o. Unterkiefer ausstrahlen.

Der akute Angina pectoris-Anfall kann mit Atemnot, Angst, Schweißausbruch, Blutdruckabfall, Tachykardie einhergehen. Die Abgrenzung zum akuten Myokardinfarkt ist im akuten Stadium anhand klinischer Merkmale nicht möglich. Deshalb werden die instabile Angina pectoris und der akute Myokardinfarkt zusammen als Akutes Koronarsyndrom (ACS) bezeichnet.

Als instabile Angina pectoris wird jede neu auftretende, jede zunehmende und jede Ruhe-Angina pectoris eingestuft. Patienten mit einer instabilen Angina pectoris sind immer überwachungspflichtig.

Zusätzlich zu körperlicher Belastung kann die kardiale Arbeitslast durch Erkrankungen wie z.B. eine arterielle Hypertonie, Aortenklappenerkrankungen oder eine hypertrophe Kardiomyopathie erhöht sein. In diesen Fällen kann es mit oder ohne Atherosklerose zu einer Angina pectoris kommen. Eine verminderte Sauerstoffversorgung wie sie z.B. durch eine schwere Anämie oder Hypoxie ausgelöst wird, kann ebenfalls eine Angina pectoris auslösen oder verstärken.

### 4.1.2 Nachweis

Vorliegen der entsprechenden Klinik mit Ausschluss eines Myokardinfarktes.

Für den Beleg einer Angina Pectoris gilt, dass gem. der ESC Leitlinie zwei der drei Kriterien belegt sein müssen (s. Entscheidung Schlichtungsausschuss zu KDE 47).

### 4.1.3 Diagnostischer Aufwand

Herzkatheteruntersuchung, ggf. Belastungstests (Belastungs-EKG, Fahrradergometrie), Stress MRT, Myokardszintigrafie

### 4.1.4 Therapeutischer Aufwand

Symptomatische Therapie des akuten Anfalls mittels eines Nitropräparates. Medikamentöse Therapie der koronaren Herzerkrankung mittels Nitraten, Betablockern, Kalziumkanalblockern, ACE Hemmern, Cholesterinsynthesehemmern, Thrombozytenaggregationshemmern. Ggf. Revaskularisationstherapie.

### 4.1.5 Pflegerischer Aufwand

Es gibt keinen pflegerischen Aufwand, der allein ohne weitere Maßnahmen die Kodierung rechtfertigt.

## 4.2 Klassifikation

*ICD-10 GM 2024:*

| | | |
|---|---|---|
| **I20.0** | Instabile Angina pectoris | CCL |

## 4.3 Kodierpraxis

### 4.3.1 Praktisches Vorgehen

Wurde der akute Myokardinfarkt ärztlicherseits ausgeschlossen, so ist die instabile Angina pectoris mit I20.0 als Hauptdiagnose zu wählen, sofern die stationäre Aufnahme aus diesem Grund erfolgte. Entsprechend der DKR 0901f ist die Angina pectoris vor dem Kode der Koronarsklerose zu wählen. Entwickelt sich während des Aufenthaltes aus der instabilen Angina pectoris ein akuter Myokardinfarkt, so ist nur letzterer zu verschlüsseln. Im Fall einer Postinfarkt-Angina kann die instabile Angina pectoris mit I20.0 zusätzlich als Nebendiagnose angegeben werden.

### 4.3.2 Fachliche Bewertung

**MD:**

SEG-4 KDE 47: Allein die Symptomatik, ohne Nachweis einer Angina Pectoris in der kardiologischen Diagnostik, reicht zur Verschlüsselung mit einem Kode aus I20.- nicht aus. Die Definition einer Angina Pectoris beinhaltet sowohl die Symptomatik, als auch die Genese, die entsprechend diagnostiziert werden muss. Die reine Symptomatik ist mit einem Kode aus R07. zu verschlüsseln.

### FoKA-Stellungnahme:

Stellungnahme zur SEG-4 KDE 47: Dissens mit Kommentar: Bei der Angina Pectoris handelt es sich um eine klinische Diagnose. Ist diese als Verdachtsdiagnose behandelt, kann sie auch nach DKR D008b mit einem Kode aus I20.- verschlüsselt werden. Durch kardiologische Diagnostik kann eine ischämische Ursache nicht ausgeschlossen werden.

Stellungnahme zur SEG-4 KDE 47: Dissens

### Schlichtungsausschuss (§19 KHG)

Entscheidung zu KDE 47: Die Diagnose einer Angina pectoris kann auch allein klinisch getroffen werden. Die klinische Befundung basiert auf den Kriterien der ESC Leitlinie. Mindestens 2 der folgenden Kriterien müssen für die Diagnose einer Angina pectoris vorliegen:

- Retrosternale Schmerzen oder Schmerzen im Bereich von Hals, Kiefer, Schulter oder Arm; Voraussetzung: Die Schmerzsymptomatik ist nicht auf andere in Frage kommende Ursachen zurückzuführen.
- Hervorgerufen durch körperliche Anstrengung
- Besserung innerhalb von fünf Minuten durch Ruhe und/oder Nitrate.

Eine apparative Diagnostik ist nicht immer möglich oder indiziert.

Gültig für Fälle, die am 25.11.2020 Gegenstand einer Prüfung durch den Medizinischen Dienst nach §275 Absatz 1 Nummer 1 SGB V sind, bzw. für Fälle, die ab dem 01.01.2021 aufgenommen wurden.

### Stolperfallen/Kritische Punkte:

Entsprechend der DKR 0901f ist die Angina pectoris vor dem Kode der Koronarsklerose zu kodieren. Dies ist nur im Rahmen der Hauptdiagnosenfestlegung relevant.

Besteht eine Angina pectoris ohne eine relevante Koronarsklerose auf Grund anderer Ursachen wie z.B. einer hypertensiven Krise, so gilt diese Regelung der DKR 0901f nicht; in diesen Fällen ist gemäß DKR D002f die ärztlicherseits festgestellte Grunderkrankung dem Symptom als Hauptdiagnose vorzuziehen.

## 4.3.3 Urteile

B 1 KR 8/11 R vom 08.11.2011: Fall aus 2006 (I20.0 oder I25.11 als Hauptdiagnose)

# 5 Angina pectoris mit nachgewiesenem Koronarspasmus

## 5.1 Medizin-Shortcuts

### 5.1.1 Medizinische Erläuterung

Zur allgemeinen medizinischen Erläuterung hinsichtlich Angina pectoris s.a. IX.4 Instabile Angina pectoris.

Die durch Spasmen der Koronargefäße bedingte Angina pectoris wird auch Prinzmetal-Angina oder Variant-Angina oder vasospastische Angina genannt.

Die Beschwerden treten vor allem in Ruhe auf (solange nicht gleichzeitig eine signifikante Obstruktion der Koronargefäße vorliegt). Im Allgemeinen besteht eine gute Belastbarkeit der Patienten. Im Anfall zeigt das EKG Infarkt-typische Veränderungen (ST-Strecken-Hebung), zwischen den Anfällen kann das EKG normal sein oder stabile abweichende Muster zeigen.

Eine Prinzmetal-Angina gilt als nachgewiesen, wenn in der Linksherzkatheteruntersuchung reversible Spasmen nachgewiesen werden oder in einem Provokationstest mit Ergonovin oder Acetylcholin ein Spasmus ausgelöst wird, der im EKG als signifikante ST-Strecken-Hebung zu erkennen ist.

### 5.1.2 Nachweis

Neue Diagnosestellung mittels Linksherzkatheteruntersuchung oder Provokationstest (s.o.).

Anamnestisch vorbekannte, früher diagnostizierte Prinzmetal-Angina.

### 5.1.3 Diagnostischer Aufwand

Linksherzkatheteruntersuchung, Provokationstest

### 5.1.4 Therapeutischer Aufwand

Sowohl Akuttherapie wie auch Prophylaxe erfolgen mit Nitraten bzw. Calciumantagonisten (z.B. Diltiazem, Nifedipin, Verapamil).

### 5.1.5 Pflegerischer Aufwand

Es gibt keinen pflegerischen Aufwand, der allein ohne weitere Maßnahmen die Kodierung rechtfertigt.

## 5.2 Klassifikation

*ICD-10 GM 2024:*

| | | |
|---|---|---|
| I20.1 | Angina pectoris mit nachgewiesenem Koronarspasmus | CCL |

## 5.3 Kodierpraxis

### 5.3.1 Praktisches Vorgehen

Die anamnestisch vorbeschriebene sowie die neu festgestellte Prinzmetal-Angina sind bei entsprechendem Ressourcenverbrauch mit I20.1 zu kodieren.

### 5.3.2 Fachliche Bewertung

**MD:**

Es existiert keine SEG-4 Empfehlung zu diesem Thema.

**FoKA-Stellungnahme:**

Es existiert keine FoKA Empfehlung zu diesem Thema.

# 6 Myokardinfarkt

## 6.1 Medizin-Shortcuts

### 6.1.1 Medizinische Erläuterung

Der akute Myokardinfarkt (AMI) ist definiert als Zelltod von Herzmuskelzellen in Zusammenhang mit klinischen Anzeichen einer akuten Myokardischämie. Für die Diagnosestellung ist eine Kombination von Anstieg und/oder Abfall eines kardialen Biomarkers (vorzugsweise des hochsensitiven kardialen Troponins (hs-cTn) T mit mindestens einem Wert oberhalb dem oberen Referenzwert *und* mindestens einem der folgenden Kriterien:

- Symptome einer Myokardischämie
- Neue ischämie-typische EKG-Veränderungen
- Entwicklung pathologischer Q-Zacken im EKG

- Hinweise in der Bildgebung auf Verlust von vitalem Myokard oder neue regionale Wandbewegungsstörungen in einem Muster, das einer ischämischen Ätiologie entspricht
- Intrakoronarer Thrombus bei Angiographie oder Autopsie festgestellt

Nach betroffenem Myokardareal werden die Versorgungsgebiete der stenosierten Koronararterie unterschieden, wobei fast immer das linke Herz betroffen ist. Bei dem Vorderwandinfarkt (50%) liegt ein Verschluss des Ramus interventricularis anterior (RIVA) der linken Koronararterie oder ihrer Äste vor. Bei dem Hinterwandinfarkt handelt es sich um einen Verschluss der rechten Koronararterie (RCA) oder des Ramus interventricularis posterior (RIVP). Ein Seitenwandinfarkt ist die Folge des Verschlusses des Ramus circumflexus (RCS) der linken Koronararterie.

Wird im EKG eine Hebung der ST-Strecke festgestellt, handelt es sich um einen ST-Elevationsinfarkt (STEMI), fehlt eine solche ST-Streckenveränderung, spricht man von einem Nicht-ST-Hebungsinfarkt oder NSTEMI.

Es werden gem. der europäischen Leitlinie Akutes Koronarsyndrom fünf (pathogenetische) Typen des AMI unterschieden (aus: ESC Pocket Guidelines, Version 2018, Vierte Definition des Myokardinfarktes):

- **Myokardinfarkt Typ 1**: Spontaner Infarkt durch Ruptur, Ulzeration, Erosion oder Dissektion einer atherosklerotischen Plaque mit Ausbildung eines intraluminalen Thrombus mit konsekutiv vermindertem myokardialen Blutfluss und/oder distaler Plättchenembolisation und darauf folgender Myokardnekrose. Es liegt meist eine stenosierende koronare Herzkrankheit (KHK) vor, gelegentlich (5-10% der Fälle) kann jedoch auch eine nicht-stenosierende KHK oder kein angiographischer Nachweis einer KHK vorliegen, insbesondere bei Frauen. In einem solchen Fall wird häufig auch von einem MINOCA gesprochen.
- **Myokardinfarkt Typ 2**: Es kommt zu einer Myokardnekrose infolge Missverhältnisses von myokardialem Sauerstoffangebot und -bedarf. Ursachen können z.B. sein: Hypotonie, Hypertonie, Tachyarrhythmien, Anämie, Hypoxämie, Koronararterienspasmus.
- **Weitere Myokardinfarkttypen**: AMI Typ 3 umfasst den Myokardinfarkt mit Todesfolge, wenn keine Biomarker verfügbar sind, Typ 4 und Typ 5 den AMI in Zusammenhang mit PCI und koronarem Bypass.

### 6.1.2 Nachweis

Anstieg u/o Abfall eines kardialen Biomarkers mit einem erfüllten Zusatzkriterium lt. o.a. Liste.

### 6.1.3 Diagnostischer Aufwand

EKG, Herzkatheteruntersuchung, Kardio-MRT

### 6.1.4 Therapeutischer Aufwand

Perkutane Coronarintervention (PCI), antithrombotische Therapie, sublinguale oder i.v. Gabe von Nitraten, Betablocker-Therapie, Kalziumkanalblocker bei vasospastischer Ursache

### 6.1.5 Pflegerischer Aufwand

Überwachung auf Chestpain-Unit, IMC oder Intensivstation, Telemetrie

## 6.2 Klassifikation

*ICD-10 GM 2024:*

| | | |
|---|---|---|
| I21.0 | Akuter transmuraler Myokardinfarkt der Vorderwand | CCL |
| I21.1 | Akuter transmuraler Myokardinfarkt der Hinterwand | CCL |
| I21.2 | Akuter transmuraler Myokardinfarkt an sonstigen Lokalisationen | CCL |
| I21.3 | Akuter transmuraler Myokardinfarkt an n.n.bez. Lokalisation | CCL |
| I21.40 | Akuter subendokardialer Myokardinfarkt, Typ-1-Infarkt | CCL |
| I21.41 | Akuter subendokardialer Myokardinfarkt, Typ-2-Infarkt | CCL |
| I21.48 | Sonstiger und n.n.bez. akuter subendokardialer Myokardinfarkt | CCL |
| I21.9 | Akuter Myokardinfarkt, nicht näher bezeichnet | CCL |

## 6.3 Kodierpraxis

### 6.3.1 Praktisches Vorgehen

Akute transmurale Myokardinfarkte sind in aller Regel in der ärztlichen Dokumentation als solche beschrieben. Sie werden nach Lokalisation der Ischämie bzw. Wandschädigung spezifisch abgebildet.

Akute subendokardiale Myokardinfarkte (NSTEMI) müssen einen nicht anderweitig erklärbaren relevanten Troponinanstieg (Biomarker) in Kombination mit einem Kriterium aus der o.a. Liste aufweisen, z.B. typische Myokardischämie-Symptome wie typische Angina pectoris-Beschwerden; vor allem bei atypischen thorakalen oder auch epigastrischen Schmerzen, Dyspnoe, vegetativer Symptomatik wie Schwitzen, Übelkeit, Erbrechen sollte eine eindeutige ärztliche Wertung als NSTEMI vorliegen. Das gleiche gilt für EKG-Zeichen.

Die Unterspezifizierung als Typ 1 oder Typ 2 bei NSTEMI erfolgt anhand des Ergebnisses einer Herzkatheteruntersuchung und entsprechender ärztlicher Einordnung. Bei fehlender stenosierender Koronarer Herzerkrankung muss ärztlicherseits angegeben werden, ob ein Missverhältnis bei myokardialem Sauerstoffbedarf und Sauerstoffversorgung vorliegt. Ohne Klärung des Vorliegens einer KHK ist der Kode I21.48 anzugeben.

### 6.3.2 Fachliche Bewertung

#### MD:

Es existiert keine SEG-4 Empfehlung zum Thema.

#### FOKA:

Es existiert keine FoKA Empfehlung zum Thema.

#### Stolperfallen/Kritische Punkte:

Der Erhöhung des Biomarkers Troponin können neben einer Myokardischämie auch andere Ursachen zu Grunde liegen wie z.B. chronische Niereninsuffizienz, Lungenembolie. Umso mehr kommt bei Patienten mit erfülltem zweitem Kriterium (z.B. Symptome einer Myokardischämie) der ärztlichen Wertung eine grundlegende Bedeutung zu.
Auch Troponinanstiege nach Koronarinterventionen können nur bei entsprechender ärztlicher Wertung als Myokardinfarkt entsprechend kodiert werden.

## 6.4 Dokumentationshinweise

Die ärztliche Wertung der Befunde sollte in den Unterlagen der Krankenakte eindeutig festgehalten werden. Da ab 2024 der NSTEMI nach Typ 1, Typ 2 oder sonstiger Typ bzw. nicht näher bezeichneter Typ unterteilt ist, wird die Dokumentation des NSTEMI-Typs an Bedeutung gewinnen.

# 7 Pulmonale Hypertonie

## 7.1 Medizin-Shortcuts

### 7.1.1 Medizinische Erläuterung

Pulmonale Hypertonie (PH) bedeutet ein erhöhter Gefäßwiderstand und damit erhöhter Druck im Lungenkreislauf. Sie wird gemäß der Leitlinie 2022 je nach Ätiologie in Gruppen eingeteilt:

1. Pulmonal arterielle Hypertonie PAH (Störung der Lungenarterien, präkapillär)
2. Pulmonale Hypertonie assoziiert mit Linksherzerkrankung
3. Pulmonale Hypertonie assoziiert mit Lungenerkrankungen und/oder Hypoxie
4. Pulmonale Hypertonie assoziiert mit Lungenarterienobstruktionen
5. Pulmonale Hypertonie mit unklaren und/oder multifaktoriellen Mechanismen

Zur Gruppe 1 gehören die idiopathische pulmonal arterielle Hypertonie (IPAH) und die hereditäre pulmonal arterielle Hypertonie (HPAH). Ebenfalls in die Gruppe 1 gehören die APAH (PAH assoziiert mit angeborenen Herzfehlern, Bindegewebserkrankungen, portaler Hypertension), die DPAH (PAH assoziiert mit Medikamenten und Toxinen) sowie die PVOD (PAH bei pulmonaler venookklusiver Krankheit).

Zu Gruppe 2 zählen die PH mit Herzinsuffizienz (mit erhaltener und mit reduzierter LVEF), mit (nicht angeborenen) Herzklappenerkrankungen sowie mit angeborenen oder erworbenen kardiovaskulären Erkrankungen, die mit postkapillärer PH einhergehen.

Gruppe 3 umfasst vor allem PH bei COPD/Emphysem, restriktive Lungenerkrankungen, obstruktiv/restriktiv gemischte Muster, Hypoventilationssyndrome.

Zu Gruppe 4 gehören die chronisch thromboembolische PH sowie andere Obstruktionen der Lungenarterien.

Gruppe 5 umfasst PH bei hämatologischen, systemischen und Stoffwechselerkrankungen, bei chronischem Nierenversagen, thrombotischer Mikroangiopathie bei Lungentumoren und bei fibrosierender Mediastinitis.

Eine manifeste pulmonale Hypertonie liegt bei einem in der Rechtsherzkatheteruntersuchung bestimmten mittleren pulmonal arteriellen Druck mPAP in Ruhe von ≥ 20 mmHG vor. Ein mPAP < 20 mmHG ist normalwertig, d.h. er bedeutet den Ausschluss einer pulmonalen Hypertonie.

Klinisch zeigen sich Zeichen einer Rechtsherzinsuffizienz mit einer langsam progrediente Belastungsdyspnoe und schnelle Ermüdbarkeit des Patienten, in fortgeschrittenen Stadien auch belastungsabhängige Synkopen und thorakale Schmerzen, periphere Ödeme, zentrale Zyanose, obere Einflussstauung. Der Schweregrad einer pulmonalen Hypertonie wird entsprechend der NYHA-Einteilung zugeordnet von I bis IV.

Die Therapie erfolgt unterschiedlich je nach Gruppe und Grunderkrankung.

Patienten mit Erkrankung der Gruppe 1 werden mit einem pulmonalen Vasodilatator behandelt; häufig kommen Medikamente zur Behandlung der Herzinsuffizienz inkl. Diuretika hinzu. Patienten mit einer Erkrankung der Gruppen 2 bis 5 werden in der Regel mit der Therapie der Grunderkrankung behandelt.

### 7.1.2 Nachweis

Echokardiographie: bei einem geschätzten systolischen Pulmonalarterien (PA) Druck > 36 mmHG liegt mit hoher Wahrscheinlichkeit ein mPAP von ≥ 25 mmHG vor. Definitiv beweisend ist nur die invasive Rechtsherzkatheteruntersuchung.

Bei vorbekannter pulmonaler Hypertonie genügt die entsprechende Dokumentation in den Krankenaktenunterlagen (Anamnese), am besten mit einer spezifischen Angabe.

### 7.1.3 Diagnostischer Aufwand

Echokardiographie, Rechtsherzkatheter, 6-Minuten Gehtest. Weitere Untersuchungen zur Ursachenklärung.

### 7.1.4 Therapeutischer Aufwand

Gruppe 1 (s.o.): pulmonale Vasodilatatoren sind Bosentan (Tracleer®), Ambrisentan (Volibris®), Macitentan (Opsumit®), Sildenafil (Revatio®, Viagra®), Tadalafil (Cialis®), Riociguat (Adempas®).
Medikamentöse Therapie der Herzinsuffizienz.

### 7.1.5 Pflegerischer Aufwand

Es gibt keinen pflegerischen Aufwand, der allein ohne weitere Maßnahmen die Kodierung rechtfertigt.

## 7.2 Klassifikation

*ICD-10 GM 2024:*

| | | |
|---|---|---|
| **I27.00** | Idiopathische und hereditäre pulmonale arterielle Hypertonie [IPAH und HPAH] | CCL |
| **I27.01** | Pulmonale arterielle Hypertonie assoziiert mit angeborenem Herzfehler, Krankheit des Bindegewebes und portaler Hypertension [APAH] | CCL |

| | | |
|---|---|---|
| I27.02 | Pulmonale arterielle Hypertonie induziert durch Arzneimittel, Droge, Toxin und Strahlung [DPAH] | CCL |
| I27.08 | Sonstige primäre pulmonale Hypertonie | CCL |
| I27.1 | Kyphoskoliotische Herzkrankheit | |
| I27.20 | Pulmonale Hypertonie bei chronischer Thromboembolie | |
| I27.21 | Pulmonale Hypertonie bei Linksherzerkrankung | |
| I27.22 | Pulmonale Hypertonie bei Lungenkrankheit und Hypoxie | |

## 7.3 Kodierpraxis

### 7.3.1 Praktisches Vorgehen

Die idiopathische pulmonal-arterielle Hypertonie IPAH sowie die hereditäre pulmonal-arterielle HPAH sind mit I27.00 zu kodieren.

Die APAH ist mit I27.01, die DPAH mit I27.02 und die PVOD/PCH mit I27.08 abzubilden. Liegt eine andere Form der primären pulmonalen Hypertonie vor, kann I27.08 ebenfalls verwendet werden.

Pulmonale Hypertonie bei Linksherzerkrankung wird mit I27.21, die bei Lungenkrankheiten mit I27.22 abgebildet. Pulmonale Hypertonie bei chronischer Thromboembolie wird mit I27.20 angegeben. Liegt eine sekundäre pulmonale Hypertonie vor, die nicht diesen drei vorgenannten zugeordnet werden kann, ist I27.28 zu verwenden.

Fehlen sämtliche spezifischen Hinweise auf die Art einer vorbekannten pulmonalen Hypertonie so muss auf I27.9 zurückgegriffen werden.

Für die Gabe der Medikamente Bosentan (6-002.f-), Ambrisentan (6-004.2-), Macitentan (6-007.h-) und Riociguat (6-008.0-) ist die Erfassung der entsprechenden OPS-Prozeduren notwendig. Bei allen Präparaten ist die Erfassung dosisabhängig, die beiden unteren Dosisbereiche sind dabei jeweils nur bei Kindern unter 15 Jahren zu verwenden. Für alle genannten Präparate können krankenhausindividuelle Zusatzentgelte abgerechnet werden.

### 7.3.2 Fachliche Bewertung

#### MD:

Es existiert keine SEG-4 Empfehlung zum Thema.

#### FoKA:

Es existiert keine FoKA Empfehlung zum Thema.

**Stolperfallen/Kritische Punkte:**

Der Rückschluss von der Therapie mit einem der o.a. pulmonalen Vasodilatatoren erlaubt nicht automatisch den Rückschluss darauf, welche Form der pulmonalarteriellen Hypertonie vorliegt.

# 8 Kammerflattern und Kammerflimmern

## 8.1 Medizin-Shortcuts

### 8.1.1 Medizinische Erläuterung

Bei einem Kammerflimmern und Kammerflattern kommt es zu hochfrequenten arrhythmischen Flimmerwellen im EKG ohne Kammerkontraktion. Die Frequenz liegt bei 350–500 pro Minute. Bei etwa 70% der Patienten mit Herzstillstand zeigt sich ein Kammerflimmern. Bei den meisten der Patienten liegt eine kardiale Erkrankung wie z.B. eine ischämische oder dilatative Kardiomyopathie vor. Kammerflimmern kann sich aus einer ventrikulären Tachykardie heraus entwickeln. Elektrolytverschiebungen, eine Azidose oder eine Hypoxämie erhöhen das Risiko eines Kammerflimmerns. Da bei Kammerflimmern keine effektiven Kammerkontraktionen zustande kommen ergibt sich faktisch ein Kreislaufstillstand.

Die Therapie besteht in einer kardiopulmonalen Reanimation mit Defibrillation.

### 8.1.2 Nachweis

EKG, Monitorstreifen bzw. entsprechende Dokumentation darüber in der Patientenkurve.

### 8.1.3 Diagnostischer Aufwand

Es gibt keinen diagnostischen Aufwand, der allein ohne weitere Maßnahmen die Kodierung rechtfertigt.

### 8.1.4 Therapeutischer Aufwand

Kardiopulmonale Reanimation (häufig nur als Kürzel „CPR“ in Patientenakte), Defibrillation (evtl. mit Blitz-Symbol in Patientenakte)

### 8.1.5 Pflegerischer Aufwand

Es gibt keinen pflegerischen Aufwand, der allein ohne weitere Maßnahmen die Kodierung rechtfertigt.

## 8.2 Klassifikation

*ICD-10 GM 2024:*

| | | |
|---|---|---|
| I49.0 | Kammerflattern und Kammerflimmern | CCL |

## 8.3 Kodierpraxis

### 8.3.1 Praktisches Vorgehen

I49.0 kann kodiert werden, wenn ein Kammerflimmern bzw. Kammerflattern im EKG oder der Monitorüberwachung festgestellt, entsprechend dokumentiert sowie wie oben angegeben behandelt wird. Die Kodierfähigkeit ist jedoch nicht vom Ergebnis der kardiopulmonalen Reanimation abhängig.

Eine Asystolie unterscheidet sich vom Kammerflimmern durch eine fehlende elektrische Aktivität. Die Folge sind ausbleibende Kontraktionen des Herzens mit Kreislaufstillstand.

Der Kode I46.- ist in der ICD-Klassifikation mit Herzstillstand beschrieben und kann somit sowohl für eine Asystolie verwendet werden als auch für den Herzstillstand, also die fehlende kardiale Kontraktion infolge eines Kammerflimmerns.

Fehlt der Nachweis eines Kammerflimmerns, liegt aber ein Herzstillstand vor und werden Reanimationsmaßnahmen ergriffen, so kann der Kode I46.- verwendet werden. In diesem Fall ist U69.13! zu I46.- zu ergänzen, wenn das Ereignis präklinisch stattfand. Alleine auf den Verdacht hin sollte I49.0 nicht kodiert werden.

Als Hauptdiagnose sollte bei Aufnahme mit Kammerflimmern/Herzstillstand die entsprechende Ursache z.B. ein akuter Myokardinfarkt festgelegt werden. Ist keine akute Ursache für das Kammerflimmern feststellbar, so ist dieses als Hauptdiagnose zu wählen. Ein Kode aus I46.- ist gemäß DKR 0903u nur in solchen Fällen als Hauptdiagnose festzulegen, bei denen die zugrunde liegende Ursache für den Herzstillstand nicht bekannt ist. Die parallele Kodierung von I49.0 und einem Kode aus I46.- für dasselbe Ereignis widerspricht weder Kodierregeln noch ICD-Klassifikation, erscheint dennoch als Doppelkodierung. Auf Grund der PCCL-Exklusionslisten kann hierdurch jedoch kein ungerechtfertigtes Upcoding entstehen.

Als weiterer zu ergänzender Diagnosekode kommt ggf. R57.2 *Kardiogener Schock* in Betracht.

Nicht vergessen werden sollte ggf. die Kodierung der OPS für die kardiopulmonale Reanimation (8-771) sowie derjenige für die Defibrillation (8-640.1). Diese dürfen jedoch nicht bei alleiniger präklinischer Durchführung verwendet werden.

### 8.3.2 Fachliche Bewertung

**MD:**

Es existiert keine SEG-4 Empfehlung zu diesem Thema.

**FoKA:**

Es existiert keine FoKA Empfehlung zu diesem Thema.

**Stolperfallen/Kritische Punkte:**

Zur Frage der Kodierung von I49.0 und I46.- siehe oben.

### 8.3.3 Urteile

Es sind keine Urteile zu diesem Thema bekannt.

## 8.4 Dokumentationshinweise

Eine durchgeführte kardiopulmonale Reanimation sollte sorgfältig in den Krankenaktenunterlagen dokumentiert werden.

# 9 Herzinsuffizienz

## 9.1 Medizin-Shortcuts

### 9.1.1 Medizinische Erläuterung

Gemäß Leitlinie wird Herzinsuffizienz definiert als typische Symptome und Zeichen, die aus einer Störung der kardialen Struktur oder Funktion resultieren.

*Zeichen und Symptome Herzinsuffizienz (aus: Leitlinie Herzinsuffizienz):*

| Symptome | Zeichen |
|---|---|
| Typische Symptome | Höhere Spezifität |
| Kurzatmigkeit, Orthopnoe, Dyspnoe, verminderte Belastungstoleranz, Müdigkeit, verlängerte Erholungszeit nach Belastung, Knöchelschwellung, anfallsweise nächtliche Atemnot | Gestaute Halsvenen, Hepatojugulärer Reflux, 3. Herzton, verlagerter Herzspitzenstoß |
| Weniger typische Symptome | Geringere Spezifität |
| Nächtliches Husten, Synkope, Palpitationen, Verwirrtheit | Gewichtszunahme (> 2 kg/Woche), Gewichtsverlust/Kachexie (bei fortgeschr. HI), periphere Ödeme, Rasselgeräusche über der Lunge, Klopfschalldämpfung über der Lungenbasis (Pleuraerguss), Tachykardie, Tachypnoe, unregelmäßiger Puls, Hepatomegalie, Aszites, Oligurie, kalte Extremitäten, geringe Pulsamplitude |

Es wird unterschieden zwischen Herzinsuffizienz mit reduzierter LVEF (HFrEF systolische Herzinsuffizienz) und Herzinsuffizienz mit erhaltener LVEF (HFpEF diastolische Herzinsuffizienz). Eine Grauzone bildet die Herzinsuffizienz mit mäßiggradig eingeschränkter Ejektionsfraktion (HFmrEF).

(LVEF = Linksventrikuläre Ejektionsfraktion; HF = Heart Failure, englisch für Herzinsuffizienz, REF = reduced ejection fraction, PEF = preserved ejection fraction).

LVEF steht für die Pump- oder Auswurfleistung des Herzens. Normale Werte liegen bei > 50%, bei HF-REF (systolischer Herzinsuffizienz) liegt der Wert bei < 40%, bei HF-PEF (diastolischer Herzinsuffizienz) liegt der Wert bei > 40–45%.

Eine Herzinsuffizienz kann akut z.B. infolge eines Myokardinfarktes oder bei Myokarditis oder infolge eine Lungenembolie entstehen. Sie kann chronisch (Monate/Jahre) bestehen; in diesem Fall wird zwischen kompensierten und dekompensierten Zuständen unterschieden.

Das klinische Stadium der Herzinsuffizienz wird nach den NYHA-Kriterien eingeteilt:

**NYHA I**: Keine Einschränkung der körperlichen Aktivität.

**NYHA II**: Leichte Einschränkung der körperlichen Aktivität. Beschwerdefreiheit unter Ruhebedingungen; aber bei normaler körperlicher Aktivität kommt es zu Luftnot, Müdigkeit oder Palpitationen.

**NYHA III**: Deutliche Einschränkung der körperlichen Aktivität. Beschwerdefreiheit unter Ruhebedingungen; aber bereits bei geringer physischer körperlicher Aktivität Auftreten von Luftnot, Müdigkeit oder Palpitationen.

**NYHA IV**: Unfähigkeit, körperliche Aktivität ohne Beschwerden auszuüben. Symptome unter Ruhebedingungen können vorhanden sein. Jegliche körperliche Aktivität führt zur Zunahme der Beschwerden.

**CAVE**: Im klinischen Sprachgebrauch wird häufig jegliche Form von Dyspnoe nach NYHA eingestuft. Das Vorkommen des Begriffs NYHA in der Patientenakte ist deshalb nicht automatisch mit dem Vorliegen einer entsprechenden Herzinsuffizienz gleichzusetzen!

**Primäre Rechtsherzinsuffizienz**: Es ist nur der rechte Ventrikel von einer progredienten Vergrößerung betroffen; es liegen keine pulmonal-venösen Stauungszeichen vor. Typisch sind eine Verbreiterung der Vena cava superior und der Vena azygos sowie des rechten Vorhofs und ein Rückstau in die Lebervenen.

### 9.1.2 Nachweis

- Echokardiographie (Goldstandard) mit entsprechenden LVEF-Werten.
- Röntgen-Thorax (kardiale Vergrößerung, pulmonale Stauung) zusammen mit klinischem Befund (Luftnot, Ödeme) und ärztlicher Wertung.
- Kardio-MRT.
- Laborparameter (Natriuretische Peptide):
  - Akuter Beginn: NT-proBNP < 300 pg/ml oder BNP < 100 pg/ml → Herzinsuffizienz ist wenig wahrscheinlich
  - Nicht akuter Beginn, milde: NT-proBNP < 100 pg/ml oder BNP < 35 pg/ml → Herzinsuffizienz ist wenig wahrscheinlich

### 9.1.3 Diagnostischer Aufwand

Echokardiographie, Kardio-MRT, Koronoarangiographie

### 9.1.4 Therapeutischer Aufwand

Medikamentöse Therapie: Diuretika (z.B. Furosemid, Torasemid), ACE-Hemmer (z.B. Ramipril, Captopril), Betablocker (z.B. Metoprolol, Bisprolol), AT-1 Rezeptorblocker (z.B. Losartan, Candesartan), Ivabradin, Herzglykoside (z.B. Novodigal)

### 9.1.5 Pflegerischer Aufwand

Tägliche Gewichtskontrollen, Bilanzierung

## 9.2 Klassifikation

*ICD-10 GM 2024:*

| | | |
|---|---|---|
| I50.00 | Primäre Rechtsherzinsuffizienz | CCL |
| I50.01 | Sekundäre Rechtsherzinsuffizienz | CCL |
| I50.02! | Rechtsherzinsuffizienz NYHA I | |
| I50.03! | Rechtsherzinsuffizienz NYHA II | |
| I50.04! | Rechtsherzinsuffizienz NYHA III | |
| I50.05! | Rechtsherzinsuffizienz NYHA IV | |
| I50.11 | Linksherzinsuffizienz NYHA I | |
| I50.12 | Linksherzinsuffizienz NYHA II | |
| I50.13 | Linksherzinsuffizienz NYHA III | CCL |
| I50.14 | Linksherzinsuffizienz NYHA IV | CCL |
| I50.9 | Herzinsuffizienz, n.n.bez | |

**Bei Globalherzinsuffizienz kommen die Zusatzkodes I50.02! bis I50.05! nicht zur Anwendung; in diesen Fällen ist das NYHA Stadium mit den Kodes aus I50.1- anzugeben.**

## 9.3 Kodierpraxis

### 9.3.1 Praktisches Vorgehen

Zur spezifischen Kodierung ist das vorliegende NYHA- Stadium unabdingbar.

Bei vorbekannter chronischer Herzinsuffizienz ist die Durchführung einer Echokardiographie zum Nachweis der Herzinsuffizienz nicht zwingend notwendig, sofern die ärztliche Dokumentation diese eindeutig belegt.

Symptome und Zeichen dürfen jedoch nicht ohne weitere ärztliche Diagnosebefundung als Herzinsuffizienz gedeutet werden.

**Rechtsherzinsuffizienz:** Eine isolierte Rechtsherzinsuffizienz ist eher selten. Ursachen sind z.B. Cor pulmonale, Rechtsherzinfarkt, pulmonal-arterielle Hypertonie, Lungenembolie.

Zeichen einer Rechtsherzinsuffizienz sind im Echo ein dilatierter rechter Vorhof u./o. Ventrikel sowie ein TAPSE von < 16 mm; sonographisch können die Lebervenen u./o. die Vena cava gestaut sein. Klinische Zeichen der Rechtsherzinsuffizienz können gestaute Halsvenen, Ödeme in abhängigen Körperpartien (Füße, Beine, Anasarka), Aszites, Pleuraerguss sein.

I50.00 ist bei isolierter Rechtsherzinsuffizienz zu kodieren.

In diesen Fällen ist das NYHA-Stadium mit den Kodes aus I50.02! bis I50.05! anzugeben.

**Linksherzinsuffizienz**: Systolische Herzinsuffizienz HFrEF: LVEF < 40% plus klinische Kriterien (Symptome u. Zeichen) der Herzinsuffizienz.

Diastolische Herzinsuffizienz HFpEF: Gemäß Leitlinien Symptome u./o. Zeichen der Herzinsuffizienz + LVEF > 40–45% + Erhöhung BNP > 35 oder NT-proBNP > 125 + entweder diastolische Dysfunktion oder relevante strukturelle Herzerkrankung (Hypertrophie des linken Ventrikels oder Vergrößerung des linken Vorhofs).

**Globalherzinsuffizienz**: Eine Globalherzinsuffizienz ist mit I50.01 plus Angabe des NYHA-Stadiums mit Kode aus I50.1- zu kodieren.

Das **kardiale Lungenödem** ist mit I50.14 zu kodieren.

Eine Lungenstauung ist die Vorstufe zum Lungenödem und in den meisten Fällen ebenfalls Zeichen einer Linksherzinsuffizienz. Es ist je nach NYHA-Stadium mit I50.13 oder I50.14 zu kodieren.

Zusätzlich zu kodieren sind (bei Aufwand): Die Ursache der Herzinsuffizienz, soweit bekannt (z.B. hypertensive Herzerkrankung, Vorhofflimmern, Myokardinfarkt, Kardiomyopathie). Die Folgen wie z.B. Pleuraerguss, Stauungspneumonie, respiratorische Insuffizienz, chronische Stauungsleber, akute/chronische Niereninsuffizienz.

Häufig gelangen Patienten zur stationären Aufnahme, bei denen die Herzinsuffizienz eine unter mehreren Diagnosen ist, die diese veranlasst hat. Bei der Frage der Hauptdiagnosewahl ist der Ressourcenverbrauch das relevante Unterscheidungskriterium.

### 9.3.2 Fachliche Bewertung

#### MD:

SEG-4 KDE 82: Frage der Hauptdiagnosewahl bei Aufnahme wegen dekompensierter Linksherzinsuffizienz, als Ursache stellt sich eine bis dato nicht bekannte dilatative Kardiomyopathie heraus. Hauptdiagnose ist die Linksherzinsuffizienz (z.B. I50.13 Linksherzinsuffizienzmit Beschwerden bei leichterer Belastung, NYHA-Stadium III) und Nebendiagnose die Kardiomyopathie (z.B. I42.9 Kardiomyopathie, nicht näher bezeichnet). Ein ICD-Kode „dekompensierte Kardiomyopathie" existiert nicht. Die Aufnahme wurde hauptsächlich durch die dekompensierte Herzinsuffizienz veranlasst. Herzinsuffizienz ist eine eigenständige Krankheit, kein Symptom. Die Ätiologie- und Manifestationsverschlüsselung gilt nur für das Kreuz-/Stern-System. Die Kardiomyopathie ist bei entsprechendem Aufwand – ob bereits bekannt oder erst während dieses Aufenthaltes diagnostiziert – als Nebendiagnose zu verschlüsseln, z.B. bei Diagnostik und/oder medikamentöser Behandlung.

SEG-4 KDE 195: Zur diastolischen Herzinsuffizienz: Die alleinige Angabe einer diastolischen Relaxationsstörung reicht nicht aus für die Diagnose „diastolische Herzinsuffizienz". Die Diagnose einer primären diastolischen Herzinsuffizienz erfordert, dass drei Bedingungen gleichzeitig erfüllt sind: 1. Vorhandensein von Symptomen u. klinische Zeichen der Herzinsuffizienz. 2. Normale oder nur leicht eingeschränkte linksventrikuläre systolische Funktion (LVEF > 40–50%). 3. Nachweis einer abnormen LV-Relaxation und/oder Dehnbarkeit.

SEG-4 KDE 21: Die Stauungspneumonie bei Herzinsuffizienz ist mit J18.2 zu kodieren.

SEG-4 KDE 438: Frage der Hauptdiagnosewahl bei Zentralem Schlafapnoesyndrom bei Herzinsuffizienz NYHA IV.

SEG-4 KDE 597: Ein Patient wird mit akutem Nierenversagen nach CT Thorax mit Kontrastmittelgabe aufgenommen. Anamnestisch besteht eine Herzinsuffizienz NYHA III bei dilatativer Kardiomyopathie (DCM), die konservative medikamentöse Therapie wird im Rahmen der stationären Behandlung fortgeführt. Weitere Diagnostik erfolgt bzgl. der DCM nicht. Frage: Darf neben der Nebendiagnose I50.13 Linksherzinsuffinzienz mit Beschwerden bei leichter Belastung auch I42.0 Dilatative Kardiomyopathie kodiert werden? Antwort: Die Kodierung der Nebendiagnose I42.0 ist korrekt, da gemäß der KDR ein Ressourcenaufwand besteht (Medikation), die das Patientenmanagement beeinflusst.

## FoKA:

Stellungnahme zu SEG-4 KDE 82: Konsens mit Kommentar: Die Kodierung ist korrekt, jedoch ist die Ätiologie- und Manifestationsverschlüsselung gemäß DKR nicht nur auf das Kreuz-/Stern-System begrenzt, sondern kann mit allen ICD-10 Kodes benutzt werden.

Stellungnahme zu SEG-4 KDE 195: Dissens. Bei der Erstdiagnose mit Nachweis der Kriterien gemäß der Leitlinie und bei medikamentöser Therapie einer anamnestisch bekannten Herzinsuffizienz ist die Herzinsuffizienz kodierbar.

Stellungnahme zu SEG-4 KDE 21: Konsens mit Kommentar: J18.2 wird nur verschlüsselt, falls die Genese eindeutig ist und kein Erreger nachgewiesen werden konnte.

Stellungnahme zu SEG-4 KDE 438: Konsens

Stellungnahme zu SEG-4 KDE 597: Konsens

**Stolperfallen/Kritische Punkte:**

NYHA-Zuordnung: Eine entsprechende ärztliche Zuordnung muss erfolgen oder die Dyspnoe-Symptomatik muss aus der Krankenaktendokumentation hervorgehen. Es ist das während des Aufenthaltes höchste Stadium für den Aufenthalt zu kodieren.

Bei Kombination von kardialer mit pulmonaler Erkrankung ist die Zuordnung des klinischen Symptoms Dyspnoe schwierig. Hier ist der epikritischen ärztlichen Wertung eine besonders hohe Bedeutung beizumessen.

Eine diastolische Relaxationsstörung ist alleine nicht belegend bzw. ausreichend für eine diastolische Herzinsuffizienz. Hinzu kommen müssen typische Zeichen und Symptome einer Herzinsuffizienz (s.o. 9.1.1).

## 9.4 Dokumentationshinweise

Der Dokumentation des NYHA-Stadiums kommt besondere Bedeutung zu, da nur durch sie eine spezifische Kodierung der Herzinsuffizienz möglich ist.

Ebenso sollte eine eindeutige ärztliche Wertung hinsichtlich der Befunde und der daraus abgeleiteten Diagnose vorliegen.

# 10 Intrakardiale Thrombose

## 10.1 Medizin-Shortcuts

### 10.1.1 Medizinische Erläuterung

Im Rahmen von Vorhofflimmern, Herzklappenerkrankungen, akuten Myokardinfarkten, dilatativer Kardiomyopathie, aber auch nach lang dauernder parenteraler Ernährung über zentrale Venenkatheter kann es zu einer Thrombenbildung im Herzen kommen. Diese stellen als Emboliequelle eine große Gefahr dar. Bei Verschleppung von Thrombusanteilen in die Peripherie kann es zu akuten Embolien im Gehirn, intraabdominellen Organen oder Extremitäten kommen. Thromben stellen sich in der Echokardiographie echodicht dar, sie können an Herzwand oder Herzklappe fest anhaften oder frei flottieren. Thromben im linken Vorhofohr treten zumeist bei Vorhofflimmern auf. Thromben im linken Ventrikel sind häufig Folge eines Vorderwandinfarktes mit Ausbildung eines Vorderwandaneurysma.

### 10.1.2 Nachweis

Tranthorakale Echokardiographie TTE, transösophageale Echokardiographie TEE, Kardio-MR

### 10.1.3 Diagnostischer Aufwand

TTE, TEE, Kardio-MR

### 10.1.4 Therapeutischer Aufwand

Therapie mit Antikoagulanzien wie z.B. Marcumar oder Heparin

### 10.1.5 Pflegerischer Aufwand

Es gibt keinen pflegerischen Aufwand, der allein ohne weitere Maßnahmen die Kodierung rechtfertigt.

## 10.2 Klassifikation

*ICD-10 GM 2024:*

| | | |
|---|---|---|
| I51.3 | Intrakardiale Thrombose, anderenorts nicht klassifiziert | CCL |

An 5. Stelle Angabe ob ohne (0) oder mit (1) hypertensiver Krise

## 10.3 Kodierpraxis

### 10.3.1 Praktisches Vorgehen

I51.3 ist kodierbar bei entsprechendem aktuellem Nachweis eines Thrombus mittels Echokardiographie oder Kardio-MR. Ein rein anamnestischer Beleg ist nur dann als ausreichend vorstellbar, wenn der entsprechende Bildgebungsnachweis nur kurzzeitig zurückliegt und eine entsprechende Behandlung mit oralen Antikoagulantien oder Heparin erfolgt.

In der Regel sollte der Kode nur bei aktuellem Nachweis einer vorliegenden oder immer noch vorliegenden Thrombenbildung im Herzen angegeben werden.

### 10.3.2 Fachliche Bewertung

#### MD:

Es gibt keine SEG-4 Empfehlung zu diesem Thema.

**FoKA:**

Es gibt keine FoKA Empfehlung zu diesem Thema.

# 11 Nichttraumatische intrakranielle Blutungen

## 11.1 Medizin-Shortcuts

### 11.1.1 Medizinische Erläuterung

Ein Schlaganfall (Hirnschlag, Apoplex, apoplektischer Insult, zerebrovaskulärer Insult, Stroke) ist ein plötzlich auftretender Ausfall einer Nervenfunktion wie z.B. eine Lähmung oder Sprachstörung (akutes fokal neurologisches Defizit), verursacht durch eine zerebrovaskuläe Durchblutungsstörung des Gehirns. Diese kann durch eine Ischämie oder durch eine Blutung bedingt sein.

Eine intrakranielle Blutung ist eine Blutung im Schädel (Kranium). Man unterscheidet die intrazerebrale Blutung (Einblutung in das Hirnparenchym) von einer extrazerebralen Blutung (Einblutung im Bereich der Hirnhäute).

Ein Epiduralhämatom befindet sich zwischen der Schädelkalotte und der harten Hirnhaut Dura mater. Es ist in der Regel traumatisch bedingt, am häufigsten kommt es dabei zu einer Verletzung der Arteria meningea media.

Bei einem Subduralhämatom (SDH) kommt es zu einer venösen Blutung zwischen Dura und Arachnoidea. Am häufigsten entsteht auch das Subduralhämatom traumatisch durch einen Einriss der sog. Brückenvenen. Es kann jedoch auch z.B. infolge einer Antikoagulanzienbehandlung spontan entstehen. Man unterscheidet zwischen einem akuten SDH und einem chronischen SDH. Bei letzterem liegt ein Abstand von mindestens zwei Wochen zum verursachen Trauma vor; ist die Ursache nicht traumatisch handelt es ebenfalls um einen Verlauf der Symptomatik von mehreren Wochen.

Bei einer Subarachnoidalblutung (SAB) handelt es sich um eine arterielle Blutung in den liquorgefüllten Raum zwischen der Arachnoidea (spinnenartige Hirnhaut = mittlere Hirnhaut) und der dem Gehirn direkt aufliegenden Pia mater (inneren Hirnhaut). Ursache ist meist die Ruptur eines (angeborenen) Aneurysmas.

Bei einer intrazerebralen Blutung (ICB) findet eine Einblutung in das Hirngewebe selbst statt. Ursache ist am häufigsten die infolge jahrelang bestehender arterieller Hypertonie auftretende Arteriolosklerose. Sie kann aber ebenso z.B. im Rahmen einer Antikoagulanzienbehandlung oder traumatisch entstehen.

Klinisch kann nicht zwischen einer ischämischen und einer Blutungsgenese eines Schlaganfalls unterschieden werden. Aus diesem Grund muss möglichst rasch die Ätiologie mittels einer Bildgebung (CT) geklärt werden, da sich die therapeutischen Ansätze unterscheiden.

Hirnblutungen können konservativ oder bei entsprechender Indikation operativ behandelt werden.

### 11.1.2 Nachweis

CT oder MRT des Schädels

### 11.1.3 Diagnostischer Aufwand

CT (auch Kontrolle), MRT des Schädels (auch Kontrolle), Digitale Subtraktionsangiographie, CT-Angiographie

### 11.1.4 Therapeutischer Aufwand

Operation, Intensiv-, Intermediate Care oder Stroke Unit Behandlung, Behandlung der fokal neurologischen Defizite durch Physiotherapeuten, Ergotherapeuten, Logopäden

### 11.1.5 Pflegerischer Aufwand

Pflegerische Unterstützung in den ADLs, Lagerungsmaßnahmen etc. bei Lähmungen, Schluckstörungen

## 11.2 Klassifikation

*ICD-10 GM 2024:*

| | | |
|---|---|---|
| I60.0 | Subarachnoidalblutung, vom Karotissiphon oder der Karotisbifurkation ausgehend | CCL |
| I60.1 | SAB, von der A. cerebri media ausgehend | CCL |
| I60.2 | SAB, von der A. communicans anterior ausgehend | CCL |
| I60.3 | SAB, von der A. communicans posterior ausgehend | CCL |
| I60.4 | SAB, von der A. basilaris ausgehend | CCL |
| I60.5 | SAB, von der A. vertebralis ausgehend | CCL |
| I60.6 | SAB, von sonstigen intrakraniellen Arterien ausgehend | CCL |
| I60.7 | SAB, von nicht näher bezeichneter intrakranieller Arterie ausgehend | CCL |
| I60.8 | Sonstige Subarachnoidalblutung | CCL |
| I60.9 | Subarachnoidalblutung, nicht näher bezeichnet | CCL |
| I61.0 | Intrazerebrale Blutung in die Großhirnhemisphäre, subkortikal | CCL |

| | | |
|---|---|---|
| I61.1 | Intrazerebrale Blutung in die Großhirnhemisphäre, kortikal | CCL |
| I61.2 | Intrazerebrale Blutung in die Großhirnhemisphäre, nicht näher bezeichnet | CCL |
| I61.3 | Intrazerebrale Blutung in den Hirnstamm | CCL |
| I61.4 | Intrazerebrale Blutung in das Kleinhirn | CCL |
| I61.5 | Intrazerebrale intraventrikuläre Blutung | CCL |
| I61.6 | Intrazerebrale Blutung an mehreren Lokalisationen | CCL |
| I61.8 | Sonstige intrazerebrale Blutung | CCL |
| I61.9 | Intrazerebrale Blutung, nicht näher bezeichnet | CCL |
| I62.00 | Subdurale Blutung (nichttraumatisch): akut | CCL |
| I62.01 | Subdurale Blutung (nichttraumatisch): subakut | CCL |
| I62.02 | Subdurale Blutung (nichttraumatisch): chronisch | CCL |
| I62.09 | Subdurale Blutung (nichttraumatisch): nicht näher bezeichnet | CCL |
| I62.1 | Nichttraumatische extradurale Blutung | CCL |
| I62.9 | Intrakranielle Blutung (nichttraumatisch), nicht näher bezeichnet | CCL |

## 11.3 Kodierpraxis

### 11.3.1 Praktisches Vorgehen

Die zunächst wichtigste Differenzierung bei einer nachgewiesenen intrakraniellen Blutung ist neben der Blutungslokalisation (epidural, subdural, subarachnoidal, intrazerebral) die Unterscheidung einer traumatischen von einer nicht-traumatischen Ursache der Blutung. Alle traumatisch bedingten Blutungen außer dem chronischen Subduralhämatom sind mit Kodes aus dem Kapitel XIX, Bereich S06.- abzubilden. Bei dem chronischen Subduralhämatom ist ein Zusammenhang zu einem Trauma nicht mehr nachvollziehbar, deshalb sollte dieses unabhängig von angestellten Vermutungen mit I62.02 kodiert werden.

Eine im Rahmen einer Hirnischämie aufgetretenen intrazerebralen Einblutung ist nicht automatisch in den Kodes aus I63.- inkludiert, sondern kann, sofern Ressourcenverbrauch vorliegt, zusätzlich kodiert werden.

Der Begriff subkortikal steht für Strukturen, die „unterhalb" der Großhirnrinde liegen, also für Marklager, Basalganglien, Thalamus. Eine Thalamus-Einblutung wäre somit mit I61.0 zu kodieren.

Liegen mehrere Blutungslokalisationen vor sollten alle kodiert werden. Die Hauptdiagnose sollte der Lokalisation mit der größten Ausprägung zugewiesen werden.

Der Kode I64 *Schlaganfall, nicht als Blutung oder Infarkt bezeichnet* sollte nur in solchen Fällen zum Einsatz kommen, bei denen ein Schlaganfall vorliegt oder vermutet wird, bei denen aber keinerlei kranieller Bildgebung erfolgt ist und somit nicht zwischen ischämischer und blutungsbedingter Genese unterschieden werden kann.

Die Blutungsursache kann, soweit sie bekannt ist, zusätzlich angegeben werden, ist jedoch immer nur Nebendiagnose. Hier kommen die Kodes aus Q28.0- bis Q28.3- sowie I67.0 bis I67.1- in Frage. Bei Unklarheit, ob es sich um ein angeborenes oder erworbenes Aneurysma handelt sollte der Kode aus I67.1- gewählt werden.

Das fokal-neurologische Defizit (Hemiparese, Hemianopsie, Sprachstörungen, Schluckstörungen etc.) ist bei akuten Hirnblutungen als Nebendiagnose anzugeben. Ebenso weitere Komplikationen wie z.B. ein Koma.

Des Weiteren darf die Angabe einer durchgeführten Schlaganfallkomplexbehandlung und weiterer relevanter Prozeduren nicht vergessen werden.

Besteht bei einem Patienten ein Zustand nach intrakranieller Blutung, so ist dies nur bei weiterhin bestehendem neurologischem Defizit, welches auch im aktuellen Aufenthalt einen Ressourcenverbrauch bedingt, zu kodieren. Hier ist zunächst der Kode für das neurologische Defizit, gefolgt von dem passenden Kode aus I69.0 bis .2 anzugeben.

## 11.3.2 Fachliche Bewertung

### MD:

Es existiert keine SEG-4 Empfehlung zum Thema.

### FoKA:

Es existiert keine FoKA Empfehlung zum Thema.

### Stolperfallen/Kritische Punkte:

Hauptdiagnosefestlegung bei Hirnischämie mit Einblutung:

Die zusätzliche Kodierung einer intrazerebralen Einblutung im Rahmen einer Hirnischämie bedingt eine Höhergruppierung der DRG, sowohl ohne als auch mit einer Schlaganfallkomplexbehandlung. Die Höhergruppierung ist unabhängig davon, ob die Hirnischämie oder die zerebrale Einblutung als Hauptdiagnose gewählt wird.

In der Praxis ist folgendes Vorgehen zu empfehlen: Liegt bereits bei der Erstdiagnostik eine deutliche größere Einblutung vor, so sollte man diese als Hauptdiagnose wählen. Kommt es erst im Verlauf zu einer Einblutung oder ist die Einblutung bei Aufnahme nur gering, so sollte man die Hirnischämie als Hauptdiagnose wählen.

## 11.4 Dokumentationshinweise

Vorliegende fokal-neurologische Defizite müssen gut dokumentiert werden. Vor allem bei einem Zustand nach Hirnblutung oder Hirnischämie sollte dies mit Sorgfalt bei den Patienten geschehen, bei denen diese neurologischen Beeinträchtigungen weiterhin Aufwand verursachen. Diese dürfen eben nur bei dem Nachweis von Ressourcenverbrauch hinsichtlich des weiterhin bestehenden neurologischen Defizites kodiert werden und da dieses meistens nicht mehr im Fokus des aktuellen medizinischen Geschehens liegt, sind es eher Pflege und Therapeutengruppen wie Physiotherapie, Ergotherapie und Logopädie, die damit befasst sind.

Außerdem sollte immer spezifisch dokumentiert werden, ob es sich um einen Zustand nach Hirnischämie oder um einen nach Hirnblutung handelt. Die Begrifflichkeiten Apoplex, Insult oder Schlaganfall sind hier zu ungenau.

# 12 Hirninfarkt

## 12.1 Medizin-Shortcuts

### 12.1.1 Medizinische Erläuterung

Ein Schlaganfall (Hirnschlag, Apoplex, apoplektischer Insult, zerebrovaskulärer Insult, Stroke) ist ein plötzlich auftretender Ausfall einer Nervenfunktion wie z.B. eine Lähmung oder Sprachstörung (akutes fokal neurologisches Defizit), verursacht durch eine zerebrovaskuläe Durchblutungsstörung des Gehirns. Diese kann durch eine Ischämie oder durch eine Blutung bedingt sein.

Klinisch kann nicht zwischen einer ischämischen und einer Blutungsgenese eines Schlaganfalls unterschieden werden. Aus diesem Grund muss möglichst rasch die Ätiologie mittels einer Bildgebung (CT) geklärt werden, da sich die therapeutischen Ansätze unterscheiden.

Ursächlich können eine Makroangiopathie eines hirnversorgenden Gefäßes (präzerebral: A. carotis interna, A. vertebralis, A. basilaris, intrazerebral: Aa. cerebralis anterior, media, posterior), eine Mikroangiopathie kleinerer Hirngefäße (führen zu lakunären Hirninfarkten), eine kardiale Emboliequelle (z.B. bei Vorhofflimmern oder offenem Foramen ovale) oder andere Erkrankungen wie z.B. eine Vaskulitis, Koagulopathien etc. vorliegen.

Die betroffenen Areale führen zu typischen neurologischen Ausfällen. So zeigt sich das klinische Bild bei einer Ischämie im Bereich der A. cerebri media mit kontralateraler Hemiparese/-plegie, Hemihypästhesie, Faziaslisparese, homonymer Hemianopsie und Aphasie (wenn dominante Hirnhälfte betroffen) bzw. Apraxie. Je nach Größe des Ischämieareals kann die Ausprägung der Klinik variieren.

Lakunäre Infarkte: Bedingt durch Mikroangiopathien kleiner Gefäße des Gehirns, v.a. im Bereich der Stammganglien. Lakunäre Syndrome sind die entsprechend ausgelöste neurologische Klinik, z.B. die rein motorische Hemiparese, die rein sensible Halbseitensymptomatik, die ataktische Hemiparese oder das Dysarthria-Clumsy-Hand-Syndrom.

Vom Hirninfarkt ist die transitorisch ischämische Attacke abzugrenzen, bei der sich das fokal neurologische Defizit innerhalb von 24 Stunden zurückbildet und bei der bildgebungstechnisch keine Ischämie nachgewiesen werden kann.

Das fokal-neurologische Defizit (Hemiparese, Hemianopsie, Sprachstörungen, Schluckstörungen etc.) ist beim akuten Hirninfarkt als Nebendiagnose anzugeben. Ebenso weitere vorliegende Komplikationen wie z.B. ein Koma.

Des Weiteren darf die Angabe einer durchgeführten Schlaganfallkomplexbehandlung und weiterer relevanter Prozeduren nicht vergessen werden.

Besteht bei einem Patienten ein Zustand nach intrakranieller Blutung, so ist dies nur bei weiterhin bestehendem neurologischem Defizit, welches auch im aktuellen Aufenthalt einen Ressourcenverbrauch bedingt, zu kodieren. Hier ist zunächst der Kode für das neurologische Defizit, gefolgt von dem passenden Kode aus I69.0 bis .2 anzugeben.

### 12.1.2 Nachweis

MRT des Schädels, im Verlauf auch im CT

### 12.1.3 Diagnostischer Aufwand

CT, MRT des Schädels, Digitale Subtraktionsangiographie, CT-Angiographie, Dopplersonografie, transösophageale Echokardiographie

### 12.1.4 Therapeutischer Aufwand

Lysebehandlung, Thrombektomie, Operative Sanierung bei Carotisstenose, Intensiv-, Intermediate Care oder Stroke Unit Behandlung, Behandlung der fokal neurologischen Defizite durch Physiotherapeuten, Ergotherapeuten, Logopäden.

### 12.1.5 Pflegerischer Aufwand

Pflegerische Unterstützung in den ADLs, Lagerungsmaßnahmen etc. bei Lähmungen, Schluckstörungen

## 12.2 Klassifikation

*ICD-10 GM 2024:*

| | | |
|---|---|---|
| I63.0 | Hirninfarkt durch Thrombose präzerebraler Arterien | CCL |
| I63.1 | Hirninfarkt durch Embolie präzerebraler Arterien | CCL |
| I63.2 | Hirninfarkt durch nicht näher bezeichneten Verschluss oder Stenose präzerebraler Arterien | CCL |
| I63.3 | Hirninfarkt durch Thrombose zerebraler Arterien | CCL |
| I63.4 | Hirninfarkt durch Embolie zerebraler Arterien | CCL |
| I63.5 | Hirninfarkt durch nicht näher bezeichneten Verschluss oder Stenose zerebraler Arterien | CCL |
| I63.6 | Hirninfarkt durch Thrombose der Hirnvenen, nichteitrig | CCL |
| I63.8 | Sonstiger Hirninfarkt | CCL |
| I63.9 | Hirninfarkt, nicht näher bezeichnet | CCL |
| I64 | Schlaganfall, nicht als Blutung oder Infarkt bezeichnet | CCL |

## 12.3 Kodierpraxis

### 12.3.1 Praktisches Vorgehen

Der Kode I64 Schlaganfall, nicht als Blutung oder Infarkt bezeichnet sollte nur in solchen Fällen zum Einsatz kommen, bei denen ein Schlaganfall vorliegt oder vermutet wird, bei denen aber keinerlei kranielle Bildgebung erfolgt ist und somit nicht zwischen ischämischer und blutungsbedingter Genese unterschieden werden kann.

Das fokal-neurologische Defizit (Hemiparese, Hemianopsie, Sprachstörungen, Schluckstörungen etc.) ist als Nebendiagnose anzugeben. Hier kommen beispielsweise in Frage:

- Hemiparese/-plegie (G81.-)
- Fazialisparese (G83.6)
- Hemianopsie (H53.4)
- Dysphasie und Aphasie (R47.0)
- Dysarthrie und Anarthrie (R47.1)
- Schluckstörungen (R13.-)
- Neglect (R29.5)
- Apraxie (R48.2)

Kodes aus I65.- und I66.- für die Angabe der Gefäßstenosen sind nicht gleichzeitig zu verwenden, wenn sie die Ursache für den akuten Hirninfarkt darstellen. Nur in Fällen, bei denen sie nicht Ursache desselben sind (z.B. Pat. mit A. cerebri media Infarkt, gleichzeitig liegt auch eine A. cerebri posterior-Stenose vor, jedoch ohne Ischämie), kann der Kode aus I65.- bzw. I66 als Nebendiagnose angegeben werden (sofern Ressourcenverbrauch vorliegt). Auch wenn ein Patient mit akutem Hirninfarkt im gleichen Aufenthalt gefäßchirurgisch z.B. hinsichtlich einer Carotisstenose behandelt wird, die Ursache des Hirninfarktes war, ist hier allein der korrekte Kode aus I63.- ohne I65.2 zu verwenden.

Andere Ursachen des Hirninfarktes sind als Nebendiagnose zu ergänzen (z.B. Vorhofflimmern, persistierendes Foramen ovale, Vaskulitis, Dissektion etc.).

Bei einem Hirnstamminfarkt sollte zusätzlich zu dem Kode aus I63.- G46.3*, bei einem Kleinhirninfarkt G46.4* ergänzt werden.

Bei lakunären Infarkten sollte das entsprechend vorliegende neurologische Defizit auch mit einem Kode aus G46.5* (motorisch), G46.6* (rein sensibel) oder G46.7* (sonstige lakunäre Syndrome) ergänzt werden.

Bei Fällen mit TIA-Symptomatik, bei denen die Bildgebung jedoch eine frische Ischämie zeigt, wird mit I63.- kodiert.

Besteht bei einem Patienten ein Zustand nach Hirninfarkt, so ist dies nur bei weiterhin bestehendem neurologischem Defizit, welches auch im aktuellen Aufenthalt einen Ressourcenverbrauch bedingt, zu kodieren. Hier ist zunächst der Kode für das neurologische Defizit, gefolgt von I69.3 anzugeben. Bei Patienten mit Zustand nach Hirninfarkt ohne aktuell noch bestehendes neurologisches Defizit wird Z86.7 angegeben.

## 12.3.2 Fachliche Bewertung

### MD:

SEG-4 KDE 29: Bei Fällen mit klinischen Zeichen einer TIA, jedoch frischer Infarzierung in der Bildgebung, ist seit 2007 I63.- zu kodieren.

SEG-4 KDE 83: Bei Fällen mit einer fokalen symptomatischen Epilepsie (G40.2) nach Hirninfarkt ist zusätzlich zu dem Kode aus G40.- auch I69.3 anzugeben.

### FoKA:

Stellungnahme zu SEG-4 KDE 29: Konsens.

Stellungnahme zu SEG-4 KDE 83: Konsens.

### Stolperfallen/Kritische Punkte:

Hauptdiagnosefestlegung bei Hirnischämie mit Einblutung:

Die zusätzliche Kodierung einer intrazerebralen Einblutung im Rahmen einer Hirnischämie bedingt eine Höhergruppierung der DRG, sowohl ohne als auch mit einer Schlaganfallkomplexbehandlung. Die Höhergruppierung ist unabhängig davon, ob die Hirnischämie oder die zerebrale Einblutung als Hauptdiagnose gewählt wird.

In der Praxis ist folgendes Vorgehen zu empfehlen: Liegt bereits bei der Erstdiagnostik eine deutliche größere Einblutung vor, so sollte man diese als Hauptdiagnose wählen. Kommt es erst im Verlauf zu einer Einblutung oder ist die Einblutung bei Aufnahme nur gering, so sollte man die Hirnischämie als Hauptdiagnose wählen.

## 12.4 Dokumentationshinweise

Vorliegende fokal-neurologische Defizite müssen gut dokumentiert werden. Vor allem bei einem Zustand nach Hirnblutung oder Hirnischämie sollte dies mit Sorgfalt bei den Patienten geschehen, bei denen diese neurologischen Beeinträchtigungen weiterhin Aufwand verursachen. Diese dürfen eben nur bei dem Nachweis von Ressourcenverbrauch hinsichtlich des weiterhin bestehenden neurologischen Defizites kodiert werden und da dieses meistens nicht mehr im Fokus des aktuellen medizinischen Geschehens liegt, sind es eher Pflege und Therapeutengruppen wie Physiotherapie, Ergotherapie und Logopädie, die damit befasst sind.

Außerdem sollte immer spezifisch dokumentiert werden, ob es sich um einen Zustand nach Hirnischämie oder um einen nach Hirnblutung handelt. Die Begrifflichkeiten Apoplex, Insult oder Schlaganfall sind hier zu ungenau.

# 13 Verschluss und Stenose präzerebraler Arterien ohne resultierenden Hirninfarkt

## 13.1 Medizin-Shortcuts

### 13.1.1 Medizinische Erläuterung

Engstelle der entsprechenden Arterie, meistens durch Arteriosklerose (ca. 85%) bedingt. Laut ICD-Klassifikation sind jedoch auch andere Obstruktionen, z.B. embolisch bedingte oder thrombotische, mit den angegebenen Kodes anzugeben.

### 13.1.2 Nachweis

Anamnese oder Duplexsonographie

### 13.1.3 Diagnostischer Aufwand

Duplexsonographie

### 13.1.4 Therapeutischer Aufwand

Operative oder interventionelle (PTA) Sanierung.
Gabe von Thrombozytenaggregatinshemmern (z.B. ASS, Clopidogrel) oder Antikoagulantien (z.B. Marcumar).
Gabe von Statinen (z.B. Simvastation) (Plaquestabilisierung).

### 13.1.5 Pflegerischer Aufwand

Es gibt keinen pflegerischen Aufwand, der allein ohne weitere Maßnahmen die Kodierung rechtfertigt.

## 13.2 Klassifikation

*ICD-10 GM 2024:*

| | | |
|---|---|---|
| I65.0 | Verschluss und Stenose der A. vertebralis | CCL |
| I65.1 | Verschluss und Stenose der A. basilaris | CCL |
| I65.2 | Verschluss und Stenose der A. carotis | CCL |
| I65.3 | Verschluss und Stenose mehrerer und beidseitiger präzerebraler Arterien | CCL |
| I65.8 | Verschluss und Stenose sonstiger präzerebraler Arterien | |
| I65.9 | Verschluss und Stenose einer nicht näher bezeichneten präzerebralen Arterie | |

## 13.3 Kodierpraxis

### 13.3.1 Praktisches Vorgehen

Bei anamnestischem oder aktuellem Beleg einer Stenose im Bereich der präzerebralen Arterien und einem Aufwand (siehe oben) kann eine Nebendiagnose aus I65.- kodiert werden. Nicht kodiert werden kann ein Kode aus I65.- für eine (zwischenzeitlich) operativ beseitigte Stenose.

### 13.3.2 Fachliche Bewertung

**MD:**

SEG-4 KDE 158: Bei anamnestisch bekannter Carotisstenose und erfolgter Therapie des Patienten mit ASS/Clopidogrel kann I65.2 als Nebendiagnose kodiert werden.

**FoKA:**

Stellungnahme zu SEG-4 KDE 158: Konsens

**Stolperfallen/Kritische Punkte:**

Cave: Ist eine Stenose lediglich auf die Arteria carotis externa begrenzt, ist statt I65.- der Kode I70.8 zu wählen, da diese nicht zu den präzerebralen Arterien gehört.

Ein Kode aus I65.- ist nur ohne einen resultierenden Hirninfarkt zu verwenden. Besteht ein akuter Hirninfarkt, die Ursache liegt jedoch nicht in einer der präzerebralen Arterien, kann I65.- bei Beleg und Aufwand als Nebendiagnose kodiert werden.

## 13.4 Dokumentationshinweise

Das anamnestische Vorliegen einer Stenose der präzerebralen Arterien sollte in der Krankengeschichte vermerkt werden.

# 14 Arterielle Thrombose und Embolie

## 14.1 Medizin-Shortcuts

### 14.1.1 Medizinische Erläuterung

Thrombose: Bildung von Blutgerinnsel intravasal, d.h. im Blutgefäß.

Embolie: akute Verlegung eines Gefäßlumens durch einen Embolus, z.B. einen Thrombus (= Thromboembolie).

Eine arterielle Thromboembolie ist eine der Ursachen für einen akuten arteriellen Verschluss. Typische Symptome sind starker Schmerz, Kälte, Blässe, Pulslosigkeit und Parästhesie der betroffenen durch das Gefäß versorgten Region.

Die Therapie besteht in einer Thrombolyse, Embolektomie/Thrombektomie, oder Bypassanlage.

### 14.1.2 Nachweis

Klinik wie beschrieben bei angiographischem Nachweis eines Verschlusses, entsprechende Dokumentation im OP-Bericht

### 14.1.3 Diagnostischer Aufwand

Angiographie, CT der Gefäße

### 14.1.4 Therapeutischer Aufwand

Operativer Eingriff, Thrombolyse

### 14.1.5 Pflegerischer Aufwand

Es gibt keinen pflegerischen Aufwand, der allein ohne weitere Maßnahmen die Kodierung rechtfertigt.

## 14.2 Klassifikation

*ICD-10 GM 2024:*

| | | |
|---|---|---|
| I74.0 | Embolie und Thrombose der Aorta abdominalis | CCL |
| I74.1 | Embolie u. Thrombose sonstiger und n.n.bez. Abschnitte der Aorta | CCL |
| I74.2 | Embolie u. Thrombose der Arterien der oberen Extremitäten | CCL |
| I74.3 | Embolie u. Thrombose der Arterien der unteren Extremitäten | CCL |
| I74.4 | Embolie u. Thrombose der Extremitätenarterien, nicht näher bezeichnet | CCL |
| I74.5 | Embolie u. Thrombose der A. iliaca | CCL |
| I74.8 | Embolie u. Thrombose sonstiger Arterien | CCL |
| I74.9 | Embolie u. Thrombose nicht näher bezeichneter Arterie | CCL |

## 14.3 Kodierpraxis

### 14.3.1 Praktisches Vorgehen

In der Regel ist die Diagnose ärztlicherseits eindeutig beschrieben.
Handhabung bei gleichzeitig bestehender peripherer Arteriosklerose:

Steht der akute Verschluss bei Aufnahme/OP im Vordergrund und ist eine arterielle Thrombembolie belegt, so ist ein Kode aus I74.- vor einem Kode aus I70.2- zu kodieren, d.h. ggf. als Hauptdiagnose.

Bei Eingriffen wegen chronischer pAVK und im OP-Bericht beschriebener durchgeführter Thrombektomie aus der betroffenen Arterie ist ein Kode aus I70.2- vor einem Kode aus I74.- zu kodieren; letzterer ist als Nebendiagnose zu ergänzen.

### 14.3.2 Fachliche Bewertung

**MD:**

Es existiert keine SEG-4 Empfehlung zum Thema.

**FoKA:**

Es existiert keine FoKA Empfehlung zum Thema.

**Stolperfallen/Kritische Punkte:**

Unterscheidung akuter und chronischer Verschluss wie oben unter „Praktisches Vorgehen“ beschrieben.

Bei einem akuten/chronischen Bypassverschluss mit Thrombektomie aus dem Bypass ist T82.8 Sonstige näher bezeichnete Komplikationen durch Prothesen, Implantate oder Transplantate im Herzen und in den Gefäßen zu kodieren.

## 14.4 Dokumentationshinweise

Eindeutige Beschreibungen einer arteriellen Thrombose bzw. Embolie im OP- bzw. Interventionsbericht sind unerlässlich.

# 15 Ulcus cruris venosum

## 15.1 Medizin-Shortcuts

### 15.1.1 Medizinische Erläuterung

Bei dem Ulcus cruris venosum handelt es sich um eine Folge einer chronisch venösen Insuffizienz (CVI). Bei der CVI ist die Blutzirkulation in den tiefen Beinvenen, meist aufgrund defekter Venenklappen (seltener in Folge einer Thrombose), gestört. Das Blut wird nicht mehr vollständig zum Herzen zurück gepumpt, sondern staut sich in den Unterschenkeln. Durch die gestörte Blutzirkulation kommt es zu chronischen Entzündungen der Haut, bei fortgeschrittener Erkrankung auch zu Entzündungen tieferer Gewebestrukturen. Die chronisch venöse Insuffizienz wird je nach Fortschreiten der Hautveränderung in die Stadien I–III nach Widmer oder in die CEAP Klassifikation eingeteilt. Stadium III nach Widmer beschreibt ein akutes oder abgeheiltes Ulcus cruris, ein s.g. „offenes Bein“, d.h. das Gewebe ist bis zur äußersten Hautschicht hin geschädigt. Nach CEAP Klassifikation wird das aktive venöse Ulcus cruris in das Stadium C6, das abgeheilte venöse Geschwür in Stadium C5 eingeteilt.

### 15.1.2 Nachweis

Ausführliche Anamnese, klinische Untersuchung mit Inspektion und Palpation und Klassifikation des Venenstatus, Untersuchung der neurologischen Sensibilität. Fotodokumentation des Wundausmaßes. Dopplersonographie, Phlebographie, farbkodierte Duplexsonographie, Lichtreflexionsrheographie, Phlebodynamometrie, Photoplethysmographie. Bakteriologische Untersuchung des Ulcusgewebes, ggf. Gewebehistologie.

### 15.1.3 Diagnostischer Aufwand

Dopplersonographie, Phlebographie, farbkodierte Duplexsonographie, Lichtreflexionsrheographie, Phlebodynamometrie, Photoplethysmographie

### 15.1.4 Therapeutischer Aufwand

Systemische medikamentöse Therapie der Grunderkrankung, Kompressionstherapie, operative Therapie, Sklerotherapie, Lokaltherapie der Wunden, Wundmanagement, Thromboseprophylaxe mit Heparin, ggf. orale Antikoagulation bei rezidivierenden Thrombosen. Physikalische Therapie mit ggf. manueller Lymphdrainage, Schmerztherapie. Nach den AWMF-Leitlinien bestehen noch weitere Therapieverfahren, die je nach Krankheitsausmaß Anwendung finden können.

### 15.1.5 Pflegerischer Aufwand

Kompressionstherapie, Wundmanagement, Thromboseprophylaxe

## 15.2 Klassifikation

*ICD-10 GM 2024:*

| | | |
|---|---|---|
| I83.0 | Varizen der unteren Extremitäten mit Ulzeration | |
| I83.2 | Varizen der unteren Extremitäten mit Ulzeration und Entzündung | CCL |

## 15.3 Kodierpraxis

### 15.3.1 Praktisches Vorgehen

Ein Ulcus cruris venosum ist gemäß der beschriebenen Klassifikation mit dem Kode I83.0 zu verschlüsseln. Liegt neben dem Gewebedefekt noch eine Entzündung des betroffenen Areals vor, so ist der Kode I83.2 anzuwenden.

Kommt es zu Ulzerationen infolge einer durch Thrombosen verursachten chronisch venösen Insuffizienz, so ist der Kode I87.01 zu verschlüsseln.

Besteht eine venöse Insuffizienz der peripheren (oberflächlichen) Venen mit Folge eines venösen Ulcus, so ist der Kode I87.21 zu verwenden.

Abzugrenzen ist die Kodierung des venösen Ulcus von dem arteriell bedingten Ulcus. Dieser ist mit einem Kode aus dem Kapitel I70.- zu verschlüsseln.

Neben den genannten ICD Schlüsseln gibt es noch in Kapitel XII den Kode L97 Ulcus cruris, anderenorts nicht klassifiziert. Das Exklusivum zu dem Kode beinhaltet u.a. sowohl die venösen als auch arteriellen Ulcera und ist daher zur Verschlüsselung eines Ulcus cruris venosum nicht zu verwenden.

Die Auswahl der korrekten Prozeduren hinsichtlich der Wundbehandlung ist ein weiterer wesentlicher Bestandteil in der Verschlüsselung des Ulcus cruris venosum.

### 15.3.2 Fachliche Bewertung

#### MD:

Es existiert keine SEG-4 Empfehlung zu diesem Thema.

#### FoKA:

Es existiert keine FoKA Empfehlung zu diesem Thema.

## 15.4 Dokumentationshinweise

Eine umfassende Wunddokumentation/Wundassessment hinsichtlich der Wundart, Wundlokalisation, Wunddauer, Rezidivangaben, Wundgröße, Wundtiefe, Beschreibung der Wundränder und betroffenen Gewebestrukturen, Wundreinigung, Wundtherapie etc. ist ein wichtiger Bestandteil der medizinischen Dokumentation eines Ulcus cruris venosum und unerlässlich für die Auswahl der korrekten OPS-Kodes.

# 16 Ösophagus- und Magenvarizen

## 16.1 Medizin-Shortcuts

### 16.1.1 Medizinische Erläuterung

Die Grunderkrankung von Magen- und Ösophagusvarizen (Speiseröhrenvarizen) ist immer eine Erkrankung der Leber z.B. Leberzirrhose mit Spätfolge einer portalen Hypertension (Hochdruck im Pfortadersystem). Je nach Ausprägung der Leberschädigung kann sich der Blutfluss im Pfortadersystem verlangsamen oder sich sogar umkehren. Durch die Erhöhung des Pfortaderdruckes bilden sich Umgehungskreisläufe, so genannte Kollateralkreisläufe. Entsteht so ein Umgehungskreislauf im Magen oder im Ösophagus, bilden sich Varizen in der Speiseröhre oder im Anfangsbereich des Magens (Fundus).

Die lebensbedrohliche Gefahr der Ruptur (Varizenblutung) besteht etwa bei einem Drittel der Patienten.

Ösophagusvarizen werden nach ihren anatomischen Veränderungen und Eigenschaften in verschiedene Stadien eingeteilt. Das Stadium ist dem Endoskopiebefund zu entnehmen.

Auch die Magenvarizen werden im Endoskopiebefund nach Organbeteiligung und anatomischen Veränderungen in verschiedene Arten und Grade eingeteilt.

Eine spezifische klinische Symptomatik ist bei nicht blutenden Ösophagus- und Magenvarizen nicht festzustellen.

Im Falle einer akuten Blutung kommt es zu Bluterbrechen oder Blut im Stuhl bzw. Teerstuhl, es handelt es sich häufig um eine lebensbedrohliche Situation, da es durch den starken Blutverlust schnell zu einem hypovolämischen Schock kommen kann. Trotz Behandlung besteht eine hohe Letalität.

#### *Therapeutische Möglichkeiten:*

Gummibandligatur: Endoskopisch wird ein Gummiring über die Varize gestülpt. Diese wird dadurch ähnlich wie bei einem Polypen abgeschnürt, fällt nach einigen Tagen ab und das Gewebe im Ösophagus vernarbt.

TIPS-Anlage: Minimalinvasive Herstellung eines Shunts (Verbindung) zwischen dem Lebervenensystem und dem Pfortadersystem, um den portalen Hochdruck zu verringern.

### 16.1.2 Nachweis

Gastroskopie, Duplexsonographie

### 16.1.3 Diagnostischer Aufwand

Gastroskopie, Duplexsonographie

### 16.1.4 Therapeutischer Aufwand

Varizen ohne Blutung: Die medikamentöse Therapie zur Senkung des Drucks im portalen Kreislauf (Betablocker) als alleiniger Ressourcenverbrauch ist eher ungeeignet als Begründung für die Kodierung der Ösophagusvarizen. Begründend sind neben dem diagnostischen Aufwand (s.o.) die Gummibandligatur oder die TIPS-Anlage.

Varizen mit Blutung: Gummibandligatur.

Es handelt sich dabei um einen lebensbedrohlichen Zustand mit Indikation zur Behandlung und Überwachung auf der Intensivstation. Primäres Vorgehen ist eine endoskopische Blutstillung mittels Gummibandligatur (s.o.) oder Varizenverödung. Ist eine endoskopische Behandlung aufgrund einer zu massiven Blutung nicht möglich, erfolgt eine Blutstillung über eine Ballonsonde und im Weitern ein endoskopisches Vorgehen. Eine medikamentöse Therapie je nach Krankheitszustand des Patienten wird begleitend eingeleitet.

### 16.1.5 Pflegerischer Aufwand

Es gibt keinen pflegerischen Aufwand, der allein ohne weitere Maßnahmen die Kodierung rechtfertigt.

## 16.2 Klassifikation

*ICD-10 GM 2024:*

| | | |
|---|---|---|
| I85.0 | Ösophagusvarizen mit Blutung | CCL |
| I85.9 | Ösophagusvarizen ohne Blutung | CCL |
| I98.2* | Ösophagus- und Magenvarizen bei anderenorts klassifizierten Krankheiten, ohne Angabe einer Blutung bei Leberkrankheiten oder Schistosomiasis | CCL |
| I98.3* | Ösophagus- und Magenvarizen bei anderenorts klassifizierten Krankheiten, mit Angabe einer Blutung bei: Leberkrankheiten oder Schistosomiasis | CCL |

## 16.3 Kodierpraxis

### 16.3.1 Praktisches Vorgehen

Kodierbar bei Befundung und Beurteilung durch diagnostische oder therapeutische Gastroskopie oder TIPS-Anlage

### 16.3.2 Fachliche Bewertung

#### MD:

SEG-4-KDE 97: Aufnahme zur Kontrolluntersuchung nach einer Behandlung von Ösophagusvarizen, bei bekannter Leberzirrhose. Es erfolgt erneut eine Gastroskopie mit der Diagnose von minimalen Restvarizen ohne Interventionsnotwendigkeit. In diesem Fall ist die Leberzirrhose Hauptdiagnose mit der I98.2* als Nebendiagnose, da die Varizen den Aufenthalt veranlasst und diagnostische Ressourcen verbraucht haben.

SEG-4-KDE 99: Aufnahme mit Ösophagusvarizenblutung bei alkoholtoxischer Leberzirrhose. Blutungsquelle sind die Ösophagusvarizen. Ist die Leberzirrhose als Ursache für die Varizen bekannt ist diese als Pirmärschlüssel zu wählen, kombiniert mit dem Kode I98.2*, welcher nach der KDR 1105 die Blutung beschreibt. Ein Kode aus dem Kapitel K92.- ist nur dann zusätzlich zu wählen, wenn kein spezifischer Kode „mit Blutung" zur Verfügung steht.

#### FoKA:

Stellungnahme zu SEG-4-KDE 97: Konsens

Stellungnahme zu SEG-4-KDE 99: Konsens

#### Stolperfallen/Kritische Punkte:

**Wann ist I85.- zu verwenden?** Ein Kode aus dem Kapitel I85.-ist z.B. dann zu verwenden, wenn die Grunderkrankung nicht bekannt ist, die Ösophagusvarizen während einer Gastroskopie diagnostiziert werden und diagnostischen bzw. therapeutischen Ressourcenaufwand verursachen.

# X Krankheiten des Atmungssystems

## 1 Pneumonie

### 1.1 Medizin-Shortcuts

#### 1.1.1 Medizinische Erläuterung

Eine Pneumonie ist die Entzündung der Lunge, die durch Infektionen verursacht wird. In seltenen Fällen kann eine Pneumonie auch durch chemische Reize, Dämpfe, Staub oder physikalische Schädigung verursacht werden.

Typische Symptome sind Husten, Auswurf und Fieber. Weiter sind Dyspnoe, grippale Symptome und Desorientiertheit (bei älteren Patienten) möglich.

Befunde bei der klinischen Untersuchung können sein: Tachypnoe, Tachykardie, Bronchialatmen oder inspiratorische Rasselgeräusche, Klopfschalldämpfung.

Die Diagnose wird üblicherweise durch eine Röntgen-Thoraxaufnahme oder eine CT Thorax gesichert. Alternativ kann auch eine Thoraxsonographie die Diagnose sichern, allerdings nicht ausschließen.

Die Einteilung der Pneumonien kann nach Entstehungsort (ambulant – nosokomial), morphologisch (Bronchopneumonie, Lobärpneumonie, hypostatische Pneumonie), nach Ätiologie (unterschiedliche Erreger, chemische Noxen, physikalische Noxen) oder nach Berücksichtigung von Vorerkrankungen (primäre, sekundäre Pneumonie) erfolgen. Häufig anzutreffende Bezeichnungen sind:

**Nosokomiale Pneumonie**: Im Krankenhaus erworben. Symptome und Befunde der Pneumonie manifestieren sich frühestens 48 Stunden nach Aufnahme in ein Krankenhaus oder innerhalb von 28 Tage nach Entlassung aus einem Krankenhaus.

**Atypische Pneumonie**: Interstitielle Pneumonie (typische Pneumonie: aveolär). Eher verzögerter schleichender Beginn mit mäßigem Fieber, trockenem Husten mit wenig Auswurf, weniger auffälliger Auskultationsbefund. Erreger sind Viren, Chlamydien, Mykoplasmen Rickettsien Pilze oder Parasiten.

**Stauungspneumonie**: Eine durch Lungenstauung infolge Herzinsuffizienz entstandene Infektion der Lunge.

**Bronchopneumonie**: Häufigste Verlaufsform. Die Entzündung betrifft herdförmig die Umgebung von Bronchien.

**Lobärpneumonie**: Die Entzündung betrifft ganze Lungenlappen.

**Infarktpneumonie**: Bei kleineren Lungenembolien im Bereich von Segmentarterien kann in der Folge eine Entzündung entstehen, die sich als keilförmiges Infiltrat darstellt.

### 1.1.2 Nachweis

Infiltrat, Verdichtung oder Kavernenbildung im Röntgen-Thorax oder CT Thorax. Entsprechende Klinik mit dokumentierter ärztlicher Verdachtsdiagnose und entsprechendem therapeutischen Handeln.

Der mikrobiologische Erregernachweis erfolgt aus Sputum, Bronchial-Lavage oder Nasopharyngeal-Abstrich, wenn kein Sputum produziert werden kann.

### 1.1.3 Diagnostischer Aufwand

CT Thorax, Bronchoskopie, mikrobiologische Testung von Sputum, Bronchial-Lavage

### 1.1.4 Therapeutischer Aufwand

Antibiotische Behandlung, Bronchoskopie mit Bronchial-Lavage, Sauerstoffgabe, Atemgymnastik

### 1.1.5 Pflegerischer Aufwand

Es gibt keinen pflegerischen Aufwand, der allein ohne weitere Maßnahmen die Kodierung rechtfertigt.

## 1.2 Klassifikation

*ICD-10 GM 2024:*

| | | |
|---|---|---|
| A48.1 | Legionellose mit Pneumonie | CCL |
| J10.0 | Grippe mit Pneumonie, saisonale Influenzaviren nachgewiesen | CCL |
| J11.0 | Grippe mit Pneumonie, Viren nicht nachgewiesen | CCL |
| J12.- | Viruspneumonie, andernorts nicht klassifiziert | |
| J13 | Pneumonie durch Streptococcus pneumoniae | CCL |
| J14 | Pneumonie durch Haemophilus influenzae | CCL |
| J15.- | Pneumonie durch Bakterien, anderenorts nicht klassifiziert | CCL |
| J16.0 | Pneumonie durch Chlamydien | CCL |
| J16.8 | Pneumonie durch sonstige näher bezeichnete Infektionserreger | CCL |
| J17.0* | Pneumonie bei anderenorts klassifizierten bakteriellen Krankheiten | CCL |
| J17.1* | Pneumonie bei anderenorts klassifizierten Viruskrankheiten | CCL |
| J17.2* | Pneumonie bei Mykosen | CCL |
| J17.3* | Pneumonie bei parasitären Krankheiten | CCL |
| J17.8* | Pneumonie bei sonstigen anderenorts klassifizierten Krankheiten | |
| J18.0 | Bronchopneumonie, nicht näher bezeichnet | CCL |
| J18.1 | Lobärpneumonie, nicht näher bezeichnet | CCL |
| J18.2 | Hypostatische Pneumonie, nicht näher bezeichnet | CCL |
| J18.8 | Sonstige Pneumonie, Erreger nicht näher bezeichnet | CCL |
| J18.9 | Pneumonie, nicht näher bezeichnet | CCL |
| J68.0 | Bronchitis und Pneumonie durch chemische Substanzen, Gase, Rauch und Dämpfe | CCL |
| J69.0 | Pneumonie durch Nahrung oder Erbrochenes | CCL |
| J70.0 | Akute Lungenbeteiligung bei Strahleneinwirkung | CCL |
| P23.- | Angeborene Pneumonie | |
| P24.- | Aspirationssyndrome beim Neugeborenen (inkl.: Pneumonie beim Neugeborenen durch Aspiration) | |

*Sekundärkodes für die externe Qualitätssicherung nach § 137 SGB V bei Patienten ab 18 Jahren:*

| | | |
|---|---|---|
| U69.01! | A. kl. Pneumonie, die mehr als 48 Stunden nach Krankenhausaufnahme auftritt | |
| U69.04! | A. kl. Pneumonie, die entweder bei Krankenhausaufnahme besteht oder innerhalb von 48 Stunden nach Krankenhausaufnahme auftritt | |

# 1.3 Kodierpraxis

## 1.3.1 Praktisches Vorgehen

Zwei mögliche Vorgehensweisen sind zur Kodierung von Pneumonien möglich:

- Kodierung nach morphologischen Kriterien: J18.-
- Kodierung nach Ätiologie: Erreger: J10-. – J17.-*, exogene Noxe: J68.0, J69.0, J70.0

MD-safe:

Liegt ein Erregernachweis (Sputum, Bronchiallavage, Nasopharyngeal-Abstrich, Antikörpernachweis) vor, so ist die ätiologische Kodierung (unabhängig von der morphologischen Kategorie) zu empfehlen. Bei Pilzpneumonien ist dabei zu beachten, dass der Primärkode aus dem Kapitel I Infektionen der ICD-10 Klassifikation zu wählen ist. Bei den Kodes aus J13 – J15.7 sind nur dann Sekundärkodes aus B95-B98! zu ergänzen, wenn die Information bezüglich des Erregers nicht bereits (vollständig) im Primärkode enthalten ist. Bei Erregern mit Resistenzen sind gegebenenfalls Kodes aus U80-U85 zu ergänzen.

**Streitpotenzial:**

Die Stauungspneumonie ist, bei Erregernachweis mit einem spezifischen Kode z.B. aus J15.- zu kodieren, sofern kein Erregernachweis vorliegt, mit J18.2.

Die atypische Pneumonie sollte bei bekannter Erregerlage ätiologisch kodiert werden. Wurde kein Erreger nachgewiesen, der Patient antibiotisch behandelt und ist eine Besserung der Symptomatik eingetreten ist der Kode J18.9 zu verwenden.

Die Infarktpneumonie ist mit J17.8* an den Kode der Lungenembolie (I26.-) gekoppelt zu kodieren.

Eine Pilzpneumonie ohne Erregernachweis (bei reinem Verdacht mit antimykotischer Therapie) ist mit B49/J17.2* zu kodieren.

Bei einer nosokomialen Pneumonie im jeweiligen Aufenthalt (s.o.) ist immer der Kode U69.01! zu ergänzen. Besteht die Pneumonie jedoch bereits bei Aufnahme oder tritt sie innerhalb der ersten 48 Stunden auf, so ist U69.04! anzuhängen, unabhängig davon, ob sie ambulant erworben oder im Rahmen eines Voraufenthaltes im eigenen oder in einem anderen Krankenhaus erworben ist.

Weiter zu beachtende ergänzende oder Sekundärkodierungen sind:

- J91* Pleuraerguss

- J96.- Angabe einer vorliegenden respiratorischen Insuffizienz
- I50.- bei Stauungspneumonie
- J44.0- bei COPD-Patienten

Bei Vorliegen einer Pneumonie ist *immer* zu prüfen, ob die Kriterien für ein SIRS infektiöser Genese oder eine Sepsis erfüllt sind; ggf. sind diese ebenfalls zu kodieren.

### 1.3.2 Fachliche Bewertung

#### MD:

SEG-4 KDE 21: Eine Stauungspneumonie wird mit J18.2 Hypostatische Pneumonie, nicht näher bezeichnet in Kombination mit einem Schlüssel aus I50.- Herzinsuffizienz verschlüsselt. Eine Kombination mit J81 Lungenödem ist durch die Exklusiva bei Lungenödem ausgeschlossen.

SEG-4 KDE 200: Neben der (belegten) Sepsis kann auch eine im Röntgen-Thorax durch ein Infiltrat belegte Bronchopneumonie kodiert werden.

SEG-4 KDE 337: Fall 1: Stationäre Behandlung eines Patienten mit ambulant erworbener Pneumonie durch Penicillin-resistenten Streptococcus pneumoniae. Fall 2: Stationäre Behandlung eines Patienten mit im Krankenhaus erworbener Pneumonie durch Oxacillin-resistenten Staphylococcus aureus. Wie sind o.g. Pneumonien zu kodieren? Antwort: Zu Fall 1: J13 Pneumonie durch Streptococcus pneumoniae mit U80.10! Streptococcus pneumoniae mit Resistenz gegen Penicillin oder Oxacillin. Nicht kodiert wird B95.3! Streptococcus pneumoniae als Ursache von Krankheiten, die in anderen Kapiteln klassifiziert sind. Der Text zur Tabelle 2 der DKR D012 ist 2010 geändert worden: „Alle Ausrufezeichenkodes, die in Tabelle 2 aufgeführt sind, sind obligat anzugeben." B95.3! ist zwar ein obligat anzugebender Ausrufezeichenkode. Aber nach DKR D012 werden für lokale Infektionen bei Zuständen, die den Kapiteln der „Organkrankheiten" zuzuordnen sind, Schlüsselnummern des ICD-Kapitels I (B95! – B98!) zur Identifizierung des Infektionserregers nur hinzugefügt, sofern dieser im Rubriktitel nicht enthalten ist. Im o.g. Fall sind bereits alle Informationen zum Infektionserreger im Kode J13 und U80.10! enthalten. Zu Fall 2: J15.2 Pneumonie durch Staphylokokken mit B95.6! Staphylococcus aureus als Ursache von Krankheiten, die in anderen Kapiteln klassifiziert sind und mit U80.00! Staphylococcus aureus mit Resistenz gegen Oxacillin oder Methicillin [MRSA] und mit U69.00! Anderenorts klassifizierte, im Krankenhaus erworbene Pneumonie bei Patienten von 18 Jahren und älter. Im zweiten Fall enthält der obligat anzugebende Ausrufezeichenkode B95.6! gegenüber J15.2 die Mehrinformation, dass es sich um eine Pneumonie durch einen Staphylococcus aureus als Ursache von Krankheiten, die in anderen Kapiteln klassifiziert sind, handelt. Daher ist in diesem Fall B95.6! zusätzlich zu kodieren.

**FoKA:**

Stellungnahme zu SEG-4 KDE 21: Konsens mit Kommentar: J18.2 wird nur verschlüsselt, falls die Genese eindeutig ist und kein Erreger nachgewiesen werden konnte.

Stellungnahme zu SEG-4 KDE 200: Konsens

Stellungnahme zu SEG-4 KDE 337: Konsens

**Stolperfallen/Kritische Punkte:**

Pneumoniekodierung ohne Nachweis eines Infiltrates: Enthält die ärztliche Dokumentation einen eindeutigen Verdacht auf Pneumonie, der im Verlauf auch nicht als ausgeschlossen eingestuft wurde, kann bei antibiotischer Behandlung eine Pneumonie kodiert werden.

## 1.4 Dokumentationshinweise

Bei bestehendem Verdacht auf Pneumonie, der sich im Behandlungsverlauf weder definitiv bestätigen lässt noch ausgeschlossen wurde, sollte diese Verdachtsdiagnose ärztlicherseits deutlich in den Krankenaktenunterlagen dokumentiert werden.

# 2 Akute Bronchitis

## 2.1 Medizin-Shortcuts

### 2.1.1 Medizinische Erläuterung

Bei einer akuten Bronchitis sind die Schleimhäute der Bronchien entzündet, man spricht daher von einer Entzündung der unteren Atemwege. Zu letzterem Oberbegriff gehören auch die Pneumonie und Bronchiolitis. Die akute Bronchitis ist infektiös bedingt durch Viren (in ca. 90% der Fälle) z.B. Rhino-, Adeno-, Myxoviren etc. oder bakteriell (in ca.5–10% der Fälle) z.B. durch Pertussis-Bakterien, Mykoplasmen oder Streptokokken etc. verursacht.

In seltenen Fällen kann eine akute Bronchitis auch durch sogenannte Reizgase z.B. Rauchinhalation, Ozon oder Pilze ausgelöst werden.

Der akuten Bronchitis geht meistens eine Infektion der oberen Atemwege z.B. bei Erkältungskrankheiten voraus.

Das Leitsymptom einer akuten Bronchitis ist Husten mit oder ohne Auswurf. Dazu können Dyspnoe, thorakale Schmerzen beim Atmen und Husten, evtl. Fieber kommen, Erkältungssymptome (Hals- und Gliederschmerzen, Schnupfen), Tachykardie, Erbrechen und Blutbeimengung im Sputum bei schweren Hustenanfällen.

Die Krankheitssymptomatik dauert im Durchschnitt ungefähr 2 Wochen, kann sich jedoch durch eine zusätzliche Infektion (Superinfektion), verursacht durch Bakterien, auf mehrere Wochen ausdehnen.

Zur Abgrenzung einer Pneumonie/Superinfektion erfolgt eine Röntgenaufnahme, Blutuntersuchung hinsichtlich der Entzündungsparameter (CRP, Anzahl der Leukozyten, BSG). Zur Feststellung einer Obstruktion kann eine Lungenfunktionsprüfung erfolgen.

Im Unterschied zur akuten Bronchitis sind bei einer Bronchiolitis die kleinsten Bronchien betroffen. Diese Infektion betrifft vor allem Säuglinge und Kleinkinder.

### 2.1.2 Nachweis

Rein klinische Diagnosestellung anhand der Symptomkonstellation; Auskultation: evtl. trockene Rasselgeräusche bei obstruktiver Bronchitis (Giemen, Brummen); grobblasige feuchte Rasselgeräusche.

RSV-Nachweis (Schnelltest) aus Nasopharyngealflüssigkeit, mikrobiologischer Erregernachweis aus dem Sputum.

### 2.1.3 Diagnostischer Aufwand

Mikrobiologische Untersuchung von Sputum u./o. Bronchialsekret, Lungenfunktionsprüfung, CT Thorax.

### 2.1.4 Therapeutischer Aufwand

Symptomatische Therapie bei unkompliziertem Verlauf mittels Inhalationstherapie, Hustenlöser (Sekretolytika oder Mukolytika) z.B. Acetylcystein, Ambroxol, Hustenblocker (Antitussiva) z.B. Codein bei schweren Hustenanfällen. Bei obstruktiver Bronchitis Therapie mit Cortison und Beta-2-Sympathomimethika z.B. Salbutamol. Ggf. Antibiose bei Verdacht auf Superinfektion je nach Krankheitsverlauf und Erregernachweis.

### 2.1.5 Pflegerischer Aufwand

ggf. Einreibungen

## 2.2 Klassifikation

*ICD-10 GM 2024:*

| | | |
|---|---|---|
| J20.0 | Akute Bronchitis durch Mycoplasma pneumoniae | CCL |
| J20.1 | Akute Bronchitis durch Haemophilus influenzae | CCL |
| J20.2 | Akute Bronchitis durch Streptokokken | CCL |
| J20.3 | Akute Bronchitis durch Coxsackieviren | CCL |
| J20.4 | Akute Bronchitis durch Parainfluenzaviren | CCL |
| J20.5 | Akute Bronchitis durch Respiratory-Syncytial-Viren (RS-Viren) | CCL |
| J20.6 | Akute Bronchitis durch Rhinoviren | CCL |
| J20.7 | Akute Bronchitis durch ECHO-Viren | CCL |
| J20.8 | Akute Bronchitis durch sonstige näher bezeichnete Erreger | CCL |
| J20.9 | Akute Bronchitis, nicht näher bezeichnet | CCL |

## 2.3 Kodierpraxis

### 2.3.1 Praktisches Vorgehen

Kodierung der akuten Bronchitis nach klinischem Befund und bei Ausschluss anderer Ursachen wie Pneumonie, mit spezifischem ICD-Kode bei positivem Erregernachweis (Mikrobiologie Sputum, RSV-Schnelltest) und eingeleiteter Therapie.

Die obstruktive akute Bronchitis kann kodiertechnisch nicht abgegrenzt werden und wird ebenso mit Kodes aus J20.- abgebildet.

Chronische Bronchitiden und COPD werden mit ICD Kodes aus den Kapiteln J40, J41.-, J42, J44.- (bei Obstruktion) verschlüsselt; sie sind nur teilweise CC-relevant.

### 2.3.2 Fachliche Bewertung

#### MD:

Es existiert keine SEG-4 Empfehlung zum Thema.

#### FoKA:

Es existiert keine FoKA Empfehlung zum Thema.

**Stolperfallen/Kritische Punkte:**

Wird bei einem akuten unteren Atemwegsinfekt kein Infiltrat nachgewiesen, so kann von einer akuten Bronchitis ausgegangen und diese kodiert werden. Geht die ärztliche Dokumentation explizit von dem Verdacht auf eine Pneumonie aus (trotz fehlendem Infiltratnachweis) so kann gemäß DKR D008b bei entsprechender Behandlung (Antibiose) die Pneumonie kodiert werden, wenn sie am Ende des Aufenthaltes nicht als ausgeschlossen eingestuft wird.

## 2.4 Dokumentationshinweise

Ein trotz fehlendem Infiltratnachweis bestehender Verdacht auf Pneumonie sollte ärztlicherseits in den Krankenaktenunterlagen festgehalten werden.

# 3 Chronische obstruktive Lungenkrankheit

## 3.1 Medizin-Shortcuts

### 3.1.1 Medizinische Erläuterung

Synonyme Bezeichnungen:

COPD = Chronic Obstructive Pulmonal Disease

COLD = Chronic Obstructive Lung Disease

Ausgangspunkt einer COPD ist eine chronische Bronchitis, welche definiert ist durch mindestens 3 Monate bestehenden Husten über zwei aufeinanderfolgende Jahre (WHO). Wird zusätzlich eine permanente obstruktive Komponente entwickelt handelt es sich um eine COPD. Bei Fortschreiten der Erkrankung verändern sich die peripheren Luftwege und es kommt zu einer Überblähung der Lunge. Man spricht dann von einem obstruktiven Emphysem.

Die obstruktive Lungenerkrankung beinhaltet verschiedene Formen und Schweregrade.

Einteilung: nach Gold-Stadium und Patientengruppe

**GOLD-Stadien:**

1: FEV1-Sollwert ≥ 80% (leichte COPD)

2: FEV1-Sollwert 50–79% (mittelschwere COPD)

3: FEV1-Sollwert 30–49% (schwere COPD)

4: FEV1-Sollwert < 30% (Endstadium, sehr schwere COPD)

**Patientengruppe** (Exazerbationshäufigkeit [Exaz.] und Symptomausprägung CAT oder mMRC):

A: Exaz. 0–1/Jahr, CAT < 10 oder mMRC 0-1

B: Exaz. 0–1/Jahr, CAT ≥ 10 oder mMRC ≥2

C: Exaz. ≥ 2/Jahr, CAT < 10 oder mMRC 0-1

D: Exaz. ≥ 2/Jahr, CAT ≥ 10 oder mMRC ≥2

Klinisch haben die Patienten Husten, zähen Auswurf, rezidivierende Bronchialinfekte, evtl. respiratorische Insuffizienz, Zyanosen, Atmung über Lippenbremse.

### 3.1.2 Nachweis

Lungenfunktionsbefund mit belegter Obstruktion auch nach Bronchospasmolyse. Anamnese (Vorbefunde, Vorberichte).

### 3.1.3 Diagnostischer Aufwand

Lungenfunktionsprüfung, 6-Minuten-Gehtest nach Guyatt, Mikrobiologie von Sputum oder Bronchialsekret zur Gewinnung von möglichen Erregern bei akuter Infektion. Bronchoskopie.

### 3.1.4 Therapeutischer Aufwand

- Antiobstruktive Therapie:
  - Beta 2-Sympathikomimetika wie z.B. Salbutamol, Fenoterol, Terbutalin, Formoterol, meistens inhalativ angewandt
  - Anticholinergika wie z.B. Ipratropiumbromid, Tiotropiumbromid
  - Theophyllin
- Antiinflammatorische Therapie:
  - Glukokortikoide
- Ggf. Antibiose bei akuter Infektion ohne und mit Erregernachweis
- Weitere therapeutische Maßnahmen: Inhalationsstherapie, Sauerstofftherapie, nichtinvasive und invasive Beatmung
- Physiotherapie: Atemschule, Klopfmassage

### 3.1.5 Pflegerischer Aufwand

Übernahme Grundpflege je nach Fortschritt der Erkrankung, dieses ist aber nicht als Ressourcenverbrauch wertbar.

## 3.2 Klassifikation

*ICD-10 GM 2024:*

| | | |
|---|---|---|
| J44.0- | Chronische obstruktive Lungenkrankheit (COPD) mit akuter Infektion der unteren Atemwege | CCL für alle 5-Steller |
| J44.1- | COPD mit akuter Exazerbation, nicht näher bezeichnet | CCL für alle 5-Steller |
| J44.8- | Sonstige COPD | CCL nur 5. Stelle = 0 oder 1 |
| J44.9- | COPD, nicht näher bezeichnet | |

Angabe des Grades der Obstruktion an 5. Stelle mit 0 = FEV1-Sollwert < 35%, 1 = FEV1 ≥ 35% und < 50%, 2 = FEV1 ≥ 50% und < 70%, 3 = FEV1 ≥ 70%, 9 = FEV1 nicht näher bezeichnet

## 3.3 Kodierpraxis

### 3.3.1 Praktisches Vorgehen

Maßgeblich für die Kodierung ist der „Zustand" des Patienten bei Aufnahme oder im Verlauf bei Verschlechterung.

#### An 4. Stelle Exazerbationssituation:

- J44.0- Abbildung jeglicher akuten Infektexazbertion, auch bei Pneumonie
- J44.1- akute Exazerbation ohne Infekt
- J44.8- COPD ohne akute (Infekt-)Exazerbation

An 5. Stelle wird dann gemäß einer vorliegenden Lungenfunktionsmessung (Spirometrie, Bodyplethysmografie) die Höhe des FEV1-Sollwertes abgebildet.

**Streitpotenzial:**

Liegt keine aktuelle Messung vor (z.B. wegen akuter Exazerbation), aber frühere Vorwerte sind verfügbar, so können diese als Grundlage verwendet werden, da die Obstruktion nicht reversibel ist.

**Streitpotenzial:**

Liegt keine aktuelle Messung vor, ist jedoch das GOLD-Stadium ärztlicherseits zuverlässig dokumentiert, so kann bei Stadium 3 und 4 auf dieser Grundlage kodiert werden.

### Streitpotenzial:

Liegt keine aktuelle Messung vor, ist jedoch eine Langzeitsauerstofftherapie auf Grund der COPD bestehend, so kann von einem Stadium 4 ausgegangen werden.

### Zusätzliche Kodierung:

- Im Sputum nachgewiesene Erreger: Kodes aus dem Kapitel B95.-! – B97.-!
- Bei Erreger mit Resistenzen: zusätzlich Kode aus dem Kapitel U80.-!/U81.-!
- Bei Isolation ohne MRE-Komplexbehandlung: Z29.0
- Respiratorische Insuffizienz: Kode aus J96.- (s.a. Kap. X.6 Resp. Insuffizienz)
- Vorliegen einer Pneumonie: Kode aus J09-J18 (s.a. Kap. X.1 Pneumonie)

Wahl der Hauptdiagnose bei Aufnahme des Patienten wegen infektexazerbierter COPD mit Pneumonie: Gemäß DKR ist im Fall, dass mehrere Diagnosen die Hauptdiagnosedefinition erfüllen, diejenige als Hauptdiagnose festzulegen, welche den größten Ressourcenverbrauch bedingt hat. Lag der Schwerpunkt der Behandlung mehr auf Seiten der Pneumonie z.B. bei mehrtägiger intravenöser Antibiose, so ist diese als Hauptdiagnose zu wählen. Lag der Schwerpunkt der Behandlung jedoch auf Seiten der COPD z.B. wegen ausgeprägter Hyperkapnie oder ausgeprägter Exazerbationsproblematik, so ist J44.- als Hauptdiagnose zu wählen.

Eine zusätzliche Verschlüsselung des häufig bestehenden Emphysems ist laut Inklusivum bei der J44.- nicht vorgesehen.

### Prozeduren:

Bei Isolation mit erfüllten Kriterien inkl. Dokumentation der MRE-Komplexbehandlung:

- OPS 8-987

Lungenfunktionsuntersuchungen, z.B.:

- 1-710 Bodypletysmographie
- 1-711 Bestimmung der CO-Diffusionskapazität
- 1-712 Spiroergometrie
- 1-715 Sechs-Minuten-Gehtest nach Guyatt

## 3.3.2 Fachliche Bewertung

### MD:

SEG-4-KDE 119: J43.- Emphysem ist nicht zusätzlich zu J44.- zu kodieren, da bei letzterem Kode laut ICD-Klassifikation ein Emphysem laut Inklusiva eingeschlossen ist. Es handelt sich nicht um zwei Erkrankungen, die trotz Exklusivum verschlüsselt werden könnten.

**FoKA:**

Stellungnahme zur SEG-4-KDE 119: Konsens

Kodierempfehlung J-009: Ist der FEV1-Wert bei einem Patienten mit COPD anamnestisch bekannt, die Medikation wird weiter geführt, es wird im aktuellen Krankenhaus-Aufenthalt aber keine Lungenfunktionstestung durchgeführt, so kann keine Stadieneinteilung erfolgen, es ist an 5. Stelle des Kodes J44.-9 zu verschlüsseln.

## 3.4 Dokumentationshinweise

Ärztlicherseits ist die Dokumentation des genauen COPD-Stadiums hilfreich, zumindest wenn keine aktuelle Lungenfunktionsuntersuchung vorliegt. Des Weiteren ist es sinnvoll, wenn vom Ärztlichen Dienst eine vorliegende respiratorische Insuffizienz sowie eine Langzeitsauerstoffversorgung oder NIV-Therapie dokumentiert werden.

Im Fall der stationären Aufnahme wegen COPD mit Pneumonie sollte im Entlassbericht epikritisch gewertet werden, welche der beiden Diagnosen den größeren Aufwand bedingt hat.

# 4 Lungenödem

## 4.1 Medizin-Shortcuts

### 4.1.1 Medizinische Erläuterung

Ein Lungenödem ist eine pathologische Ansammlung seröser Flüssigkeit im Interstitium des Lungengewebes bzw. in den Alveolen, welches am häufigsten durch eine dekompensierte Herzinsuffizenz verursacht wird. Das aktuelle Kapitel bespricht im Weiteren nur das nicht kardial ausgelöste Lungenödem. Zum kardialen Lungenödem siehe IX.9 Herzinsuffizienz.

Nicht-kardiale Ursachen können sein: Überwässerung der Lunge bei Dialysepatienten (Fluid Lung), nephrotisches Syndrom, Postexpansionsödem nach zu schneller Abpunktion eines großen Pleuraergusses, allergischer Schock, toxisch-infektiös, Schädelhirntraumata, Lungenembolie, Höhenlungenödem, Taucherlungenödem, Ertrinken.

**Symptome** sind Dyspnoe, Husten, Zyanose, Tachykardie, rasselnde Atmung.

Bei der Auskultation zeigen sich feinblasige feuchte Rasselgeräusche.

**Die Fluid Lung** ist nur röntgenologisch nachweisbar, bei der Auskultation zeigt sich außer evtl. Giemen noch nichts.

**Die Behandlung** erfolgt mit Sauerstoff, ggf. Bronchospasmolytika oder mit Beatmung. Außerdem ist die Behandlung der Grunderkrankung wichtig.

### 4.1.2 Nachweis

Röntgen-Thorax, Auskultation

### 4.1.3 Diagnostischer Aufwand

Es gibt keinen diagnostischen Aufwand, der allein ohne weitere Maßnahmen die Kodierung rechtfertigt.

### 4.1.4 Therapeutischer Aufwand

Sauerstoffgabe, Kortikoidspray bei allergisch/toxischem Lungenödem, (CPAP)-Beatmung, ECMO, Dialyse bei Fluid Lung

### 4.1.5 Pflegerischer Aufwand

Lagerung (sitzend)

## 4.2 Klassifikation

*ICD-10 GM 2024:*

| | | |
|---|---|---|
| J81 | Lungenödem | CCL |
| J68.1 | Lungenödem durch chemische Substanzen, Gase, Rauch und Dämpfe | CCL |

## 4.3 Kodierpraxis

### 4.3.1 Praktisches Vorgehen

Ist die Genese eines Lungenödems eindeutig als nicht kardial beschrieben, so ist an die Verwendung der o.a. Kodes zu denken.

Demgegenüber ist das kardiale Lungenödem mit I50.14 abzubilden. J81 kommt dann nicht zur Anwendung.

Typische Anwendungen für J81 sind die Überwässerung bei Dialysepatienten, das Lungenödem durch Eiweißmangel beim nephrotischen Syndrom, das allergisch bedingte Lungenödem.

J68.0 kommt zum Einsatz bei jeglichem Lungenödem infolge Inhalationstrauma.

### 4.3.2 Fachliche Bewertung

**MD:**

Es existiert keine SEG-4 Empfehlung zum Thema.

**FoKA:**

Es existiert keine FoKA Empfehlung zum Thema.

**Stolperfallen/Kritische Punkte:**

Differenzierung kardiale/nicht kardiale Ursachen.

# 5 Pleuraerguss

## 5.1 Medizin-Shortcuts

### 5.1.1 Medizinische Erläuterung

Ein Pleuraerguss ist eine pathologische Flüssigkeitsansammlung im Pleuraraum, dem Spalt zwischen dem viszeralen und dem parietalen Blatt der Pleura (Brustfellhöhle).

**Symptome** sind Dyspnoe, Brustschmerzen, vor allem beim Atmen und Husten. Bei der körperlichen Untersuchung fallen eine Dämpfung und ein abgeschwächtes Atemgeräusch auf. Behandelt wird je nach Ursache.

Pleuraergüsse können bei Infektionserkrankungen (z.B. Pneumonie, Tuberkulose), bei Tumoren (z.B. bei Pleurakarzinose), bei Herzinsuffizienz, Lungenembolie oder Leberzirrhose vorliegen.

Besteht der Pleuraerguss aus Lymphflüssigkeit spricht man von einem Chylothorax. Ursache ist eine Verletzung des größten Lymphsammelstammes Ductus thoracicus oder ein Verschluss desselben durch einen Tumor.

### 5.1.2 Nachweis

Pleurasonographie, Röntgen-Thorax, CT Thorax

### 5.1.3 Diagnostischer Aufwand

Pleurasonographie, CT Thorax, diagnostische Pleurapunktion

### 5.1.4 Therapeutischer Aufwand

Therapeutische Pleurapunktion, Pleuradrainage, Thorakoskopie, Pleurodese, Diuretika-Behandlung

### 5.1.5 Pflegerischer Aufwand

Es gibt keinen pflegerischen Aufwand, der allein ohne weitere Maßnahmen die Kodierung rechtfertigt.

## 5.2 Klassifikation

*ICD-10 GM 2024:*

| | | |
|---|---|---|
| J90 | Pleuraerguss, anderenorts nicht klassifiziert | CCL |
| J91* | Pleuraerguss bei anderenorts klassifizierten Krankheiten | CCL |
| J94.0 | Chylöser (Pleura-)Erguss | CCL |

## 5.3 Kodierpraxis

### 5.3.1 Praktisches Vorgehen

Ist ein Pleuraerguss belegt, so kann er unabhängig von seiner Größe, kodiert werden, wenn ein darauf ausgerichteter Ressourcenverbrauch vorliegt.

Bei Pleuraergüssen mit bekannter Ursache ist immer J91* gekoppelt an die Grunderkrankung zu kodieren.

Bei Pleuraerguss unbekannter Genese ist J90 zu kodieren.

### 5.3.2 Fachliche Bewertung

**MD:**

SEG-4 KDE 234: Notfallmäßige Aufnahme der Patientin wegen eines ausgeprägten malignen Pleuraergusses bei Pleurametastasen eines metastasierenden Ovarialkarzinoms. Am Aufnahmetag erfolgte die Pleurodese und therapeutische Drainage der Pleurahöhle. Bei bekanntem Tumorleiden erfolgte eine Schmerztherapie.

Was ist als Hauptdiagnose zuzuweisen?

Antwort: Hauptdiagnose: C78.2† Sekundäre bösartige Neubildung der Pleura

Nebendiagnosen: J91* Pleuraerguss bei anderenorts klassifizierten Krankheiten, C56 Bösartige Neubildung des Ovars.

Aufnahmeveranlassend war der ausgeprägte maligne Pleuraerguss bei Pleurametastasen, weshalb auch am Aufnahmetag in Zielrichtung des Pleuraergusses die Pleurodese und Drainageanlage erfolgte. Die Hauptdiagnose C78.2† Sekundäre bösartige Neubildung der Pleura wird über das Kreuz-/Stern-System aufgrund des malignen Pleuraergusses kodiert.

**FoKA:**

Stellungnahme zu SEG-4 KDE 234: Konsens mit Kommentar: Wurde der stationäre Krankenhausaufenthalt durch ein respiratorisches Leitsymptom (Dyspnoe) veranlasst, ist die Kodierungsempfehlung der SEG-4 zur Hauptdiagnose korrekt. DKR 0201f: Erfolgt die Aufnahme des Patienten sowohl zur Behandlung des Primärtumors (Schmerztherapie) als auch der Metastasen (Pleurodese), ist gemäß DKR D002 Hauptdiagnose (Seite 4) (zwei Diagnosen erfüllen gleichzeitig das Kriterium der Hauptdiagnose) diejenige Diagnose als Hauptdiagnose auszuwählen, die die meisten Ressourcen verbraucht hat.

**Stolperfallen/Kritische Punkte:**

**Randwinkelerguss:** Kleiner Pleuraerguss, der nur am unteren Rand der Lunge zu sehen ist. Bei Ressourcenverbrauch, z.B. diuretischer Behandlung ist J90/J91* kodierfähig.

# 6 Respiratorische bzw. pulmonale Insuffizienz

## 6.1 Medizin-Shortcuts

### 6.1.1 Medizinische Erläuterung

Als respiratorische Insuffizienz bezeichnet man eine vital bedrohliche Verschlechterung der Oxygenierung, der $CO_2$-Elimination oder beides. Ursachen sind eine Verschlechterung des Gasaustausches, der Ventilation oder beides.

**Klinische Zeichen** sind Dyspnoe, Einsatz der Atemhilfsmuskulator, Tachypnoe, Tachykardie, Zyanose, vermehrtes Schwitzen, Veränderung der Bewusstseinslage; ohne Behandlung kommt es zu Eintrübung, Herzstillstand, Tod.

Das respiratorische System besteht aus zwei Teilen, der Lunge und der Atempumpe. Erkrankungen der Lunge (pulmonale Erkrankungen), die zu einer Störung des Gasaustausches führen, sind durch eine **respiratorische Partialinsuffizienz** gekennzeichnet, also einer Beeinträchtigung der Oxygenierung. Die Behandlung der Hypoxämie besteht in einer Sauerstofftherapie.

**Ventilatorische Störungen** sind Störungen der Atempumpe (Atemzentrum, nervale Strukturen, Atemmuskulatur, knöcherner Thorax) und führen dagegen zu einer Störung des An- und Abtransportes der Atemgase Sauerstoff und Kohlendioxid und dadurch zu einer respiratorischen Globalinsuffizienz. Die Behandlung erfolgt in erster Linie durch Beatmung.

Der Begriff „respiratorisch" bezieht sich somit übergreifend auf das gesamte Atemsystem; „pulmonal" bezieht sich lediglich auf die Lunge, „ventilatorisch" bezieht sich lediglich auf die Atempumpe.

### 6.1.2 Nachweis

MD-safe:

Arterielle oder kapilläre Blutgasanalyse:

- Partialinsuffizienz/Hypoxämie: $pO_2$ ↓, $pCO_2$ normal
- Globalinsuffizienz/Hyperkapnie: $pO_2$ ↓, $pCO_2$ ↑

**Streitpotenzial:**

- Pulsoxymeter: Sauerstoffsättigung ≤ 92%
- Klinische Zeichen: Zyanose, Tachypnoe (siehe Medizinische Erläuterung)
- Kodierung mit J96.00

### 6.1.3 Diagnostischer Aufwand

Pulmologisches/internistisches Konsil. Pulmologische Funktionstests wie z.B. Sechs-Minuten-Gehtest nach Guyatt.

### 6.1.4 Therapeutischer Aufwand

Sauerstofftherapie, Beatmung

### 6.1.5 Pflegerischer Aufwand

Es gibt keinen pflegerischen Aufwand, der allein ohne weitere Maßnahmen die Kodierung rechtfertigt.

## 6.2 Klassifikation

*ICD-10 GM 2024:*

| | | |
|---|---|---|
| J95.1 | Akute pulmonale Insuffizienz nach Thoraxoperation | CCL |
| J95.2 | Akute pulmonale Insuffizienz nach nicht am Thorax vorgenommener Operation | CCL |
| J95.3 | Chronische pulmonale Insuffizienz nach Thoraxoperation | CCL |
| J96.00 | Akute respiratorische Insuffizienz, a.n.kl.: hypoxisch | CCL |
| J96.01 | Akute respiratorische Insuffizienz, a.n.kl.: hyperkapnisch | CCL |
| J96.09 | Akute respiratorische Insuffizienz, a.n.kl.: Typ n.n.bez. | CCL |
| J96.10 | Chronische respiratorische Insuffizienz, a.n.kl.: hypoxisch | CCL |
| J96.11 | Chronische respiratorische Insuffizienz, a.n.kl.: hyperkapnisch | CCL |
| J96.19 | Chronische respiratorische Insuffizienz, a.n.kl.: n.n.bez | CCL |
| J96.90 | Respiratorische Insuffizienz, n.n.bez.: hypoxisch | |
| J96.91 | Respiratorische Insuffizienz, n.n.bez.: hyperkapnisch | |
| J96.99 | Respiratorische Insuffizienz, n.n.bez: n.n.bez. | |

## 6.3 Kodierpraxis

### 6.3.1 Praktisches Vorgehen

Eine ärztliche Diagnoseauflistung wäre wünschenswert. Bei Erfüllen der Kriterien kann jedoch auch ohne diese die respiratorische Insuffizienz kodiert werden.

Zunächst ist zu differenzieren, ob es sich um eine akute oder um eine chronische Beeinträchtigung (Anamnese, bereits bestehende Langzeitsauerstofftherapie oder Heimbeatmung) der Atemfunktion handelt. Bei akuter Exazerbation einer chronisch bestehenden Beeinträchtigung werden beide Kodes kodiert. Es kann im Grunde immer zwischen akuter und chronischer Situation unterschieden werden, deshalb sollten die nicht näher bezeichneten Kodes mit den 4-Stellern .9- nicht verwendet werden.

Danach ist anhand der BGA-Befunde zu unterscheiden, ob eine Partial- oder Globalinsuffizienz vorlag: Knapp normwertige Blutgas-Befunde, die (nur) unter Gabe von Sauerstoff erreicht werden, sprechen ebenfalls für das Vorliegen einer respiratorischen Insuffizienz.

Sollte nur eine pathologische Pulsoxymetrie vorliegen ist bei entsprechendem Aufwand an der 6. Stelle vorzugsweise 9 anzugeben.

Kodes aus J95.- können bei einer postoperativen Gasaustauschstörung angegeben werden. Es gelten die o.a. Kriterien.

Eine Differenzierung zwischen den Kodes J95.- und J96.- ist für die Kodierpraxis nicht notwendig. Eine Beschränkung auf die Verwendung der Kodes aus J96.- genügt.

**Streitpotenzial:**

Auch das Vorliegen einer eindeutigen Klinik (z.B. Zyanose) mit der eindeutigen ärztlichen Diagnosestellung einer respiratorischen Insuffizienz begründet bei entsprechendem Aufwand gemäß DKR das Kodieren von J96.09.

**Streitpotenzial:**

Besteht bei einem Patienten eine Langzeitsauerstofftherapie (LTOT) ist bei einem entsprechenden Aufwand im aktuellen Fall J96.19 auch ohne aktuelle BGA kodierbar.

## 6.3.2 Fachliche Bewertung

### MD:

SEG-4 KDE 10: Der Begriff „akute pulmonale Insuffizienz" soll in diesem Zusammenhang zum Ausdruck bringen, dass damit nur Sachverhalte gemeint sein können, bei denen im Sinne einer Komplikation – außerhalb des üblichen Ablaufes und unabhängig von der Größe der Operation – postoperative, akute, von der Lunge ausgehende respiratorische Zustände eingetreten sind, die ungewöhnlicherweise eine Nachbetreuung mit erhöhtem Aufwand nach sich ziehen. J95.2 wird nur als ND akzeptiert, wenn sie als eigenständiges Krankheitsbild eine von der üblichen postoperativen Versorgung abweichende Behandlung erfordert.

SEG-4 KDE 37: Respiratorische Insuffizienz liegt vor, wenn pathologische Blutgasveränderungen im Sinne einer respiratorischen Partial- oder Globalinsuffizienz nachweisbar sind. Eine Dyspnoe ohne BGA Veränderung ist keine respiratorische Insuffizienz. J96.- kann bei Aufwand (z.B. Sauerstoff-Gabe) zusätzlich zur Grundkrankheit verschlüsselt werden, wenn pathologische Blutgasveränderungen im Sinne einer respiratorischen Partial- oder Globalinsuffizienz nachgewiesen sind.

SEG-4 KDE 244: Bei einem Patienten mit bestehender Heimbeatmung auf Grund einer COPD, der zur Kontrolle der Heimbeatmung stationär aufgenommen wird, ist J44.- als Hauptdiagnose anzugeben. J96.1- ist als Nebendiagnose zu kodieren.

### FoKA:

Stellungnahme zur SEG-4 KDE 10: Konsens mit Kommentar: Aus anästhesiologischer/intensivmedizinischer Sicht liegt eine pulmonale Insuffizienz bei Störung des Gasaustausches mit der Folge einer Hypoxämie und/oder Hyperkapnie, in manchen Fällen auch einer reaktiven Hypokapnie vor. Eine derartige Störung erfordert regelhaft die dokumentierte klinische und/oder paraklinische Beobachtung des Patienten sowie die Einleitung einer kausalen oder symptomatischen Behandlung des Patienten. Eine solche Behandlung kann beispielsweise die postoperative Nachbeatmung, die Sauerstoffinsufflation oder die intensivierte physiotherapeutische Atemtherapie sein. Es besteht innerhalb des FoKA der DGfM Konsens, dass dieser Kode nicht geeignet ist, um die routinemäßige kurzzeitige Sauerstoffgabe (< 24 h) nach operativen Eingriffen, die regelhaft mit einer vorübergehenden respiratorischen Beeinträchtigung einhergehen (z.B. Reduktion funktioneller Lungenvolumina nach Oberbaucheingriffen oder Beeinträchtigung des Atemantriebes nach langen Operationszeiten) oder die ebenfalls routinemäßigen Nachbeatmung zur postoperativen Stabilisierung der Homöostase (Kreislauf, Gerinnung, Wärmehaushalt) abzubilden.

Stellungnahme zur SEG-4 KDE 37: Dissens: Das Vorhandensein einer respiratorischen Insuffizienz definiert sich nicht ausschließlich an pathologischen BGA-Veränderungen, sondern liegt immer dann vor, wenn ein Patient die klinischen und/oder paraklinischen Zeichen einer Gasaustauschstörung erfüllt und ein entsprechender Ressourcenverbrauch nachweisbar dokumentiert ist. Evtl. BGA-Veränderungen unterstützen lediglich die Diagnose einer respiratorischen Insuffizienz.

Stellungnahme zur SEG-4 KDE 244: Konsens

## Schlichtungsausschuss (§19 KHG):

Entscheidung zu KDE 37: Eine respiratorische Insuffizienz (J96.-) kann kodiert werden, wenn bei Vorliegen diesbezüglich bestehender klinischer Zeichen (ein oder mehrere) unter Raumluft (sofern der Zustand des Patienten eine Messung unter Raumluft zulässt)

- eine pathologisch veränderte arterielle oder kapilläre Blutgasanalyse (z.B. Sauerstoffsättigung oder eine Hyperkapnie oder Hypoxämie gemäß den Normwerten des verwendeten Analysegerätes) vorliegt oder
- eine erniedrigte Sauerstoffsättigung ≤ 92% (nur bei Messung durch eine periphere Pulsoxymetrie) gemessen wurde.

Gültig für Fälle, die am 15.10.2020 Gegenstand einer Prüfung durch den Medizinischen Dienst nach §275 Absatz 1 Nummer 1 SGB V sind, bzw. für Fälle, die ab dem 01.12.2020 aufgenommen werden.

## Stolperfallen/Kritische Punkte:

Respiratorische Insuffizienz postoperativ: Eine kurzfristige Gabe von Sauerstoff nach einer Narkose spricht nicht automatisch für das Vorliegen einer respiratorischen Insuffizienz. Ebenso spricht eine kurzfristige postoperative Nachbeatmung nicht automatisch dafür. Insbesondere kurzfristige intensivmedizinische Überwachungsepisoden mit Sauerstoffgabe oder (routinemäßiger) Nachbeatmung, die ärztlicherseits als unauffällig eingestuft werden, können nicht mit Kodes aus J95.-/J96.- abgebildet werden. Für das Vorliegen einer solchen ist die entsprechende ärztliche Wertung eines gestörten Gasaustausches bzw. einer respiratorischen Beeinträchtigung mit den daraus notwendigen Konsequenzen notwendig.

Wann kann ein Kode aus J96.- als Hauptdiagnose gewählt werden? Da eine respiratorische Insuffizienz immer die Folge einer oder mehrerer Grunderkrankungen ist, ist sie in der Regel als Nebendiagnose zu kodieren. In folgenden Fällen kann sie auch als Hauptdiagnose in Frage kommen: Stationäre Aufnahme mit vorbestehender (Langzeit-)Beatmung zum Weaning, stationäre Aufnahme mit vorbestehender Heimbeatmung wegen mehrerer gleichzeitig bestehender Diagnosen zur Kontrolle der Heimbeatmung.

### 6.3.3 Urteile

Sozialgericht Koblenz S 12 KR 589/15 vom 16.05.2016: Fall aus 2013. J96.- kann auch bei pathologisch niedriger pulsoxymetrisch gemessener Sauerstoffsättigung mit Sauerstoffgabe kodiert werden.

Sozialgericht Rostock S 15 KR 406/13 vom 02.03.2016: Fall aus 2009. J96.0 vs. J96.1. Bei einer belegten respiratorischen Partialinsuffizienz bei einem Patienten, der mit akuter Dyspnoe stationär behandelt wurde, die sich laut Dokumentation innerhalb von 48 Stunden besserte, ist von einer akuten respiratorischen Partialinsuffizienz auszugehen. Da die akute respiratorische Insuffizienz zum Ende des Aufenthaltes nicht mehr vorlag und für die weitere Behandlung keine Rolle mehr spielte, musste sie im Entlassungsbericht eigentlich nicht gesondert vermerkt werden. Es ist daher auch nicht die respiratorische Insuffizienz im Entlassungsbericht aufgelistet, die der MD trotzdem anerkannt hatte. Die Dokumentation im Krankenhaus ist in erster Linie für die Behandlung des Patienten von Bedeutung und nicht für die nachfolgende Abrechnung.

Hessisches Landessozialgericht L 1 KR 300/11: Fall aus 2007 zur NIV-Beatmung.

## 6.4 Dokumentationshinweise

Bei BGA-Befunden sollte immer der Typ (arteriell, venös, kapillär) dokumentiert werden sowie auch, ob die Entnahme unter laufender oder ohne laufende Sauerstoffgabe erfolgte. Außerdem sollte der Ressourcenverbrauch (z.B. die Sauerstoffgabe) zeitlich zum pathologischen BGA-Befund passen.

# XI Krankheiten des Verdauungssystems

## 1 Hämorrhagische Gastritis

### 1.1 Medizin-Shortcuts

#### 1.1.1 Medizinische Erläuterung

Die hämorrhagische Gastritis ist eine blutige Magenschleimhautentzündung. Die Blutungen sind entweder als Schleimhauteinblutungen (Petechien), punktförmig oder streifenförmig, oder sogar als freies Blut im Magensaft zu erkennen.

**Symptome** sind Schmerzen im rechten oder mittleren Oberbauch, häufig verbunden mit Übelkeit und Brechreiz. Die Ursachen sind vielfältig: Medikamente, Stress, Reflux von Galle, bakterielle Infektion (Helicobacter pylori), Autoimmungeschehen. Die häufig in Endoskopie- oder Histologiebefunden vorzufindenden Begriffe Typ-A, -B oder -C Gastritis beziehen sich auf die Ursache: Typ-A = Autoimmun-Gastritis, Typ-B = bakterielle Ursache, Typ-C = chemische Ursache (Medikamente, Galle, Alkohol, Rauchen).

**Die Diagnosestellung** erfolgt durch die Magenspiegelung.

**Die Therapie** der hämorrhagischen Gastritis richtet sich nach der Blutungsausprägung; bei stärkerer Blutung ist ggf. eine endoskopische Blutstillung notwendig.

Medikamentös kommen im Krankenhaus am häufigsten Protonenpumpenhemmer (Substanzen mit der Endung -prazol z.B. Pantoprazol) zum Einsatz.

### 1.1.2 Nachweis

Gastroskopie

### 1.1.3 Diagnostischer Aufwand

Gastroskopie

### 1.1.4 Therapeutischer Aufwand

Eradikation bei Befall mit Helicobacter pylori mit entweder Amoxicillin und Clarithromycin oder mit Metronidazol und Clarithromycin.

Protonenpumpenhemmer (Omeprazol, Pantoprazol, Esomeprazol etc.) intravenös oder oral

### 1.1.5 Pflegerischer Aufwand

Unterstützung des Patienten bei Erbrechen

## 1.2 Klassifikation

*ICD-10 GM 2024:*

| | | |
|---|---|---|
| **K29.0** | Akute hämorrhagische Gastritis | CCL |

## 1.3 Kodierpraxis

### 1.3.1 Praktisches Vorgehen

Die ICD-Klassifikation bietet außer für die Alkoholgastritis keine Abbildung nach Genese an. Maßgeblich ist der makroskopische Befund in der Endoskopie und ggf. die Histologie.

Beschreibt der Gastroskopiebefund eine akute Blutung aus Magenerosionen oder der Magenschleimhaut so ist die Ableitung als K29.0 eindeutig. Auch wenn Hämatinflecken oder Schleimhauteinblutungen beschrieben werden handelt es sich um eine hämorrhagische Gastritis. Für Fälle, in denen eine anamnestisch angegebene Blutung (Hämatemesis oder Teerstuhl) bei der Untersuchung selbst nicht mehr direkt vorliegt, kann eine festgestellte akute Gastritis gemäß DKR 1105d mit K29.0 kodiert werden, sofern keine Ulcuserkrankung oder andere gastrointestinale Blutungsursachen festgestellt werden.

### 1.3.2 Fachliche Bewertung

#### MD:

Es gibt keine SEG-4 Empfehlung zu diesem Thema.

#### FoKA:

Es gibt keine FoKA Empfehlung zu diesem Thema.

#### Stolperfallen/Kritische Punkte:

**Erosion:** Eine Magenerosion stellt einen Defekt der Magenschleimhaut dar, die jedoch nicht so tief reichend ist wie ein Ulcus. Aus Erosionen kann es bluten, sie können aber auch diesbezüglich unauffällig sein. Wird eine aktuelle Blutung beschrieben oder steht eine anamnestisch angegebene, zur Gastroskopie führende Blutung ohne eine andere Ursache damit in Zusammenhang, so ist mit K29.0 zu kodieren. Wird keine Blutung während der Untersuchung gesehen und auch nicht im Vorfeld angegeben, so ist mit K29.6 zu kodieren.

**Erythem:** Rötung der Magenschleimhaut; dies spricht für eine Entzündung, ist aber nicht gleichbedeutend mit einer Hämorrhagie oder Blutung. Beschreibt der Befund eine erythematöse Gastritis ist bei akutem Geschehen eine akute Gastritis mit K29.1 zu kodieren.

# 2 Nichtinfektiöse Gastroenteritis und Kolitis

## 2.1 Medizin-Shortcuts

### 2.1.1 Medizinische Erläuterung

Die Gastroenteritis im Allgemeinen beschreibt eine Entzündung der Schleimhautauskleidung von Magen, Dünn- und Dickdarm. Eine Kolitis bezeichnet eine Entzündung des Dickdarm (Kolon). Im Gegensatz zu der infektiösen Gastroenteritis (verursacht durch Viren, Bakterien, Pilze) ist die nicht infektiöse Form verursacht z.B. durch Strahlen oder Toxine.

So kann z.B. eine Strahlentherapie im Rahmen einer Tumorerkrankung eine entzündliche Darmerkrankung auslösen, da durch die Bestrahlung die Schleimhaut des Magen-Darmtraktes beschädigt wird und die natürliche Verdauungsfunktion nicht vollständig erhalten bleibt.

Wird die Schädigung der Schleimhaut im Magen-Darmtrakt durch Medikamente, Nahrungsmittel (auch Nahrungsmittelallergie) oder andere Toxine verursacht, spricht man von einer toxischen Gastroenteritis oder Kolitis.

Die Colitis indeterminata ist eine chronisch-entzündliche Darmerkrankung, bei der weder ein Morbus Crohn noch eine Colitis ulcerosa (bislang) diagnostiziert werden kann.

**Klinik:** akute oder chronische Diarrhoe, Übelkeit mit oder ohne Erbrechen, Bauchschmerzen, Appetitlosigkeit. Hinzukommen können in der Folge eine Exsikkose, Gewichtsverlust, Mangelerscheinungen.

### 2.1.2 Nachweis

Klinisch oder durch Endoskopie

### 2.1.3 Diagnostischer Aufwand

Gastroskopie, Koloskopie, evtl. Tests zur Feststellung einer Nahrungsmittelallergie

### 2.1.4 Therapeutischer Aufwand

Symptomatische Behandlung der Gastritis/Diarrhoe, Spasmolytika, Antiemetika, Infusionstherapie, Substitution von Mineralstoffen.

Absetzen bzw. Umstellung verursachender Medikamente.

Ggf. Kortikosteroide, Immunsuppressiva, entzündungshemmende Stoffe z.B. Sulfasalazin oder Mesalazin.

### 2.1.5 Pflegerischer Aufwand

Unterstützung des Patienten bei erhöhten Stuhlfrequenzen oder Stuhlinkontinenz

## 2.2 Klassifikation

*ICD-10 GM 2024:*

| | | |
|---|---|---|
| **K52.0** | Gastroenteritis und Kolitis durch Strahleneinwirkung | CCL |
| **K52.1** | Toxische Gastroenteritis und Kolitis | CCL |
| **K52.2** | Allergische und alimentäre Gastroenteritis und Kolitis | |

| | | |
|---|---|---|
| K52.30 | Pancolitis indeterminata, Subtotale Colitis indeterminata | |
| K52.31 | Linksseitige Colitis indeterminata | |
| K52.32 | Colitis indeterminata des Rektosigmoids | |
| K52.38 | Sonstige Colitis indeterminata | |
| K52.8 | Sonstige näher bezeichnete nichtinfektiöse Gastroenteritis und Kolitis | |
| K52.9 | Nichtinfektiöse Gastroenteritis und Kolitis, nicht näher bezeichnet | |

## 2.3 Kodierpraxis

### 2.3.1 Praktisches Vorgehen

Ist die Ursache der nicht infektiösen entzündlichen Darmerkrankung nicht genauer beschrieben oder diagnostiziert, dann ist der ICD Kode K52.9 zu wählen. Ist die Ursache bekannt, ist einer der spezifischen ICD Schlüssel zu verwenden.

Liegt eine toxische Gastroenteritis oder Kolitis vor, ist fakultativ zusätzlich ein Schlüssel aus dem Kapitel XX des ICD-10-GM zu wählen, z.B. X49.9 Akzidentelle Vergiftung oder Y57.9 Komplikationen durch Arzneimittel oder Drogen.

Bleibt ungeklärt, ob eine Diarrhoe infektiöser oder nichtinfektiöser Ursache vorlag so ist A09.9 Sonstige und nicht näher bezeichnete Gastroenteritis und Kolitis nicht näher bezeichneten Ursprungs zu kodieren.

### 2.3.2 Fachliche Bewertung

#### MD:

SEG-4-KDE-24: Eine akute Gastroenteritis mit Erregernachweis ist mit A00-A08 zu kodieren. Wird ein Patient wegen einer akuten Gastroenteritis behandelt, jedoch kein Erreger nachgewiesen und kann oder muss vermutet werden, dass es sich um eine infektiösen Prozess handelt, ist eine Diagnose aus dem Kapitel A09.- zu verschlüsseln. Nur wenn ein nichtinfektiöser Ursprung angenommen werden kann kommt alternativ K52.9 in Frage.

SEG-4-KDE-134: Bei Aufnahme wegen einer Diarrhoe nach vorangegangenem Chemotherapie-Zyklus, welcher auch als Ursache für die Diarrhoe angesehen wird und weiterer Therapie der Tumorerkrankung/Staginguntersuchungen, ist gemäß der Entscheidung des Schlichtungsausschusses Bund gemäß § 17c Abs. 3 KHG, Aktenzeichen 01/2015 der Tumor als Hauptdiagnose zu verschlüsseln. Als Nebendiagnose wird dann die toxische Gastroenteritis/Kolitis mit dem Zusatzkode Y57.9 kodiert.

SEG-4-KDE 205: Bei Aufnahme eines Patienten mit einer Enteritis, ausgelöst durch die Methotrexat-Behandlung einer seropositiven chronischen Polyarthritis, welche deshalb im Verlauf des aktuellen Aufenthaltes modifiziert wird, ist die Hauptdiagnose K52.1, optional mit dem Kode Y57.9!, zu verschlüsseln. Die seropositive chronische Polyarthritis ist als Nebendiagnose anzugeben.

SEG-4-KDE 476: Bei Behandlung einer Diarrhoe nach vorangegangenem Chemotherapie-Zyklus, welcher auch als Ursache für die Diarrhoe angesehen wird, ist die Hauptdiagnose K52.1 mit Y57.9!, wenn ausschließlich eine symptomatische Behandlung der Diarrhoe erfolgt. Der Tumor wird als Nebendiagnose kodiert.

#### FoKA:

Stellungnahme zu SEG-4-KDE 24: Konsens

Stellungnahme zu SEG-4-KDE 134: Dissens. Ein T-Kode ist bezüglich der genaueren Kodierung dem Y-Kode vorzuziehen. (Letzte Aktualisierung: 11.02.2009)

Stellungnahme zu SEG-4-KDE 205: Konsens

Stellungnahme zu SEG-4-KDE 476: Konsens ab 27.07.2016.

#### Schlichtungsausschuss (§19 KHG):

Entscheidung zu KDE 134: Für die Wahl der korrekten Hauptdiagnose ist der Beschluss des Schlichtungsausschusses vom 04.07.2016 anzuwenden. (siehe unter SEG-4-KDE-134) Gültig für alle Fälle, die am 06.10.2020 Gegenstand einer Prüfung durch den Medizinischen Dienst nach §275 Absatz 1 Nummer 1 SGB V sind, bzw. für Fälle, die ab dem 01.12.2020 in ein Krankenhaus aufgenommen wurden.

## 2.4 Dokumentationshinweise

Um eine spezifische Kodierung zu ermöglichen sind eine ausführliche Anamnese und Symptombeschreibung in den Unterlagen notwendig, sowie eine präzise ärztliche diagnostische Einordnung derselben.

# 3 Ileus

## 3.1 Medizin-Shortcuts

### 3.1.1 Medizinische Erläuterung

Bei einem Ileus ist die Darmpassage in ihrer Funktion gestört, bis hin zur vollständigen Darmlähmung. Es wird unterschieden zwischen einem mechanischen Ileus und einem paralytischen Ileus.

Bei dem mechanischen Ileus ist das Darmlumen verengt. Man unterscheidet zwischen einem Obstruktionsileus (ohne Gefäßbeteiligung) und einem Strangulationsileus (mit Gefäßbeteiligung). Ursachen für Obstruktionsileus: Verengung innerhalb des Darmlumes (Obturation) z.B. durch einen Tumor oder durch Gallensteine, Kotsteine, durch entzündliche Veränderungen, oder Einengung und Kompression des Darmlumens von außen durch z.B. Weichteiltumoren, Ovarialkarzinome und ähnliches.

Bei einem Strangulationsileus kommt es zur Abschnürung eines Darmabschnittes, dabei wird auch die Durchblutung der Darmwand (Mesenterialgefäße) unterbrochen. Ein Strangulationsileus kann durch Briden (Verwachsungsstränge), durch inkarzerierte (eingeklemmte) Hernien, einen Volvulus (Eindrehung eines Darmabschnittes) oder Invagination (Einstülpung eines Darmabschnittes in einen folgenden Darmabschnitt) entstehen.

Bei einem paralytischen oder funktionellen Ileus ist die Darmpassage aufgrund einer Lähmung der Darmmotorik gestört. Ursachen eines paralytischen Ileus können sein: Peritonitis (toxisch), vaskulär (z.B. akuter Mesenterialgefäßverschluss), Entzündung intraabdomineller Organe, Zustand nach abdominellem Eingriff (reflektorisch), Elektrolyt- oder metabolische Entgleisungen, Endstadium eines mechanischen Ileus.

Im Vergleich zu den oben beschriebenen Ileusformen ist bei einem Subileus die Darmpassage gestört, jedoch noch nicht völlig unterbrochen. Es handelt es sich um die Vorstufe eines Ileus, jedoch gibt es keine genauen Richtlinien für eine Einordnung als Ileus oder Subileus, weshalb diese Beurteilung im Ermessen des Arztes liegt.

Ein Ileus ist immer ein medizinischer Notfall. Ein wichtiger Bestandteil der Diagnosesicherung ist die klinische Untersuchung und Auskultation (Abhören) des Patienten.

### 3.1.2 Nachweis

Mechanischer Ileus: deutliche Darmgeräusche und Darmbewegungen, Obstipation, Meteorismus, kolikartiger Bauchschmerz, Erbrechen

Paralytischer Ileus: keine Darmgeräusche, keine Darmbewegungen, Stuhlverhalt, aufgetriebener Bauch mit Druckschmerz, ggf. Erbrechen.

Sonographie: geweitete, geblähte Darmschlingen mit Pendelperistaltik. Abschnitte hinter einem mechanischen Hindernis sind kollabiert (Hungerdarm).

Röntgenübersicht des Abdomens: Flüssigkeitsspiegel, geweitete Darmschlingen.

Kolon Kontrasteinlauf oder Gastrografin-Passage zur Lokalisierung einer Stenose.

### 3.1.3 Diagnostischer Aufwand

Apparative Diagnostik mittels Sonographie, Röntgen, Computertomographie. Chirurgisches Konsil.

### 3.1.4 Therapeutischer Aufwand

**Mechanischer Ileus**: Konservative Behandlung: Anlage einer nasogastrischen oder nasojejunalen Sonde zur Entlastung des proximalen Darmes. Parenterale Flüssigkeitszufuhr bei Flüssigkeits- und Nahrungskarenz. Abführende Maßnahmen wie orthograde Darmspülung (wie zur Koloskopievorbereitung) und Schwenkeinlauf, Klysma (letztere als retrograd bezeichnete Maßnahmen). Operative Behandlung: In den meisten Fällen wird ein chirurgischer Eingriff zur Beseitigung des Passagehindernisses, Darmdekompression, ggf. Resektion des betroffenen Darmabschnittes und/oder Anlage eines Stoma notwendig.

**Paralytischer Ileus**: Die Therapie besteht vor allem in der Behandlung der Grundursache, ggf. mit chirurgischem Eingriff. Bei konservativer Behandlung zusätzlich zu Maßnahmen wie beim mechanischen Ileus Gabe von Prokinetika wie Metoclopramid oder Domperidon. Substitution bei Elekrolyt- und Flüssigkeitsverlust (auch enteral).

### 3.1.5 Pflegerischer Aufwand

Schwenkeinlauf, digitales Ausräumen bei Kotsteinen aus dem Enddarm

## 3.2 Klassifikation

*ICD-10 GM 2024:*

| | | |
|---|---|---|
| **K56.0** | Paralytischer Ileus | CCL |
| **K56.1** | Invagination | CCL |
| **K56.2** | Volvulus | CCL |
| **K56.3** | Gallensteinileus | CCL |
| **K56.4** | Sonstige Obturation des Darmes | CCL |
| **K56.5** | Intestinale Adhäsionen (Briden) mit Obstruktion | CCL |
| **K56.6** | Sonstige und nicht näher bezeichnete intestinale Obstruktion | CCL |
| **K56.7** | Ileus, nicht näher bezeichnet | CCL |
| **K91.3** | Postoperativer Darmverschluss | CCL |

## 3.3 Kodierpraxis

### 3.3.1 Praktisches Vorgehen

Bei entsprechender klinischer und apparativer Befundung eines Ileus, ausführlicher Symptombeschreibung (Anamnese) und einer wie zuvor beschriebenen eingeleiteten Therapie kann ein Ileus mit den Kodes aus dem Kapitel K56.-/K91.3 verschlüsselt werden.

Wichtig ist die Beachtung der Exklusiva unter dem Kapitel K56.- der ICD-10 Klassifikation.

Ein Ileus infolge einer inkarzerierten Hernie ist demzufolge mit einem Kode K40-K46 abzubilden.

Ein Duodenalverschluss ist mit K31.5 zu kodieren.

Ein postoperativer Darmverschluss wird mit K91.3 kodiert.

### 3.3.2 Fachliche Bewertung

#### MD:

SEG-4-KDE 18: Für die Verschlüsselung eines Ileus mit dem Kode K56.4 muss eine Verlegung des Darmes durch ein mechanisches Hindernis nachgewiesen sein. Besteht eine funktionelle Störung, ein Ileus wird jedoch nicht nachgewiesen, ist diese mit dem Kode der Obstipation K59.0 zu verschlüsseln.

#### FoKA:

Stellungnahme zu SEG-4-KDE 18: Konsens mit Kommentar. Zusätzlich zur SEG-Empfehlung empfiehlt der FoKA eine therapieorientierte Differenzierung, wie folgt: Therapieerfolg durch einfache antegrade Maßnahmen entspricht K59.0, Therapieerfolg durch retrograde Maßnahmen (Hebe- und Senkeinläufe, digitales Ausräumen, etc.) entspricht K56.4.

#### Stolperfallen/Kritische Punkte:

Schwierig zeigt sich häufig die Abgrenzung einer funktionellen Störung im Sinne einer Obstipation zu einem Subileus. Auch die unscharfe medizinische Abgrenzung zwischen einem Subileus und dem Vollbild eines Ileus macht die Kodierung und auch Verteidigung derselben im Prüfungsfall nicht immer leicht.

Da der alphabetische ICD-Katalog unter Subileus auf K56.7 verweist kann daraus geschlossen werden, dass nicht nur das Vollbild eines Ileus mit Kodes aus dem Kapitel K56.- abgebildet werden kann, sondern auch der Subileus.

Eine Koprostase wird v.a. in röntgenologischen Befunden sehr häufig beschrieben. Es handelt sich hierbei zunächst um die Beschreibung eines mit Stuhl gefüllten

Dick- oder Enddarms. Für die Kodierung muss differenziert werden, ob der Sachverhalt mit K59.0 Obstipation oder mit K56.4 Sonstige Obturation des Darms abzubilden ist. Sofern Ileuszeichen in der Sonographie (Pendelperistaltik) oder in der Abdomen Übersichtsaufnahme (Spiegelbildung) nachgewiesen werden ist die Kodierung mit K56.4 begründet. Liegen diese nicht vor und wird ärztlicherseits in der Dokumentation nicht eindeutig von einer Obstipation oder einem Subileus gesprochen, so ist die therapieorientierte Differnzierung entsprechend des o.a. FoKA-Kommentars zu empfehlen, d.h. bei einer Therapie mit einfachen antegraden (motilitätsfördernden oralen) Maßnahmen wird die funktionelle Störung mit K59.0 verschlüsselt, bei einer Therapie mittels retrograden Maßnahmen (Schwenkeinläufe, digitales Ausräumen, etc.) wird mit K56.4 verschlüsselt.

# 4 Leberzirrhose

## 4.1 Medizin-Shortcuts

### 4.1.1 Medizinische Erläuterung

Die Leberzirrhose ist das meist irreversible Spätstadium der Leberfibrose. Als Reaktion auf eine Leberzellschädigung erfolgt ein bindegewebiger Umbau der Leber mit Regeneratknoten.

Dies bleibt häufig lange Zeit symptomlos oder zeigt nur unspezifische Symptome wie Appetitlosigkeit und Müdigkeit.

**Ursachen** sind zu 95% in den Industrieländern Alkoholabusus und chronische Hepatitis B/C/D. Weitere Ursachen sind Autoimmunhepatitis, primäre biläre Zirrhose (PBC), primär sklerosierende Cholangitis, toxische Lebererkrankungen, Stoffwechselkrankheiten wie z.B. M. Wilson, chronische Stauungsleber bei Rechtsherzinsuffizienz (kardiale Zirrhose), Steatohepatitis (NASH) bei z.B. metabolischem Syndrom, Budd-Chiari-Syndrom, Tropenerkrankungen.

Die Leberzirrhose führt zur portalen Hypertension, einem erhöhten Druck in der Pfortader. Neben einem fortschreitenden Funktionsverlust der Leber kann die portale Hypertension zu weiteren Komplikationen wie Ösophagus-, Magen- und Rektumvarizen, portal-hypertensiver Gastropathie, Aszites oder einem hepatorenalen Syndrom führen, die wiederum zu gastrointestinalen Blutungen und einer spontan-bakteriellen Peritonitis führen können.

Der Leberfunktionsverlust führt zu Gerinnungsstörungen, zu einem hepatorenalen Syndrom und zur hepatischen Enzephalopathie.

Als Spätfolge kann ein primäres Leberzellkarzinom auftreten.

**Die Diagnosestellung** kann alleine durch das klinische Bild und die Sonographie erfolgen, wenn die Befunde eindeutig sind. Eine Leberhistologie ist nur erforderlich, wenn die Ätiologie und das Stadium der Lebererkrankung nicht eindeutig benannt werden können.

Klinisch wird zwischen kompensierter und dekompensierter Leberzirrhose unterschieden. Letztere liegt vor, wenn Ikterus, Gerinnungsstörungen, Aszites, Blutungen oder Enzephalopathie auftreten. Eine kompensierte Leberzirrhose wird auch als ruhende Leberzirrhose bezeichnet und bedarf außer regelmäßiger Kontrollen meistens keiner Behandlung.

Die hydropische Dekompensation ist durch Aszites, Anasarka und Beinödeme gekennzeichnet.

**Hepatorenales Syndrom**: Nierenfunktionsstörung (reversibel) mit Oligurie bis Anurie, Aszites und Kreatininerhöhung. Siehe auch Kapitel XI.5 Hepatorenales Syndrom.

**Hepatische Enzephalopathie**: neurologische und psychopathologische Symptome als Folge einer Lebererkrankung.

### 4.1.2 Nachweis

Klinischer Befund mit pathologischen Gerinnungsparametern und entsprechendem Sonographiebefund

CT-Befund, Leberhistologie

### 4.1.3 Diagnostischer Aufwand

CT Abdomen, Leberpunktion mit Histologie, Gastroskopie

### 4.1.4 Therapeutischer Aufwand

Diuretika (v.a. Spironolacton), nichtselektive Betablocker (Propranolol, Sotalol, Carvedilol, Timolol), Aszitespunktion, Vitamin K, Anlage eines TIPS (transjugulärer intrahepatischer portosystemischer Shunt), Lebertransplantation

### 4.1.5 Pflegerischer Aufwand

Es gibt keinen pflegerischen Aufwand, der allein ohne weitere Maßnahmen die Kodierung rechtfertigt.

## 4.2 Klassifikation

*ICD-10 GM 2024:*

| | | |
|---|---|---|
| K70.3 | Alkoholische Leberzirrhose | CCL |
| K74.3 | Primäre biliäre Zirrhose | CCL |
| K74.4 | Sekundäre biliäre Zirrhose | CCL |
| K74.5 | Biliäre Zirrhose, nicht näher bezeichnet | CCL |
| K74.6 | Sonstige und nicht näher bezeichnete Zirrhose der Leber | CCL |
| K76.1 | Chronische Stauungsleber inkl. kardiale Zirrhose | CCL |
| P78.8 | Sonstige näher bezeichnete Krankheiten des Verdauungssystems in der Perinatalperiode inkl. angeborene Zirrhose der (Leber) | |

*Sekundärkodes zum Stadium der Leberzirrhose:*

| | | |
|---|---|---|
| K74.70! | Leberzirrhose, Stadium Child-Pugh A | |
| K74.71! | Leberzirrhose, Stadium Child-Pugh B | |
| K74.72! | Leberzirrhose, Stadium Child-Pugh C | CCL |

## 4.3 Kodierpraxis

### 4.3.1 Praktisches Vorgehen

Der Kode für die Leberzirrhose wird auf Grund der Ätiologie derselben bestimmt.

Bei Aufnahme wegen dekompensierter Leberzirrhose mit ihren unterschiedlichen Ausprägungen ist immer der Kode für die Leberzirrhose als Hauptdiagnose festzulegen, die diversen Ausprägungen/Komplikationen sind bei Ressourcenverbrauch als Nebendiagnosen zu kodieren.

Bei Aufnahme wegen einer bestimmten Ausprägung/Komplikation wird, sofern die Leberzirrhose als Grunderkrankung mitbehandelt wird, als Hauptdiagnose die Leberzirrhose festgelegt.

**Streitpotenzial:**

Dies liegt immer vor, wenn eine Behandlung mit Diuretika oder nichtselektiven Betablockern erfolgt ist.

Im Umfeld der Leberzirrhose sind als weitere Nebendiagnosen in Betracht zu ziehen:

- Hepatische Enzephalopathie (K72.7- als Sekundärkode)
- Ösophagus- und Magenvarizen (I98.2/I98.3 als Sekundärkode)

- Aszites (R18)
- Hepatorenales Syndrom (K76.7)
- Gerinnungsstörung (D68.4)
- Thrombozytopenie (D69.5-)
- Akute u./o. chronische Niereninsuffizienz (N17.-, N18.-)
- Spontan bakterielle Peritonitis (K65.00) mit ggf. Keimnachweis
- Blutungsanämie (D62)
- Elektrolytstörungen
- Akutes oder chronisches Leberversagen (K70.4-, K72.-)

## 4.3.2 Fachliche Bewertung

### MD:

SEG-4 KDE 97: Ein Patient wird aufgenommen zur Kontrolle bei Z.n. Banding der Ösophagusvarizen vor 6 Wochen bei bekannter äthyltoxischer Leberzirrhose. Gastroskopisch zeigt sich keine Blutung, nur minimale Restvarizen. Es wird keine Indikation mehr gesehen zu einem erneuten Banding.

Was ist als HD zu kodieren: Z09.88 Nachuntersuchung nach sonstiger Behandlung wegen anderer Krankheitszustände, I85.9 Ösophagusvarizen ohne Blutung zusammen mit der Nebendiagnose K70.3 Alkoholische Leberzirrhose? Antwort: HD: K70.3† Alkoholische Leberzirrhose.

ND: I98.20* Ösophagus- und Magenvarizen bei anderenorts klassifizierten Krankheiten, ohne Angabe einer Blutung

Die Ösophagusvarizen auf dem Boden der äthyltoxischen Leberzirrhose sind bekannt. Sie haben den stationären Aufenthalt hauptsächlich veranlasst. Sie wurden endoskopisch kontrolliert bei Z.n. vorangegangenem Banding. Aufgrund des Befundes wurde von weiteren Maßnahmen abgesehen. Die Ösophagusvarizen sind spezifisch über das Kreuz-Stern-System abbildbar.

SEG-4 KDE 99: Wie wird eine Ösophagusvarizenblutung bei alkoholtoxischer Leberzirrhose verschlüsselt? Antwort: Als Blutungsquelle werden Ösophagusvarizen genannt. Die DKR 1105d schreibt vor, dass die gefundene Erkrankung „mit einer Blutung“ zu verschlüsseln ist. Nur wenn kein Kode „mit einer Blutung“ zur Verfügung steht, ist für die Blutung ein zusätzlicher Kode aus K92.- Sonstige Krankheiten des Verdauungssystems anzugeben.

Im vorliegenden Fall ist eine Leberzirrhose als Ursache der Ösophagusvarizen bekannt. Hierfür sieht die ICD die Kodierung mit I98.21* Ösophagus- und Magenvarizen bei anderenorts klassifizierten Krankheiten, Mit Blutung gemäß dem Kreuz-Stern-System vor. Als Primärschlüssel wird bei Leberkrankheiten auf K70-K71† bzw. K74.-† verwiesen, in diesem Fall K70.3† Alkoholische Leberzirrhose.

SEG-4 KDE 573: Ein Patient wird wegen zunehmender Somnolenz und leichter Verwirrtheit bei bekannter kryptogener Leberzirrhose Child B aufgenommen. Laborchemisch erhöhte Ammoniakspiegel im Blut. Unter Infusionstherapie und Gabe von Hepa-Merz® sowie Lactulose und Xifaxan® deutliche Besserung des Befundes. Was ist die Hauptdiagnose? Antwort: K72.1 Chronisches Leberversagen ist Hauptdiagnose. Mit K72.72! Hepatische Enzephalopathie Grad 2 wird der Schweregrad der hepatischen Enzephalopathie angegeben.

SEG-4 KDE 576: Anwendung des OPS 8-97c Stationäre Behandlung bei erfolgter Aufnahme auf die Warteliste zur Organtransplantation.

### FoKA:

Stellungnahme zu SEG-4 KDE 97: Konsens.

Stellungnahme zu SEG-4 KDE 99: Konsens.

Stellungnahme zu SEG-4 KDE 573: Dissens. Die Festlegung der Hauptdiagnose ist im Fallbeispiel nicht eindeutig, da ohne ergänzende klinische Angaben auch ein acute-on-chronic-Verlauf denkbar ist. Dieser wäre mit K72.0 Akutes und subakutes Leberversagen zu kodieren. Als Zusatzkode ist bei einer zunehmenden Somnolenz der Kode K72.73! Hepatische Enzephalopathie Grad 3 anzuwenden.

Stellungnahme zu SEG-4 KDE 579: Konsens.

### Stolperfallen/Kritische Punkte:

Abgrenzung zum chronischen Leberversagen: Die Abgrenzung der Leberzirrhose zum chronischen Leberversagen ist schwierig und in der medizinischen Praxis unüblich; eine fortschreitende Leberzirrhose führt immer zu einer zunehmenden Leberinsuffizienz. In der klinischen Dokumentation wird sich diese Differenzierung deshalb eher selten finden. Bei deutlich erniedrigter Cholinesterase, die ein Marker für die herabgesetzte Syntheseleistung der Leber ist, und gleichzeitig vorliegender Gerinnungsstörung sowie Störung der Entgiftungsfunktion (hepatische Enzephalopathie) sollte auch ein Kode für das chronische Leberversagen zum Einsatz kommen. Ob Leberzirrhose oder Leberversagen als Hauptdiagnose festgesetzt werden ist nicht DRG-entscheidend.

## 4.4 Dokumentationshinweise

Die Genese der Leberzirrhose sollte, soweit bekannt, eindeutig dokumentiert werden.

# 5 Hepatorenales Syndrom

## 5.1 Medizin-Shortcuts

### 5.1.1 Medizinische Erläuterung

Das hepatorenale Syndrom (HRS) ist ein funktionelles Nierenversagen bei akuter oder chronischer Lebererkrankung.

HRS Typ 1: rasches Nierenversagen mit Verdopplung des Serum-Kreatinins auf > 2,5 mg/dl (226 mmol/l) innerhalb von 2 Wochen. Schlechte Prognose ohne Transplantation.

HRS Typ 2: Langsam progrediente Niereninsuffizienz mit Serum-Kreatinin zwischen 1,5 und 2,5 mg/dl (133–226 mmol/l), stabiler oder langsam fortschreitender Verlauf.

Das HRS tritt meist unter stationären Bedingungen auf.

### 5.1.2 Nachweis

Ärztliche Diagnosedokumentation mit entsprechenden Kreatininbefunden.

### 5.1.3 Diagnostischer Aufwand

Urinanalytik (Natriumausscheidung im Urin, Urinsediment) zur Differentialdiagnose, Duplexsonographie zur Beurteilung der renalen Durchblutung

### 5.1.4 Therapeutischer Aufwand

Typ 1: Albumin und Vasokonstriktoren intravenös, Nierenersatzverfahren, TIPS

Typ 2: Natrium- und Flüssigkeitsrestriktion, Vasokonstriktoren, TIPS, Nierenersatzverfahren

### 5.1.5 Pflegerischer Aufwand

Bilanzierung Ein-/Ausfuhr

## 5.2 Klassifikation

*ICD-10 GM 2024:*

| | | |
|---|---|---|
| K76.7 | Hepatorenales Syndrom | CCL |
| O90.4 | Postpartales akutes Nierenversagen inkl.: Hepatorenales Syndrom nach Wehen und Entbindung | CCL |

## 5.3 Kodierpraxis

### 5.3.1 Praktisches Vorgehen

Die Diagnose HRS sollte zusätzlich zur auslösenden Lebererkrankung kodiert werden, wenn die ärztliche Diagnosestellung zu dem entsprechenden Ergebnis kam.

K76.7 darf aufgrund des Exklusivums unter K76.- mit Bezug auf K70.- nicht bei alkoholisch bedingter Leberzirrhose angegeben werden. Hier muss das hepatorenale Syndrom ausschließlich mit den Kodes aus N17.- bzw. N18.- verschlüsselt werden.

Hingegen dürfen Kodes aus N17.- bis N19 wegen des Exklusivums mit Verweis auf K76.7 nicht gleichzeitig mit diesem Kode angegeben werden, es sei denn es liegt, davon abgrenzbar, zusätzlich zu dem HRS eine nicht hepatisch bedingte Niereninsuffizienz vor.

### 5.3.2 Fachliche Bewertung

#### MD:

Es existiert keine SEG-4 Empfehlung zum Thema.

#### FoKA:

Es existiert keine FoKA Empfehlung zum Thema.

## 5.4 Dokumentationshinweise

Die ärztliche Diagnosestellung sollte eindeutig in den Krankenaktenunterlagen dokumentiert werden.

# 6 Cholangitis

## 6.1 Medizin-Shortcuts

### 6.1.1 Medizinische Erläuterung

Eine Cholangitis ist eine Entzündung der Gallenwege. Sie kann bakteriell bedingt sein und verläuft dann akut hoch fiebrig und vital bedrohlich. Sie kann auch durch Autoimmunprozesse verursacht sein und nimmt dann meist einen schleichend progredienten Verlauf.

**Häufige Ursache** der akuten bakteriell bedingten eitrigen Cholangitis ist eine Verlegung der Gallenwege durch Steine oder Tumoren.

**Die nicht eitrigen Cholangitisformen** sind die primäre sklerosierende Cholangitis (PSC), die Autoimmuncholangitis (AIC) und die primäre biliäre Cholangitis (früher: Zirrhose) (PBC). Allen gemeinsam ist die prinzipiell autoimmunologische Genese, unterschiedlich sind jedoch die labormedizinischen Befunde und die Auswirkung der Entzündung auf die Gallenwege. Bei der PSC finden sich multiple perlschnurartige Einengungen, die sich bei der PBC nicht finden. Erfolgt keine Therapie oder ist diese insuffizient kann sich bei allen Formen eine Leberzirrhose ausbilden.

Die Diagnosestellung einer Cholangitis erfolgt durch das klinische Bild (eitrige Cholangitis), die typischen Laborparameter und vor allem die ERCP.

**Eitrige Cholangitis:** Klassische Charcot Symptomtrias sind Schmerzen im Epigastrium bzw. rechten Oberbauch, Ikterus, Fieber mit Schüttelfrost. Labor: direktes Bilirubin ↑, häufig Lipase ↑ und Amylase ↑. In der ERCP finden sich eine Behinderung des Galleabflusses durch Steine oder Tumoren sowie teilweise auch eitriges Sekret.

**PBC, PSC, AIC:** Die Klinik der Patienten ist nicht typisch, häufig werden Juckreiz, Müdigkeit und Erschöpfung beschrieben. Labormedizinisch sind als Cholestasezeichen das Bilirubin ↑, die Alkalische Phosphatase AP ↑ und die Gamma-GT ↑. Die ERCP zeigt bei der PSC typische Veränderungen der Gallenwege mit multiplen kurzstreckigen Einengungen, die sich bei der PBC nicht finden. Bei dieser sowie bei der AIC finden sich je nach Stadium Gallenwegsanomalien.

### 6.1.2 Nachweis

Eitrige Cholangitis: Klinik mit klassischer Symptomtrias schon belegend. Ansonsten s.o.

### 6.1.3 Diagnostischer Aufwand

ERCP, MRCP (Magnetresonanzcholangiopankreatiographie), Blutkulturen

### 6.1.4 Therapeutischer Aufwand

Eitrige Cholangitis: Beseitigung des Abflusshindernisses (Steinentfernung, Schienung), Antibiose

PBC: Ursodeoxycholsäure (UDCA), Obeticholsäure (OCA), Lebertransplantation

PSC: evtl. Dilatation von Gallenwegstenosen via ERCP, Ursodeoxycholsäure (UDCA)

AIC: Ursodeoxycholsäure (UDCA) und/oder Steroide wie Prednisolon

### 6.1.5 Pflegerischer Aufwand

Es gibt keinen pflegerischen Aufwand, der allein ohne weitere Maßnahmen die Kodierung rechtfertigt.

## 6.2 Klassifikation

*ICD-10 GM 2024:*

| | | |
|---|---|---|
| K74.3 | Primäre biliäre Cholangitis | |
| K83.00 | Primär sklerosierende Cholangitis | CCL |
| K83.01 | Sekundär sklerosierende Cholangitis | CCL |
| K83.08 | Sonstige Cholangitis | CCL |
| K83.09 | Cholangitis, nicht näher bezeichnet | CCL |

## 6.3 Kodierpraxis

### 6.3.1 Praktisches Vorgehen

Eine PBC wird mit K74.3 kodiert, unabhängig davon, ob bereits das Zirrhose-Stadium vorliegt oder nicht.

Die AIC und die PSC werden mit K83.0 kodiert.

Sind eine PBC, PSC oder AIC anamnestisch bekannt und erfolgt die Weiterführung der Medikation (s.o.), so kann die Nebendiagnose kodiert werden.

Die akute eitrige Cholangitis im Rahmen einer Choledocholithiasis wird mit K80.3-/K80.4- abgebildet. Tritt sie jedoch ohne einen Steinverschluss z.B. im Rahmen eines stenosierenden Tumorgeschehens oder als Komplikation nach einer erfolgten ERCP auf, so ist K83.00 zu kodieren.

### 6.3.2 Fachliche Bewertung

#### MD:

Es existiert keine SEG-4 Empfehlung zum Thema.

#### FoKA:

Es existiert keine FoKA Empfehlung zum Thema.

# 7 Verschluss des Gallengangs

## 7.1 Medizin-Shortcuts

### 7.1.1 Medizinische Erläuterung

Eine Verlegung der Gallenwege kann einerseits durch Gallensteine bedingt sein, andererseits kann es dazu auch infolge anderer Ursachen wie z.B. Tumoren oder chronisch-entzündlichen Prozessen, Z.n. Bestrahlung u.ä. mit Verengungen oder Verlegungen im Bereich der Gallenwege kommen. Durch die Verlegung kommt es zu einer (extrahepatischen) Cholestase, d.h. einem Aufstau von Gallflüssigkeit außerhalb der Leber. In der Folge kommt es zu einem Verschlussikterus, d.h. einer Bilirubinerhöhung, die sich in einer Gelbfärbung von Haut/Schleimhäuten und Skleren (weiße Augenhaut) zeigt. Labormedizinisch sind die Cholestaseparameter Alkalische Phosphatase AP und Gamma-GT deutlich erhöht. Klinisch werden häufig Schmerzen im Oberbauch, Übelkeit, Erbrechen, Juckreiz, dunkler Urin, heller Stuhl angegeben.

### 7.1.2 Nachweis

Ärztliche Diagnosestellung, typische Laborkonstellation mit erhöhtem Bilirubin, AP und Gamma-GT, Sonographiebefund, ERCP u./o. MRCP-Befund

### 7.1.3 Diagnostischer Aufwand

MRCP, ERCP, Endosonographie

### 7.1.4 Therapeutischer Aufwand

Beseitigung des Abflusshindernisses mittels ERCP mittels Einlegen von Stent bzw. Schienen.

### 7.1.5 Pflegerischer Aufwand

Es gibt keinen pflegerischen Aufwand, der allein ohne weitere Maßnahmen die Kodierung rechtfertigt.

## 7.2 Klassifikation

*ICD-10 GM 2024:*

| | | |
|---|---|---|
| K83.1 | Verschluss des Gallengangs | |

## 7.3 Kodierpraxis

### 7.3.1 Praktisches Vorgehen

Jeder Gallengangsverschluss bzw. jede Cholestase, die mit einer bestehenden Cholelithiasis zusammenhängt, wird ausschließlich mit Kodes aus K80.- abgebildet.

Nur die Verschlüsse, die auf anderen Ursachen beruhen, werden mit K83.1 abgebildet; am häufigsten handelt es sich dabei in der Kodierpraxis um Tumoren.

Im Zusammenhang mit Tumorerkrankungen stellt sich häufig die Frage, welche Diagnose als Hauptdiagnose festzulegen ist. Neben der DKR 0201 ist hierbei auch auf die Entscheidung des Schlichtungsausschusses Bund gemäß § 17c Absatz 3 KHG aus Juli 2016 zur Auslegung dieser DKR zu verweisen (nachzulesen z.B. im Internet unter der Webadresse:

http://www.dkgev.de/media/file/24341.Beschluss_Schlichtungsausschuss_Bund_gem._%C2%A7_17c_Abs._3__KHG.pdf.

Zusätzlich zur Diagnosenkodierung ist an die vollständige Erfassung durchgeführter Prozeduren z.B. im Rahmen der ERCP zu denken.

### 7.3.2 Fachliche Bewertung

**MD:**

Es existiert keine SEG-4 Empfehlung zum Thema.

**FoKA:**

Es existiert keine FoKA Empfehlung zum Thema.

## Stolperfallen/Kritische Punkte:

Im Rahmen der Schienung der Gallenwege sind die Begriffe Stent, Schiene und Gallengangendoprothese vorzufinden. Im OPS-Katalog sind die Begriffe Prothese, Stent, Stent-Prothese und Drainage, außerdem selbst expandierend, nicht selbst expandierend und gecovert bzw. ungecovert vorzufinden. Dies ist einigermaßen verwirrend.

Prothese, Stent, Schiene – diese Begriffe stehen für das gleiche: Es handelt sich um Stützen für das Gallengangssystem. Es kommen unterschiedliche Materialien (diverse Kunststoffe, Metall) und Konstruktionen zum Einsatz, manche sind selbstexpandierend, andere nicht, manche Metallstents sind gecovert, d.h. die Stentmaschen sind bedeckt oder überzogen. Sie alle dienen der Drainage, also der Ableitung der Galle über die Verengung hinweg. Pragmatisch sollte man folgendermaßen vorgehen:

- Nicht expandierende Systeme sind, je nachdem ob es sich um Erstimplantation oder Wechsel handelt, mit 5-513.f- und 5-513.h- zu kodieren
- Selbst expandierende Systeme, die ungecovert sind, sind mit 5-513.m- zu kodieren
- Selbst expandierende Systeme, die gecovert sind, sind mit 5-513.n- zu kodieren

Zu unterscheiden ist die Verwendung des OPS 5-513.5 *Einlegen einer Drainage* (endoskopisch): Dieser Kode wird für eine Drainage von Gallenflüssigkeit z.B. über die Nase (nasobiliäre Drainage) verwendet.

# XII Krankheiten der Haut und Unterhaut

## 1 Phlegmone

### 1.1 Medizin-Shortcuts

#### 1.1.1 Medizinische Erläuterung

Eine Phlegmone ist eine sich diffus ausbreitende Entzündung des interstitiellen Raumes des Bindegewebes durch Bakterien. Zu Beginn (häufig nach einer Bagatellverletzung) ist sie häufig begrenzt auf den kutanen und subkutanen Bereich. Im Verlauf kann es auch zu eitrigen Einschmelzungen mit Nekrosen kommen. Sie kann sich auf benachbarte Weichteile wie Muskeln, Sehnen und Faszien ausbreiten. Eine gefürchtete Komplikation ist dabei die nekrotisierende Fasziitis. Außerdem besteht bei großen Gewebsnekrosen die Gefahr einer Sepsis.

#### 1.1.2 Nachweis

Ärztliche klinische Diagnosestellung: rötlich-livide Schwellung der betroffenen Region mit unscharfer Begrenzung, Schmerzen, evtl. Fieber, Krankheitsgefühl, AZ-Verschlechterung, erhöhte Entzündungsparameter im Labor. Im Gegensatz zum Erysipel steht bei der Phlegmone weniger die Rötung als eher die Schwellung im Vordergrund.

### 1.1.3 Diagnostischer Aufwand

Konsil

### 1.1.4 Therapeutischer Aufwand

Antibiotische Behandlung, ggf. operative Sanierung (Debridement, Inzision/Gegeninzision, Drainage) bei entsprechender Indikation

### 1.1.5 Pflegerischer Aufwand

Lokale Wundtherapie mit Antiseptika, Wundspülung, Verbandswechsel

## 1.2 Klassifikation

*ICD-10 GM 2024:*

| | | |
|---|---|---|
| L03.00 | Phlegmone an Fingern | |
| L03.01 | Phlegmone an Zehen | |
| L03.10 | Phlegmone an der oberen Extremität | CCL |
| L03.11 | Phlegmone an der unteren Extremität | CCL |
| L03.2 | Phlegmone im Gesicht | CCL |
| L03.3 | Phlegmone am Rumpf | CCL |
| L03.8 | Phlegmone an sonstigen Lokalisationen | CCL |
| L03.9 | Phlegmone, nicht näher bezeichnet | CCL |

## 1.3 Kodierpraxis

### 1.3.1 Praktisches Vorgehen

Die Kodes aus L03.- sind nur für kutane/subkutane Phlegmonen zu verwenden. Kommt es zur Ausbreitung in tiefer gelegene Weichteile wie Muskeln, Sehnen und Faszien, so ist die Kodierung zu ergänzen mit den entsprechenden Kodes aus M60.- (Infektiöse Myositis), M65.0-/1- (Sehnen), M72.6-/8- (Faszien). Kommt es zu einer Abszessbildung, so ist dies ebenfalls mit einem Kode passend zu dem entsprechend befallenen Gewebe zu ergänzen (kutan/subkutan: L02). Werden in der mikrobiologischen Testung Erreger nachgewiesen so sind diese zusätzlich zu kodieren.

Hat sich eine Phlegmone als Komplikation einer Verletzung entwickelt und führt deshalb zur stationären Aufnahme so ist gemäß DKR 1905l die Phlegmone als Hauptdiagnose festzulegen, die Verletzung ist Nebendiagnose.

Tritt eine Phlegmone im Zusammenhang mit einem diabetischen Fußsyndrom auf, so ist sie nur als Nebendiagnose zu kodieren. Hauptdiagnose ist das diabetische Fußsyndrom, wenn die Aufnahme aus diesem Grund erfolgte.

Für Phlegmonen an Auge, Lid und Tränensack sind Kodes aus dem Kapitel VII zu wählen, eine als periorbital beschriebene Phlegmone ist lt. ICD jedoch mit L03.2 zu kodieren.

Eine skrotale Phlegmone ist mit N49.2 zu kodieren.

Phlegmonen können auch im Bereich innerer Organe auftreten; in diesen Fällen sind Kodes für eine akute Infektion/Entzündung des betroffenen Organs auszuwählen.

Durchgeführte Prozeduren sind zu kodieren.

### 1.3.2 Fachliche Bewertung

#### MD:

SEG-4 KDE 417: Frage: Patient kommt zur Behandlung einer Handphlegmone nach Katzenbiss zur Aufnahme. Was ist die Hauptdiagnose? Antwort: Da es sich um die Komplikation einer offenen Wunde handelt, ist gemäß DKR 1905 seit 2013 L03.10 Phlegmone an der oberen Extremität als Hauptdiagnose anzugeben, als Nebendiagnosen sind S61.80 Offene Wunde des Handgelenkes und der Hand: Nicht näher bezeichnete offene Wunde sonstiger Teile des Handgelenkes und der Hand anzugeben sowie T89.02 Sonstige näher bezeichnete Komplikationen eines Traumas, Infektion anzugeben.

#### FoKA:

Stellungnahme zu SEG-4 KDE 417: Konsens mit Kommentar (Kommentar bezieht sich auf den vor der DKR-Änderung 2013 bestehenden Dissens zu dieser Frage).

## 1.4 Dokumentationshinweise

Häufig enthalten klinische Unterlagen widersprüchliche Angaben dazu, ob es sich um ein Erysipel oder um eine Phlegmone handelte. Hier sollte auf eine klare Abgrenzung geachtet werden. Hat sich eine (sub-)kutane Phlegmone auf Muskel,

Sehnen, Faszien ausgebreitet so sollte dies auch klar aus der klinischen Dokumentation hervorgehen.

# 2 Dekubitus

## 2.1 Medizin-Shortcuts

### 2.1.1 Medizinische Erläuterung

Ein Dekubitus ist eine lokale Schädigung der Haut und des darunterliegenden Gewebes infolge von Druckeinwirkung, die zu einer Durchblutungsstörung und damit zur Entstehung einer chronischen Wunde führt. Man unterscheidet vier Stadien:

- Stadium I: Nicht wegdrückbare umschriebene Rötung bei intakter Haut
- Stadium II: Oberflächlicher Hautdefekt, der sich als Blase, Schürfung oder flaches Geschwür darstellt
- Stadium III: Schädigung aller Hautschichten einschließlich Schädigung oder Nekrose der Subkutis, die Schädigung kann bis zur Faszie aber nicht darunter reichen. Klinisch tiefes offenes Ulcus.
- Stadium IV: Ausgedehnte tiefe Schädigung und Zerstörung, die Muskeln, Knochen, Sehnen u./o. Gelenkkapseln miteinbezieht.

### 2.1.2 Nachweis

Beschreibung als Dekubitus mit Gradangabe und Lokalisation, ggf. mit Fotodokumentation

### 2.1.3 Diagnostischer Aufwand

Mikrobiologische Untersuchung von Abstrichen aus dem Dekubitus

### 2.1.4 Therapeutischer Aufwand

Lokale Wundbehandlung, ggf. Antibiose, operative Therapie

### 2.1.5 Pflegerischer Aufwand

Lagerungsbehandlung

## 2.2 Klassifikation

*ICD-10 GM 2024:*

| | | |
|---|---|---|
| L89.0- | Dekubitalgeschwür und Druckzone, Dekubitus Grad 1 | |
| L89.1- | Dekubitalgeschwür und Druckzone, Dekubitus Grad 2 | CCL |
| L89.2- | Dekubitalgeschwür und Druckzone, Dekubitus Grad 3 | CCL |
| L89.3- | Dekubitalgeschwür und Druckzone, Dekubitus Grad 4 | CCL |
| L89.9- | Dekubitus, Grad nicht näher bezeichnet | |
| **5. Stellen zur Lokalisationsangabe** | | |
| 0 | Kopf | |
| 1 | Obere Extremität | |
| 2 | Dornfortsätze | |
| 3 | Beckenkamm | |
| 4 | Kreuzbein/Steißbein | |
| 5 | Sitzbein | |
| 6 | Trochanter | |
| 7 | Ferse | |
| 8 | Sonstige Lokalisationen der unteren Extremität | |
| 9 | Sonstige und nicht näher bezeichnete Lokalisationen | |

## 2.3 Kodierpraxis

### 2.3.1 Praktisches Vorgehen

Die Kodierung des jeweiligen Dekubitalulcus erfolgt nach Grad- und Lokalisationsangabe. Es sollte das höchste Stadium während eines Aufenthaltes kodiert werden, sofern sich dieses im Verlauf ändert. So können in einem Fall mehrere Kodes aus L89.- mit unterschiedlichen Lokalisationsangaben vorliegen.

Die Verwendung des Kodes der 9 an fünfter Stelle verbietet sich, da die Kenntnis über das Vorliegen eines Dekubitalulcus auch bedingt, dass man dann Kenntnis über die Lokalisation hat.

Ebenso sollte man die Verwendung des Kodes L89.9-, also ohne eine Gradangabe des Dekubitus vermeiden.

Bei der Angabe von mikrobiologisch nachgewiesenen Erregern aus Dekubituswunden ist die Vorgabe der SAB-Entscheidung 20220008 zu beachten.

### 2.3.2 Fachliche Bewertung

#### MD:

Es existiert keine SEG-4 Empfehlung zum Thema.

#### FoKA:

Es existiert keine FoKA Empfehlung zum Thema.

#### Schlichtungsausschuss (§19 KHG):

Entscheidung S20220008: s. unter I.8.3.2, Schlichtungsausschuss

#### Stolperfallen/Kritische Punkte:

Die Druckgeschwüre, die im Rahmen eines diabetischen Fußsyndroms entstehen, werden ebenfalls mit einem Kode aus L89.- und an der fünften Stelle 7 oder 8 kodiert. Auch bei einem Malum perforans handelt es sich um ein Druckgeschwür.

## 2.4 Dokumentationshinweise

Es sollte eine gute Wunddokumentation geführt werden, in der Lokalisation des Dekubitalulcus eindeutig bezeichnet ist, wie auch die Größe, Tiefe und Stadium eindeutig nachvollziehbar ist. Ebenso sollten die durchgeführte Wundtherapie sowie eine konsequent durchgeführte Lagerungsbehandlung gut nachvollziehbar dokumentiert werden.

# XIII Krankheiten des Muskel-Skelettsystems und Bindegewebes

## 1 Pathologische Frakturen

### 1.1 Medizin-Shortcuts

#### 1.1.1 Medizinische Erläuterung

Eine Fraktur bezeichnet man als pathologisch, wenn sie spontan oder infolge eines nicht adäquaten (Bagatell-)Traumas auftritt. Häufige Ursachen für pathologische Frakturen sind Osteoporose und Befall der Knochen durch Tumoren.

Mit Stressfraktur wird eine Fraktur durch wiederholte Einwirkung von Stress auf den Knochen bezeichnet. Synonyme sind Ermüdungs- oder Überlastungsfraktur. Sie kommen typischerweise an Gewicht tragenden Knochen, insbesondere an Fuß und Unterschenkel vor.

#### 1.1.2 Nachweis

Nachweis der Fraktur als solches durch die Bildgebung in Röntgen, CT, MRT.

Die Einstufung als pathologische Fraktur ergibt sich aus der anamnestischen Angabe bezüglich des Frakturereignisses und der ärztlichen Einschätzung.

### 1.1.3 Diagnostischer Aufwand

Röntgen, CT, MRT, ggf. Osteodensitometrie, Knochenszintigraphie

### 1.1.4 Therapeutischer Aufwand

Operative Stabilisierung. Konservative Behandlung, hier v.a. bei stabilen Wirbelkörperfrakturen häufig nur Analgesie und Mobilisierung der Patienten, ggf. in einem Korsett.

### 1.1.5 Pflegerischer Aufwand

Je nach Mobilitätsgrad Lagerung und Unterstützung bei Mobilisierung.

## 1.2 Klassifikation

*ICD-10 GM 2024:*

| | | |
|---|---|---|
| M48.4- | Ermüdungsbruch eines Wirbels | alle mit CCL |
| M48.5- | Wirbelkörperkompression, anderenorts nicht klassifiziert | alle mit CCL |
| M49.5-* | Wirbelkörperkompression bei anderenorts klassifizierten Krankheiten | alle mit CCL |
| M80.- | Osteoporose mit pathologischer Fraktur | |
| M84.3- | Stressfraktur, anderenorts nicht klassifiziert | alle mit CCL |
| M84.4- | Pathologische Fraktur, anderenorts nicht klassifiziert | alle mit CCL |
| M90.7-* | Knochenfraktur bei Neubildungen | alle mit CCL |

## 1.3 Kodierpraxis

### 1.3.1 Praktisches Vorgehen

Alle Lokalisationen von osteoporotischen Frakturen werden mit Kodes aus M80.- kodiert.

Bei anderen Typen von Stressfrakturen oder pathologischen Frakturen sind für den Bereich der Wirbelsäule Kodes aus M48.- und M49.- zu verwenden, für andere Lokalisationen die Kodes aus M84.- und M90.-.

Wirbelkörperfrakturen infolge Tumormetastasen, Knochenprimärtumoren oder Plasmozytombefall sind mit dem lokalisationsentsprechenden Sekundärkode M49.5-* zu kodieren, der an den Kode für den primären Knochentumor (C40.-/C41.-) bzw. an C79.5 Sekundäre Neubildung Knochen bzw. bei Plasmozytom an C90.00 angehängt wird.

Frakturen anderer Knochen infolge Tumormetastasen, Knochenprimärtumoren oder Plasmozytombefall werden mit M90.7-* kodiert, die jeweiligen Primärkodes entsprechend wie o.a.

Der Kode M84.4- bleibt nur für solche Fälle, in denen eine Fraktur an den Extremitäten weder auf eine Neubildung, gut- oder bösartiger Natur, zurückzuführen ist, noch als Ermüdungsbruch eingestuft wird.

Zur vollständigen Kodierung ist auch die korrekte Erfassung der durchgeführten Prozeduren zu berücksichtigen.

### 1.3.2 Fachliche Bewertung

#### MD:

SEG-4 KDE 70: Eine pathologische Fraktur bei Neubildungen ist mit M90.7-* zusammen mit dem entsprechenden Primärkode aus C00-D48 abzubilden. Eine pathologische Fraktur bei Osteoporose wird mit dem Kode M80.- spezifisch abgebildet. Eine Nebendiagnose aus dem S-Kapitel entfällt jeweils.

SEG-4 KDE 184: Frage: Die Aufnahme einer 75-jährigen Patientin erfolgt wegen pathologischer Femurfraktur infolge einer Knochenmetastase. Bekannt ist ein Kolonkarzinom (Colon transversum) mit Lungen- und Lebermetastasen. Die Fraktur wird stabilisiert und es erfolgt eine palliative Schmerztherapie. Was ist Hauptdiagnose? Antwort: D: C79.5† Sekundäre bösartige Neubildung des Knochens und des Knochenmarkes, ND: M90.75** Knochenfraktur bei Neubildungen (C00-D48†), Beckenregion und Oberschenkel, C18.4 Bösartige Neubildung des Kolons, Colon transversum. Die pathologische Fraktur ist im Kreuz-/Stern-System spezifisch abbildbar. Vor diesem Hintergrund ist die sekundäre Neubildung Hauptdiagnose. Der Primärtumor ist zusätzlich als Nebendiagnose kodierbar.

#### FoKA:

Stellungnahme zu SEG-4 KDE 70: Konsens mit Kommentar: Der FoKA schließt sich grundsätzlich der Empfehlung der SEG 4 an, wobei zu beachten ist, dass eine Kodierung aus dem Kapitel „S“ zu erfolgen hat, falls ein adäquates Trauma vorliegt.

Stellungnahme zu SEG-4 KDE 184: Konsens

### Stolperfallen/Kritische Punkte:

Manchmal stößt man auf Fälle, bei denen sowohl ein Trauma vorliegt wie auch eine Schädigung des Knochens, die diesen anfälliger für eine Fraktur macht. Sofern die Dokumentation und ärztliche Einschätzung nahe legt, dass das Trauma zumindest mitverantwortlich für die Fraktur war, sollte man zusätzlich einen Frakturkode aus dem S-Kapitel verwenden. Wurde der Patient auf Grund des Traumas aufgenommen ist der S-Kode auch als Hauptdiagnose festzulegen.

# XIV Krankheiten des Urogenitalsystems

## 1 Akutes Nierenversagen

### 1.1 Medizin-Shortcuts

#### 1.1.1 Medizinische Erläuterung

Ein akutes Nierenversagen liegt vor, wenn die KDIGO Kriterien von 2012 wie in der ICD-10 GM zu N17.- angeführt, erfüllt sind.

Bei bereits erhöhtem Kreatininwert bei Aufnahme kann gemäß KDIGO und ICD-10 GM 2024 ein Ausgangswert zur Berechnung angenommen werden.

Für das Vorliegen des Stadium 1 eines akuten Nierenversagens wird lt. ICD ein adäquater Hydratationszustand zum Zeitpunkt der Messungen vorausgesetzt.

#### 1.1.2 Nachweis

Kreatininerhöhung gemäß KDIGO

### 1.1.3 Diagnostischer Aufwand

Bilanzierung, tägliches Wiegen, nephrologisches Konsil, Nierenbiopsie

### 1.1.4 Therapeutischer Aufwand

Therapie der Ursache, z.B. Volumenzufuhr, Schocktherapie, Ausschaltung möglicher Noxen, Beseitigung von Abflussbehinderungen.

Flüssigkeits- und Elektrolytbilanz, Volumenzufuhr der Flüssigkeitsbilanz anpassen, Bikarbonat bei Azidose, Medikamentenanpassungen.

Nierenersatztherapie.

Intensivmedizinische Behandlung.

### 1.1.5 Pflegerischer Aufwand

Ein-/Ausfuhrprotokoll, Wiegen

## 1.2 Klassifikation

*ICD-10 GM 2024:*

| | | |
|---|---|---|
| **N17.0-** | Akutes Nierenversagen mit Tubulusnekrose | CCL für alle Stadien |
| **N17.1-** | Akutes Nierenversagen mit akuter Rindennekrose | CCL für alle Stadien |
| **N17.2-** | Akutes Nierenversagen mit Marknekrose | CCL für alle Stadien |
| **N17.8-** | Sonstiges akutes Nierenversagen | CCL für alle Stadien |
| **N17.9-** | Akutes Nierenversagen, nicht näher bezeichnet | CCL für alle Stadien |
| **N99.0** | Nierenversagen nach medizinischen Maßnahmen | |

Für N17.0- bis N17.9- Angabe des Stadiums an 6. Stelle mit 1 = Stadium 1, 2 = Stadium 2, 3 = Stadium 3, 9 = ohne Angabe

## 1.3 Kodierpraxis

### 1.3.1 Praktisches Vorgehen

Ohne Durchführung einer Nieren-Biopsie sollte an der 4. Stelle nur .9- verwendet werden.

Bei bereits erhöhtem Kreatininwert bei Aufnahme kann lt. KDIGO ein Grundwert bei dem Patienten angenommen werden:

- Ohne vorbestehende chronische Niereninsuffizienz
  - Leere Anamnese, normale Kreatinin-Vorwerte, (deutliches) Absinken des Kreatinin im Laufe des Aufenthaltes in normale oder fast-normale Bereiche
  - Es kann ein normaler Vorwert angenommen werden (s. KDIGO)
  - Anfangswert im Krankenhaus liegt mindestens 50% über der oberen Normgrenze des eigenen Labors: N17 kann bei Ressourcenverbrauch kodiert werden
  - Bsp: obere Normgrenze für Kreatinin 1,0: Werte ab 1,5 Stadium 1; obere Normgrenze bei 1,2: Werte ab 1,8
- Mit (wahrscheinlich) vorbestehender/vorbekannter chronischer Niereninsuffizienz

**Streitpotenzial:**

- Vorwerte (letzte 3–6 Monate) vorhanden: stabiler Wert (z.B. bei Entlassung) ist anzunehmender Grundwert zur Berechnung im aktuellen Aufenthalt
- Keine Vorwerte oder nur alte Vorwerte: niedrigster Wert während des Aufenthaltes ist anzunehmender Grundwert für die Berechnung.

Akutes Nierenversagen im Stadium 1: Nur zu kodieren wenn keine Exsikkose vorliegt (normale Nahrungs- und Flüssigkeitszufuhr, normale Urinmenge, keine besonderen Verluste durch Erbrechen, Diarrhoen, übermäßiges Schwitzen, keine stehenden Hautfalten).

**Streitpotenzial:**

**N17.- oder N99.0 verwenden?** Die DKR D015u besagt, dass die Kodes für Erkrankungen nach medizinischen Maßnahmen am jeweiligen Kapitelende nur dann zu kodieren sind, wenn es dafür keinen spezifischeren Kode gibt.

Der Kode N99.0 Nierenversagen nach medizinischen Maßnahmen gibt keine Kriterien vor, nach denen ein Nierenversagen vorliegt; ein Stadium ist ebenfalls nicht abbildbar. Außerdem differenziert er nicht nach akut und chronisch.

Deshalb erscheint der Kode N17.- deutlich spezifischer als N99.0 und ist deshalb letzterem vorzuziehen. Um den Zusammenhang mit einer medizinischen Maßnahme deutlich zu machen, kann zusätzlich ein Kode aus dem Kapitel XX verwendet werden (Y40-Y84).

Die Kombination von N99.0 plus N17.- ist eine unzulässige Kombination und ist nicht von DKR-Regeln gestützt.

### 1.3.2 Fachliche Bewertung

#### MD:

SEG-4-KDE 268, Stand bis 2020: Rifle Kriterium Failure (KDIGO Stadium 3) wird als akutes Nierenversagen anerkannt, ein lediglich durch Exsikkose bedingter Anstieg der Nierenparameter sei vor 2017 nicht mit N17.- abzubilden. Ab 2017 sei das prärenale akute Nierenversagen in N17.- inkludiert, nur für Stadium 1 wird noch ein adäquater Hydratationszustand gefordert.

#### FoKA:

Stellungnahme zu SEG-4-KDE 268: Dissens zu SEG-4 für Fälle vor 2017. Auch die Stadien 1 und 2 bei Exsikkose sind mit N17.- abzubilden.

#### Schlichtungsausschuss (§19 KHG):

Entscheidung zu KDE 268: Die Kodierung des akuten und chronischen Nierenversagens richtet sich nach dem Wortlaut des ICD-10-GM. Die chronische Niereninsuffizienz ist eine strukturelle oder funktionelle Auffälligkeit der Niere über mehr als 3 Monate mit Auswirkung auf die Gesundheit.

Gültig für Fälle, die am 15.10.2020 Gegenstand einer Prüfung durch den Medizinischen Dienst nach §275 Absatz 1 Nummer 1 SGB V sind, bzw. für Fälle, die ab dem 01.12.2020 aufgenommen werden.

#### Stolperfallen/Kritische Punkte:

Beurteilung des Hydratationszustandes des Patienten im Kreatininanstieg.

### 1.3.3 Urteile

B 1 KR 13/14 R BSG-Urteil aus 2015 (Fall aus 2008)

S 28 KR 590/11 SG Frankfurt, Urteil aus 2015 (Fall aus 2010)

S 5 KR 6370/11 SG Freiburg, Urteil aus 2012 (Fall aus 2008)

S 7 KR 866/20 SG Nürnberg aus 2021 (Fall aus 2019): Akutes Nierenversagen bei starker Exsikkose, Kachexie und septischem Krankheitsbild.

## 1.4 Dokumentationshinweise

Bei jedem Fall mit akuter Niereninsuffizienz ist das Führen eines Bilanzierungsprotokolls zu empfehlen.

# 2 Chronische Niereninsuffizienz

## 2.1 Medizin-Shortcuts

### 2.1.1 Medizinische Erläuterung

Die chronische Niereninsuffizienz liegt laut KDIGO Guidelines 2012 bei strukturellen oder funktionellen Auffälligkeiten der Niere über mehr als 3 Monate mit Auswirkung auf die Gesundheit vor.

Kriterien der chronischen Nierenkrankheit:

- Zeichen einer Nierenschädigung über mindestens 3 Monate (ein oder mehrere Kriterien):
  - Albuminurie (Albuminurie ≥ 30 mg/24 h, Albumin/Kreatinin, Quotient > 30 mg/g bzw. ≥ 3 mg/mmol)
  - Abnormes Urinsediment
  - Elektrolytstörungen oder andere abnorme Befunde infolge tubulärer Erkrankung
  - Abnormer histologischer Befund
  - Abnorme Befunde in bildgebenden Verfahren
  - Nierentransplantation in der Anamnese
- ODER: eGFR < 60 ml/min seit mindestens 3 Monaten

### 2.1.2 Nachweis

Stadium 1 und 2: eGFR ≥ 60 ml/min plus entweder Nierenschaden in Bildgebung oder Albuminurie.

Ab Stadium 3: eGFR < 60 ml/min.

In allen Stadien muss die eGFR-Verringerung seit mindestens 3 Monaten vorliegen.

### 2.1.3 Diagnostischer Aufwand

Nephrologisches Konsil, Biopsie

### 2.1.4 Therapeutischer Aufwand

Medikamentenumstellungen

Nephroprotektion vor oder nach Kontrastmitteluntersuchungen (Wässerung, ggf. mit ACC® [Acetylcystein])

Einsatz nierenprotektiver Medikamente (ACE-Hemmer: z.B. Ramipril®, AT1-Antagonisten: z.B. Valsartan®)
Diuretika (z.B. Furosemid [Lasix®], Torasemid [Torem®])
Nierenersatzverfahren

### 2.1.5 Pflegerischer Aufwand

Es gibt keinen pflegerischen Aufwand, der allein ohne weitere Maßnahmen die Kodierung rechtfertigt.

## 2.2 Klassifikation

*ICD-10 GM 2024:*

| | | |
|---|---|---|
| **N18.1** | Chronische Nierenkrankheit (CN) Stadium 1 | |
| **N18.2** | CN Stadium 2 | CCL |
| **N18.3** | CN Stadium 3 | CCL |
| **N18.4** | CN Stadium 4 | CCL |
| **N18.5** | CN Stadium 5 | CCL |
| **N18.80** | Einseitige chronische Nierenfunktionsstörung | CCL |
| **N18.88** | Sonstige chronische Nierenkrankheit, Stadium nicht näher bezeichnet | |
| **N18.9** | CN nicht näher bezeichnet | |

## 2.3 Kodierpraxis

### 2.3.1 Praktisches Vorgehen

Alle Stadien: Die Chronizität muss belegt sein, am besten durch Nachweis von entsprechenden eGFR-Vorwerten. Alternativ kann auch die ärztliche Dokumentation der Diagnose in der Anamneseerhebung, jedoch mit konkretem Stadium- und Zeitbezug, angeführt werden (z.B. „Chronische Niereninsuffizienz Stadium 3 seit 2016“).

CAVE bei Stadien 1 und 2 der chronischen Nierenkrankheit. Hier besteht sehr häufig kein Ressourcenverbrauch. Der eGFR-Wert, auch mit mindestens 3-monatigem Vorbestehen, ist alleine außerdem nicht ausreichend, eine Albumin-/Proteinurie oder ein pathologischer Bildgebungsbefund müssen zusätzlich vorliegen.

### 2.3.2 Fachliche Bewertung

#### MD:

SEG-4-KDE 268: Anführung der Kriterien einer chronischen Nierenkrankheit gemäß KDIGO 2012.

SEG-4-KDE 541: Problem: Aufnahme wegen starker Überwässerung und Hyperkaliämie bei bekannter terminaler Nierenkrankheit mit Dialysepflichtigkeit. Es erfolgt eine Nierenersatztherapie (CVVH) mit Flüssigkeitsentzug und Ausgleich der Elektrolyte. Bei akuter respiratorischer Insuffizienz erfolgt noch am Aufnahmetag die Intubation und invasive Beatmung. Im Verlauf Tracheotomie. Multiple Komplikationen (Pneumonie, Sepsis, Multiorganversagen), intensivmedizinische Therapie. Beatmung bis zum Tod der Patientin nach 28 Behandlungstagen. Was ist die Hauptdiagnose?

Antwort: N18.5 Chronische Nierenkrankheit, Stadium 5 ist die korrekte Hauptdiagnose. Aufnahmeanlass ist die dekompensierte chronische Niereninsuffizienz/Nierenkrankheit, die sowohl die Überwässerung als auch die Hyperkaliämie beinhaltet. Das Alphabetische Verzeichnis führt unter dem Suchbegriff "Niere, Insuffizienz, dekompensiert" zur Schlüsselnummer N18.89 Sonstige chronische Nierenkrankheit, Stadium nicht näher bezeichnet. Da aber in diesem Fallbeispiel das Stadium bekannt ist, ist N18.5 der spezifische Kode.

#### FoKA:

Stellungnahme zu SEG-4-KDE 268: Diesbezüglich kein Dissens. Führt an, dass die eGFR-Ermittlung mittels Cockroft/Gault oder MDRD statthaft sei.

Stellungnahme zu SEG-4-KDE 541: Dissens.

Der Sachverhalt der Überwässerung und der Hyperkaliämie bei terminaler Nierenkrankheit ist mit dem Kode N18.5 abzubilden. Dissens besteht bei der Festlegung der Hauptdiagnose. Im Beispiel fehlen Aussagen zu Komorbiditäten und Aufnahmebefunden. Die akute Dekompensation kann auch multifaktoriell bedingt sein. Die kausalen Zusammenhänge, die zum Auftreten des akuten klinischen Zustandes geführt haben, können wegen fehlender Informationen nicht beurteilt werden.

#### Schlichtungsausschuss (§19 KHG):

Entscheidung zu KDE 268: Die Kodierung des akuten und chronischen Nierenversagens richtet sich nach dem Wortlaut des ICD-10-GM. Die chronische Niereninsuffizienz ist eine strukturelle oder funktionelle Auffälligkeit der Niere über mehr als 3 Monate mit Auswirkung auf die Gesundheit. Gültig für Fälle, die am 15.10.2020 Gegenstand einer Prüfung durch den Medizinischen Dienst nach §275 Absatz 1 Nummer 1 SGB V sind, bzw. für Fälle, die ab dem 01.12.2020 aufgenommen werden.

Entscheidung zu KDE 541: In dem beschriebenen Fall (KDE-541), bei dem die Patientin wegen starker Überwässerung und Hyperkaliämie bei bekannter terminaler Nierenkrankheit mit Dialysepflichtigkeit aufgenommen wird, eine Nierenersatztherapie (CVVH) mit Flüssigkeitsentzug und Ausgleich der Elektrolyte bei akuter respiratorischer Insuffizienz erfolgt und noch am Aufnahmetag die Intubation und invasive Beatmung begonnen und im Verlauf die Patientin tracheotomiert wird, multiple Komplikationen (Pneumonie, Sepsis, Multiorganversagen) auftreten, intensivmedizinische und antibiotische Therapie und Beatmung bis zum Tod der Patientin nach 28 Behandlungstagen erfolgen, ist für die Auswahl der Hauptdiagnose der Abschnitt „Zwei oder mehr Diagnosen, die gleichermaßen der Definition der Hauptdiagnose entsprechen" der DKR D002 Hauptdiagnose anzuwenden.

Demnach gilt:

„Zwei oder mehr Diagnosen, die gleichermaßen der Definition der Hauptdiagnose entsprechen

Wenn zwei oder mehrere Diagnosen in Bezug zu Aufnahme, Untersuchungsbefunden und/oder der durchgeführten Therapie gleichermaßen die Kriterien für die Hauptdiagnose erfüllen und ICD 10-Verzeichnisse und Kodierrichtlinien keine Verschlüsselungsanweisungen geben, muss vom behandelnden Arzt entschieden werden, welche Diagnose am besten der Hauptdiagnose-Definition entspricht. Nur in diesem Fall ist vom behandelnden Arzt diejenige auszuwählen, die für Untersuchung und/oder Behandlung die meisten Ressourcen verbraucht hat. Hierbei ist es unerheblich, ob die Krankheiten verwandt sind oder nicht."

Die Hauptdiagnose ist danach abhängig vom Ressourcenverbrauch zu kodieren, welcher sich jedoch an Hand der hier zum Sachverhalt vorliegenden Informationen allein nicht abschließend sicher bestimmen lässt.

**Stolperfallen/Kritische Punkte:**

Beleg der Chronizität, Beleg einer Nierenkrankheit bei Stadien 1 und 2

## 2.4 Dokumentationshinweise

Anamnese: Dokumentation einer anamnestisch vorbekannten chronischen Nierenkrankheit möglichst mit Stadium und Zeitangabe.

# 3 Zystitis

## 3.1 Medizin-Shortcuts

### 3.1.1 Medizinische Erläuterung

**Die akute Zystitis** ist eine Entzündung der Harnblase und wird entsprechend ihrer Lokalisation zu den Erkrankungen der unteren Harnwege gezählt. Dabei sind meistens Bakterien, selten Pilze, Viren oder Protozoen die Krankheitsverursacher.

**Die interstitielle Zystitis (IC)** ist eine chronische Erkrankung der Harnblasenwand und wird nicht durch Bakterien verursacht. Gleichzeitig kann es jedoch zu einer bakteriellen Superinfektion kommen.

**Bei der Trigonumzystitis** kommt es zu einer Entzündung des Schleimhautareals in der Harnblase zwischen den Mündungen der Harnleiter und der Öffnung der Harnröhre. Im klinischen Alltag ist eine Trigonumzystitis nur sehr selten beschrieben.

**Die Strahlenzystitis**, auch radiogene Zystitis genannt, entsteht in Folge von Strahlentherapien bei Tumorerkrankungen. Dabei kommt es zu Gewebereaktionen bis hin zu einer fortschreitenden Fibrose und Schrumpfblase.

### 3.1.2 Nachweis

Bakteriurie (Bakterien im Urin) und Leukozyturie (vermehrt Leukozyten im Urin), Symptome wie Dysurie (erschwerte Blasenentleerung), Pollakisurie (erhöhter Harndrang und Ausscheidung von kleinen Urinmengen), Nykturie (nächtlicher Harndrang), Dranginkontinenz, trüber und übel riechender Urin, Bauchschmerz sowie Fieber können auftreten. Seltene Symptome sind blutiger Urin (Hämaturie).

Die IC kommt überwiegend bei Frauen vor. Die Diagnose wird durch eine Zystoskopie gesichert, evtl. ergänzend mit Biopsiepräparaten und muss so beschrieben sein.

Auch die Trigonumzystitis und die Strahlenzystitis müssen durch eine Zystoskopie gesichert und so beschrieben sein.

### 3.1.3 Diagnostischer Aufwand

Akute Zystitis: apparative Diagnostik, Labor mit Mikrobiologie (bei hochfieberhaften Infekten mit Blutkultur), ausführliche Symptombeschreibung.

Zystoskopie/Biopsie je nach Form der Zystitis.

### 3.1.4 Therapeutischer Aufwand

Akute Zystitis: Antibiose, erregerspezifisch bei positiver Mikrobiologie, Laborkontrollen

Strahlenzystitis: Symptomatische medikamentöse Therapie mit NSAR (z.B. ASS, Diclofenac, Ibuprofen) und Anticholinergika, Harnblaseninstillationen zur Regeneration des Gewebes. Bei Harnblasentamponaden kann eine endoskopische Therapie TURB (Transurethrale Resektion der Harnblase) indiziert sein.

### 3.1.5 Pflegerischer Aufwand

Es gibt keinen pflegerischen Aufwand, der allein ohne weitere Maßnahmen die Kodierung rechtfertigt.

## 3.2 Klassifikation

*ICD-10 GM 2024:*

| | | |
|---|---|---|
| **N30.0** | Akute Zystitis | CCL |
| **N30.1** | Interstitielle Zystitis (chronisch) | CCL |
| **N30.2** | Sonstige chronische Zystitis | CCL |
| **N30.3** | Trigonumzystitis | CCL |
| **N30.4** | Strahlenzystitis | CCL |
| **N30.8** | Sonstige Zystitis (Harnblasenabszess) | |
| **N30.9** | Zystitis, nicht näher bezeichnet | |
| **N41.3** | Prostatazystitis | CCL |

## 3.3 Kodierpraxis

### 3.3.1 Praktisches Vorgehen

Akute Zystitis: kodierbar bei ausführlicher organbezogener Symptombeschreibung (Anamnese), Bakteriurie und Leukozyturie, mit entsprechender Antibiose. Bei positivem Erregernachweis unbedingt den Erreger als Sekundär-Diagnoseschlüssel angeben, ggf. bei Resistenzen zusätzlich ein Kode aus dem Kapitel U80-U85.

Chronische, nicht bakterielle Zystitiden: kodierbar nach eindeutigem Befundnachweis durch Diagnostik, ausführliche Symptombeschreibung (Anamnese) und entsprechender Therapie.

Die Zystitis bei vergrößerter Prostata ist mit N41.3 zu kodieren.

Bei Candida-Befall ist (bei entsprechender Behandlung) ist B37.4 (s.a. I.7 Kandidose) zu verwenden.

### 3.3.2 Fachliche Bewertung

#### MD:

SEG-4-KDE 276: Bei der akuten Zystitis N30.0 handelt es sich um eine infektiöse Entzündung der Blasenschleimhaut. Neben den erfüllten Kriterien zu N39.0 Harnwegsinfektion, Lokalisation nicht näher bezeichnet muss die Harnwegsinfektion klinisch (z.B. Schmerzsymptomatik) oder apparativ (z.B. Zystoskopie) auf die Blase lokalisierbar sein. Siehe auch Kodierempfehlung 8.

#### FoKA:

Stellungnahme zu SEG-4-KDE 276: Konsens bzgl. der Beschreibung des Organbezugs durch Symptome oder durch organbezogene apparative Diagnostik.

## 3.4 Dokumentationshinweise

Die ausführliche Beschreibung der organbezogenen Symptome oder die apparative Diagnostik (Sonographie, Zystoskopie) ist zur Verschlüsselung einer akuten Zystitis notwendig. Allein die Leukozyturie im Labor und die Gabe eines Antibiotikums sind nicht ausreichend zur Verschlüsselung einer akuten Zystitis. Bei fehlender organbezogener Symptombeschreibung ist der unspezifische ICD-Kode N30.9/N39.0 (Harnwegsinfektion, Lokalisation n.n.bez.) zu verschlüsseln.

# XV Schwangerschaft, Geburt und Wochenbett

## 1 Präeklampsie

### 1.1 Medizin-Shortcuts

#### 1.1.1 Medizinische Erläuterung

**Definition Gestationshypertonie (PIH):** RR-Werte ≥ 140/90 mmHg nach der 20. SSW bei zuvor normotensiven Schwangeren

**Definition Präeklampsie:** Vorstufe der Eklampsie. Definition gem. Leitlinie Hypertensive Schwangerschaftserkrankungen: Jeder (auch vorbestehend) erhöhte Blutdruck ≥ 140/90 mmHg in der Schwangerschaft mit mindestens einer neu auftretenden Organmanifestation, welche keiner anderen Ursache zugeordnet werden kann.

Organmanifestation meist Niere mit Proteinurie ≥ 300 mg/24 h oder Protein/Kreatinin-Quotient ≥ 30 mg/mmol.

Fehlt eine Proteinurie ist eine Präeklampsie wahrscheinlich, wenn es zu neuen Funktionseinschränkungen bzw. pathologischen Befunden folgender Organsysteme kommt: Niere, Leber, respiratorisches System, hämatologisches System, Plazenta (SGA/KUGR), ZNS.

Bei pathologischem Befund präeklampsiespezifischer Marker-Systeme (z.B. angiogene Faktoren sFlt1, PIGF bzw. sFlt1/PIGF-Quotient) zusätzlich zu einer Hypertonie kann auch von einer Präeklampsie ausgegangen werden, wenn andere Organmanifestationen fehlen.

Early-onset: Manifestation vor der 34. SSW

Late-onset: Manifestation später

**Kriterien schwere Präeklampsie:**

- Nierenfunktionseinschränkung mit: Kreatinin > 0,9 g/l (70,6 µmol/l)
- Leberbeteiligung: Transaminasenanstieg, schwere Oberbauchschmerzen
- Lungenödem
- Thrombozytopenie < 100 Gpt/l, Hämolyse
- Neurologische Störungen: schwere Kopfschmerzen, Sehstörungen
- Fetale Wachstumsrestriktion oder pathologischer Dopplerbefund der A. umbilicalis
- Blutdruck ≥ 160/110 mmHG

**HELPP-Syndrom:** schwere Verlaufsform der Präeklampsie mit Hämolysezeichen (HELLP) (Haptoglobin ↓), erhöhte Leberwerte (HELLP) GOT, GPT ↑, Thrombozytopenie (HELLP) < 100 Gpt/l. Eine Proteinurie und eine Hypertonie können fehlen!

Propfpräeklampsie: Chronische Hypertonie + nach der 20. SSW auftretende oder sich verschlechternde Proteinurie oder Symptome einer schweren Präeklampsie

### 1.1.2 Nachweis

Blutdruckmessung, 24 Std.-Sammelurin bzw. Spontanurin mit Proteinurie sFlt1 ↑, PIGF ↓ bzw. sFlt1/PIGF-Quotient > 38

HELLP-Syndrom: rein laborchemisch Haptoglobin ↓, GOT/GPT ↑, Thrombozytopenie < 100 Gpt/l

Schwere Präeklampsie: PIH + PE + eines der Kriterien für schwere Präeklampsie

### 1.1.3 Diagnostischer Aufwand

Blutdruckmonitoring, Labormonitoring, Fetometrie, Dopplersonographie

### 1.1.4 Therapeutischer Aufwand

Antihypertensiva (Alpha-Methyldopa, z.B. Presinol®, Dopegyt®, Nifedipin retard, z.B. Adalat CR®, Adalat retard®, Metoprolol z.B. Beloc®, Beloc-ZOK®, Lopresor®)

Magnesium i.v. (prophylaktisch und therapeutisch antikonvulsiv)

Furosemid i.v. bei Lungenödem

### 1.1.5 Pflegerischer Aufwand

Es gibt keinen pflegerischen Aufwand, der allein ohne weitere Maßnahmen die Kodierung rechtfertigt.

## 1.2 Klassifikation

*ICD-10 GM 2024:*

| | | |
|---|---|---|
| O14.0 | Leichte bis mäßige Präeklampsie | CCL |
| O14.1 | Schwere Eklampsie | CCL |
| O14.2 | HELLP-Syndrom | CCL |
| O14.9 | Präeklampsie, n.n.bez | CCL |

Komplizierende Diagnose für diese Kodes bei O01 + O60

## 1.3 Kodierpraxis

### 1.3.1 Praktisches Vorgehen

Ärztliche Wertung in der Dokumentation, Laborbefunde, Blutdruckbefunde. Zuordnung zum entsprechenden O14-Kode gemäß o.a. Definitionen.

### 1.3.2 Fachliche Bewertung

**MD:**

Es existiert keine SEG-4 Empfehlung zum Thema.

**FoKA:**

Es existiert keine FoKA Empfehlung zum Thema.

**Stolperfallen/Kritische Punkte:**

Die Pfropfpräeklampsie ist mit O11 abzubilden. Eine isolierte chronische Hypertonie bzw. Gestationshypertonie bzw. Gestationsödeme bzw. -proteinurie sind mit den ICD-Kodes O10, O12, O13 abzubilden.

## 1.4 Dokumentationshinweise

Für den Beleg eines HELLP-Syndroms werden die entsprechenden Laborbefunde zusammen mit der ärztlichen Wertung im Geburtenprotokoll, OP-Bericht oder Entlassbericht benötigt.

# 2 Protrahierte Geburt

## 2.1 Medizin-Shortcuts

### 2.1.1 Medizinische Erläuterung

#### Geburtshilfliche Definitionen:

Eine Geburtsdauer von mehr als 18 Stunden bei Erst- und über 12 Stunden bei Mehrgebärenden.

Protrahierte Eröffnungsphase: Muttermunderöffnung < 1 cm pro 2 Stunden

Protrahierte Austreibungsphase: Eine protrahierte AP liegt vor, wenn indadäquate Fortschritte bzgl. Rotation und/oder Tiefertreten bei Erstgebärenden über 2 Stunden, bei Mehrgebährenden über 1 Stunde festzustellten sind. Geburtsstillstand in der AP besteht, wenn die aktive Phase der AP bei einer Erstgebärenden 3 Stunden, bei einer Mehrgebärenden 2 Stunden überschreitet.

Protrahierte Pressperiode: Keine Geburt nach 20–30 Minuten

#### Vorgabe DKR:

DKR 15210: Bei aktiver Wehensteuerung im Krankenhaus wird eine Geburt als protrahiert bezeichnet, wenn sie nach 18 Stunden regelmäßiger Wehentätigkeit nicht unmittelbar bevorsteht.

### 2.1.2 Nachweis

Zeitdokumentation im Partogramm:

Beginn: Uhrzeit Geburtsbeginn (regelmäßige Wehentätigkeit und relevante Muttermunderöffnung)

Wichtig: Exakte Dokumentation von Phasen ohne Geburtsfortschritt (s.o.)

Ende: Uhrzeit Geburt

### 2.1.3 Diagnostischer Aufwand

Es gibt keinen diagnostischen Aufwand, der allein ohne weitere Maßnahmen die Kodierung rechtfertigt.

### 2.1.4 Therapeutischer Aufwand

Gabe von Oxytocin, Prostaglandine z.B. Minprostin®, Cytotec® (off label use), Nalador®

Analgesie zur Entspannung: Analgetika, PDA

Operative Entbindung per Sectio

Vaginale operative Entbindung (Zange oder Vakuumextraktion)

### 2.1.5 Pflegerischer Aufwand

Es gibt keinen pflegerischen Aufwand, der allein ohne weitere Maßnahmen die Kodierung rechtfertigt.

## 2.2 Klassifikation

*ICD-10 GM 2024:*

| | | |
|---|---|---|
| O63.0 | Protrahiert verlaufende Eröffnungsperiode (bei der Geburt) | |
| O63.1 | Protrahiert verlaufende Austreibungsperiode (bei der Geburt) | |
| O63.2 | Protrahierte Geburt des zweiten Zwillings, Drillings usw. | |
| O63.9 | Protrahierte Geburt, nicht näher bezeichnet | |
| O75.5 | Protrahierte Geburt nach Blasensprengung | |
| O75.6 | Protrahierte Geburt nach spontanem oder n.n.bez. Blasensprung | |

Die Kodes triggern als komplizierende Diagnose bei vaginaler und bei operativer Entbindung.

## 2.3 Kodierpraxis

### 2.3.1 Praktisches Vorgehen

- Differenzierung: Lag eine aktive Wehensteuerung vor oder nicht?

  - Ja (Wehentropf)
  - Nein (kein Wehentropf)
- Aktive Wehensteuerung: Vorgehen nach DKR. Protrahierte Geburt nur möglich, wenn Gesamtzeit der Geburt (Eröffnungs- und Austreibungsphase) 18 Stunden überschreitet. Allerdings ist nicht eindeutig, ob die 18 Stunden insgesamt im Krankenhaus stattfinden müssen.
- Keine aktive Wehensteuerung: Kodierung wenn die Zeiten für Eröffnungs- bzw. Austreibungsperiode oder Gesamtzeit lt. geburtshilflicher Definition überschritten werden (sofern deshalb Maßnahmen ergriffen wurden)

Zusätzlich zur protrahierten Geburt sollte die Ursache, falls bekannt, kodiert werden, z.B. ein Missverhältnis (O65.-), Einstellungsanomalien (O64.-), Wehenschwäche (O62.-).

Kam es zu einer verlängerten Austreibungsphase bei PDA (Periduralanästhesie) kann bei entsprechendem Aufwand (z.B. Vakuumextraktion) O74.6 *Sonstige Komplikationen bei Spinal- oder Periduralanästhesie während der Wehentätigkeit und bei der Entbindung* kodiert werden.

### 2.3.2 Fachliche Bewertung

#### MD:

Es existiert keine SEG-4 Empfehlung zum Thema.

#### FoKA:

Es existiert keine FoKA Empfehlung zum Thema.

#### Stolperfallen/Kritische Punkte:

Interpretation der DKR nicht eindeutig möglich. So ist nach wie vor nicht verbindlich klargestellt, ob für die Gesamtzeit einer Geburt mit aktiver Wehensteuerung von mindestens 18 Stunden nur die im Krankenhaus verbrachte Zeit heranzuziehen ist.

### 2.3.3 Urteile

SG Dortmund AZ 51 KR 3175/18 (2019): Eine dokumentierte Wehentätigkeit, beginnend vor der stationären Aufnahme, ist nach dem Wortlaut der DKR „im Krankenhaus" nicht zu berücksichtigen, unabhängig davon ob eine Zeitspanne von > 18 Stunden erreicht wurden oder nicht.

SG Augsburg AZ S2 KR 495/16: Für die Ermittlung der Zeitdauer regelmäßiger Wehentätigkeit im Rahmen der Kodierung von O63.0 Protrahierte Geburt kann auch eine dokumentierte außerstationäre Wehentätigkeit zu der im stationären Verlauf dokumentierten Zeit hinzugerechnet werden.

## 2.4 Dokumentationshinweise

Exakte zeitbezogene Dokumentation des Geburtsfortschrittes bzw. Fehlen desselben im Partogramm.

# XVIII Symptome und abnorme klinische und Laborbefunde, die anderenorts nicht klassifiziert sind

## 1 Atemstillstand

### 1.1 Medizin-Shortcuts

#### 1.1.1 Medizinische Erläuterung

Bei einem Atemstillstand (Apnoe) ist die äußere Atmung bzw. der Gasaustauch in den Atemwegen vollständig unterbrochen. Es können verschiedene Ursachen zu einem Atemstillstand führen:

Obstruktion in den Atemwegen z.B. durch Aspiration eines Fremdkörpers, Lähmung der Atemmuskulatur, Erkrankung des Atemsystems, äußere Ursachen z.B. Traumata, Strangulation.

Ein Atemstillstand kann Sekunden bis mehrere Minuten andauern, als Folge ergibt sich das klinische Bild einer Hypoxie (Sauerstoffmangel), Hyperkapnie (Kohlendioxid wird nicht mehr abgeatmet und es kommt zur Anreicherung von $CO_2$ im Blut), Zyanose (Blaufärbung der Haut in Folge des Sauerstoffmangels).

### 1.1.2 Nachweis

Klinische Diagnostik, fehlende Atemfrequenz, arterielle BGA mit $PO_2 < 65$ mm HG bei Hypoxie, arterielle BGA mit $PCO_2 > 45$ mm HG bei Hyperkapnie, Labor

### 1.1.3 Diagnostischer Aufwand

Labor, BGA

### 1.1.4 Therapeutischer Aufwand

Intensivmedizinische Überwachung, sofortiges Freimachen der Atemwege, Intubation, Beatmung, Atemantriebsstimulation

### 1.1.5 Pflegerischer Aufwand

Es gibt keinen pflegerischen Aufwand, der allein ohne weitere Maßnahmen die Kodierung rechtfertigt.

## 1.2 Klassifikation

*ICD-10 GM 2024:*

| | | |
|---|---|---|
| **R09.2** | Atemstillstand (inkl. Herz-Lungen-Versagen) | CCL |

## 1.3 Kodierpraxis

### 1.3.1 Praktisches Vorgehen

Wird ein Atemstillstand in der Akte dokumentiert, ist zu prüfen, ob dieser Folge eines Herz-Kreislaufversagens ist. Steht der Atemstillstand in Zusammenhang mit einem Herz-Kreislaufversagen, wird der Kode R09.2 nicht verschlüsselt.

Wird ein Patient unter Reanimationsmaßnahmen mit Atemstillstand aufgenommen, verursacht durch z.B. eine der unter 1.1.1 aufgeführten Ursachen, so ist diese als Hauptdiagnose und der Kode R09.2 als Nebendiagnose zu verschlüsseln.

### 1.3.2 Fachliche Bewertung

**MD:**

SEG-4-KDE 580: Kommt es bei einem Patienten zu einem Herz-Kreislaufstillstand mit Atemstillstand mit erfolgreicher Reanimation, Intubation, vorrübergehende Beatmung, so ist der Kode I46.0 Herzstillstand mit erfolgreicher Wiederbelebung zu kodieren. Der Kode R09.2 ist nicht zusätzlich zu kodieren, da ein reanimationspflichtiger Herzstillstand zwangsläufig mit einem Atemstillstand einhergeht.

**FoKA:**

Stellungnahme zu SEG-4-KDE 580: Konsens mit Kommentar, d.h. das oben genannte Bsp. bezieht sich auf eine spezielle Kodierrichtlinie. In einer anderen medizinischen Konstellation kann der Symptomkode R09.2 verschlüsselt werden, sofern die Kriterien einer Nebendiagnose nach KDR erfüllt sind.

## 1.4 Dokumentationshinweise

Die Ursache des Atemstillstandes muss aus der Anamnese hervorgehen. Ebenso die intensivmedizinische Betreuung und die lebenserhaltenden Maßnahmen, die beim Notarzt/Notaufnahme/Intensivstation durchgeführt werden, müssen ausreichend in der Akte dokumentiert sein.

# 2 Koma

## 2.1 Medizin-Shortcuts

### 2.1.1 Medizinische Erläuterung

Koma bezeichnet den schwersten Grad der quantitativen Bewusstseinsstörung oder Bewusstlosigkeit (Vigilanzstörung), bei der der Patient keine Reaktion auf äußere Reize zeigt. Im Unterschied zum Koma reagiert der Patient beim Sopor (Präkoma) noch auf starke körperliche Reize (Schmerzreize). Als Ursachen kommen Schädelhirn-Traumata, nichttraumatische strukturelle Hirnschädigungen wie z.B. Blutungen oder Hirninfarkte, metabolische und endokrine Störungen wie z.B. Diabetes oder hepatische Enzephalopathie und Intoxikationen in Frage.

Von einem **künstlichen Koma** spricht man bei einer gezielten durch Medikamente herbeigeführten Bewusstlosigkeit z.B. im Rahmen einer Intensivbehandlung mit Beatmung.

Die Diagnose wird durch eine klinisch-neurologische Untersuchung gestellt. Ein Glasgow-Coma-Scale Wert ≤ 8 belegt das Vorliegen eines Komas.

Vom Koma zu unterscheiden ist das **Wachkoma** (auch apallisches Syndrom oder vegetativer Status bezeichnet), bei dem es sich um eine schwere Schädigung der Großhirnrinde bei erhaltenen Hirnstammfunktionen handelt; dieses ist ein Zustand zwischen Koma und Wachheit mit reflexhaften und spontanen Regungen bei geöffneten Augen, jedoch ohne Spontanbewegungen oder Kontaktaufnahme mit der Umwelt.

### 2.1.2 Nachweis

Entsprechende ärztliche Diagnosestellung bzw. Glasgow Coma Scale Dokumentation ≤ 8

### 2.1.3 Diagnostischer Aufwand

z.B. neuroradiologische Bildgebung mittels Computertomographie und/oder MRT, Lumbalpunktion, EEG

### 2.1.4 Therapeutischer Aufwand

z.B. Schutzintubation, unterschiedliche Behandlung je nach Ursache

### 2.1.5 Pflegerischer Aufwand

Intensivmedizinische oder IMC-Behandlung

## 2.2 Klassifikation

*ICD-10 GM 2024:*

| | | |
|---|---|---|
| R40.2 | Koma | CCL |

## 2.3 Kodierpraxis

### 2.3.1 Praktisches Vorgehen

Die Kodierung des Komas ist je nach Ursache unterschiedlich:

- Diabetisches Koma: Entsprechender Kode aus E10-E14 mit vierter Stelle .0 bei hyperglykämisch bzw. ketoazidotischem Koma, mit vierter Stelle .6 bei hypoglykämischem Koma.
- Hypoglykämisches nicht-diabetisches Koma: E15

- Koma bei hepatischer Enzephalopathie: K72.74! als Sekundärkode zu dem Kode für die Lebererkrankung
- Koma bei Schädel-Hirn-Traumata: S06.72! oder S06.73! als Sekundärkode zu dem Kode für das vorliegende Schädel-Hirn-Trauma
- Koma beim Neugeborenen: P91.5
- Koma anderer Ursachen: R40.2

Sofern ein spezifischer Kode für die Art des Komas wie z.B. beim diabetischem Koma existiert, entfällt die zusätzliche Kodierung von R40.2.

Das Wachkoma ist mit G93.80 zu kodieren, ein Locked-In-Syndrom mit G83.5.

Bei Patienten, die im Rahmen einer akzidentellen oder in suizidaler Absicht herbeigeführten Intoxikation stationär aufgenommen werden, kann gemäß DKR 1916k R40.2 als Hauptdiagnose festgelegt werden, sofern das Koma diejenige Manifestation der Intoxikation ist, die den größten Ressourcenverbrauch bedingt hat.

### 2.3.2 Fachliche Bewertung

#### MD:

Es existiert keine SEG-4 Empfehlung zum Thema.

#### FoKA:

Es existiert keine FoKA Empfehlung zum Thema.

## 2.4 Dokumentationshinweise

Es empfiehlt sich die (ggf. wiederholte) Erhebung des Bewusstseinsstatus im Rahmen der Glasgow Coma Scale, nicht nur bei Patienten mit Schädel-Hirn-Verletzungen sondern bei jedem Patienten mit nicht iatrogener akuter Bewusstlosigkeit.

# 3 Schock

## 3.1 Medizin-Shortcuts

### 3.1.1 Medizinische Erläuterung

Klinischer Ausdruck eines Kreislaufversagens, welches zu einer inadäquaten zellulären Sauerstoff-Nutzbarmachung führt. Akute Minderperfusion vitaler Organsysteme, die zu einem globalen Missverhältnis zwischen Sauerstoffangebot und

Sauerstoffbedarf auf zellulärer Ebene führt mit Hypoxie der Gewebe und metabolischen Störungen.
Dieser Zustand ist lebensbedrohlich.

*Einteilung:*

- **Hypovolämischer Schock:** Relativer Plasmaverlust o. absoluter Volumenmangel durch internen oder externen Flüssigkeitsverlust. Hierzu gehört auch der hämorrhagische Schock durch Blutverlust.
- **Kardiogener Schock:** Kardiales Pumpversagen bzw. Minderung des Herzzeitvolumens z.B. infolge Myokardinfarkt, Kammerflimmern, Lungenembolie etc.
- **Septischer Schock:** Verteilungsstörung des zirkulierenden Blutvolumens (distributiver Schock) durch Gefäßweitstellung infolge ausgeschütteter Zyto- u. Chemokine. Siehe hierzu auch: I.3 Sepsis.
- **Anaphylaktischer Schock:** Verteilungsstörung des zirkulierenden Blutvolumens (distributiver Schock) durch Gefäßweitstellung.
- **Neurogener (spinaler) Schock:** Verteilungsstörung des zirkulierenden Blutvolumens (distributiver Schock) durch Ausfall der Gefäßinnervation; es kommt zu einer maximalen Weitstellung der Gefäße.

### 3.1.2 Nachweis

Diagnosestellung auf Grund klinischer, hämodynamischer und biochemischer Zeichen.

Drei Komponenten:

- Arterielle Hypotension assoziiert mit Tachykardie: RRsys < 90 mmHg + MAD < 70 mmHg (Ausnahme Schock bei bradykarden Rhythmusstörungen)
- Zeichen der Gewebshypoperfusion/Kreislaufzentralisation:
  - Kutan: kalt-schweißige Haut, Vasokonstriktion, Zyanose
  - Renal: Oligurie, Anurie
  - Neurologisch: gestörte Vigilanz, Desorientiertheit, Verwirrtheit
- Hyperlaktatämie > 1,5 mmol/l

### 3.1.3 Diagnostischer Aufwand

Es gibt keinen pflegerischen Aufwand, der allein ohne weitere Maßnahmen die Kodierung rechtfertigt.

### 3.1.4 Therapeutischer Aufwand

Therapie der auslösenden Ursache.

VIP-Regel: Ventilation (Sauerstoffgabe), Infusion (Wiederherstellung Flüssigkeitsstatus), Pumpen (Gabe vasoaktiver Substanzen):

- Sauerstoffgabe, Schocklagerung, Volumenzufuhr, Einsatz von Vasopressoren (z.B. Dobutamin, Adrenalin, Noradrenalin, Phenylephrin, Terlipressin), Azidosebehandlung (Natriumbicarbonat NaBic), Stressulcusprophylaxe (Protonenpumpenhemmer, z.B. Pantozol)

### 3.1.5 Pflegerischer Aufwand

Es gibt keinen pflegerischen Aufwand, der allein ohne weitere Maßnahmen die Kodierung rechtfertigt.

## 3.2 Klassifikation

*ICD-10 GM 2024:*

| | | |
|---|---|---|
| O08.3 | Schock nach Abort, Extrauteringravidität und Molenschwangerschaft | CCL |
| O75.1 | Schock während oder nach Wehentätigkeit und Entbindung | CCL |
| R57.0 | Kardiogener Schock | CCL |
| R57.1 | Hypovolämischer Schock | CCL |
| R57.2 | Septischer Schock | CCL |
| R57.8 | Sonstige Formen des Schocks | CCL |
| R57.9 | Schock n.n.bez | |
| T78.0 | Anaphylaktischer Schock durch Nahrungsmittelunverträglichkeit | |
| T78.2 | Anaphylaktischer Schock, n.n.bez. | |
| T80.5 | Anaphylaktischer Schock durch Serum | CCL |
| T88.6 | Anaphylaktischer Schock als unerwünschte Nebenwirkung eines indikationsgerechten Arzneimittels oder einer indikationsgerechten Droge bei ordnungsgemäßer Verabreichung | CCL |

## 3.3 Kodierpraxis

### 3.3.1 Praktisches Vorgehen

**Klinische Kriterien:**

- Schock-Index: Herzfrequenz/$RR_{sys}$ > 1 nachvollziehbar belegt
- $RR_{sys}$ < 90 oder MAD < 70 plus klinische Zeichen der Kreislaufzentralisation wie Blässe, Kaltschweißigkeit, periphere Zyanose
- Vasopressoreneinsatz (z.B. Dobutamin, Noradrenalin, Adrenalin, Vasopressin) mit grenzwertigem $RR_{sys}$ bzw. MAD und zusätzlich Hinweise auf Schockgeschehen (großer Blutverlust, Herzversagen etc.)
- Zusätzlich mögliche Hinweise:
  - Hinweis auf hypovolämischen Schock: ZVD ↓, kollabierte Venen. Gemischtvenöse Sauerstoffsättigung $SvO_2$ ↓.
  - Hinweise auf kardiogenen Schock: ZVD ↑, im Echokardiographie-Befund enddiastolischer Druck > 20, LVEF stark ↓, feuchte Rasselgeräusche über basalen Lungenabschnitten, Dyspnoe, gestaute Halsvenen. Gemischtvenöse Sauerstoffsättigung $SvO_2$ ↓.
  - Hinweise auf septischen oder anaphylaktischen Schock: $SvO_2$ normal oder ↑.

Eine ärztliche Diagnosedokumentation sollte bei allen Schockformen vorliegen. Jedoch: Die ärztliche Diagnosebenennung im Entlassbericht begründet für sich alleine keine Kodierbarkeit! Es müssen nachvollziehbare klinische Kriterien vorliegen.

**Septischer Schock**: entsprechend der Vorgabe der Sepsis-3 Definition; siehe auch I.3 Sepsis.

**Streitpotenzial:**

Hypovolämischer, kardiogener und anaphylaktischer Schock können ggf. bei eindeutiger Nachvollziehbarkeit klinischer Kriterien auch ohne entsprechende ärztliche Diagnosedokumentation kodiert werden.

**Der neurogene Schock ist** mit R57.8 zu kodieren.

Ein Schock in der Geburtshilfe ist mit einem Kode aus Kapitel XV (O-Kode) abzubilden. Die Art des Schocks ist mit einem zusätzlichen Kode aus R57.- anzugeben.

Nicht vergessen: Schockursache sowie ggf. Schockkomplikationen (Organversagen wie z.B. akutes Nierenversagen, akutes Leberversagen) sind bei gegebenem Ressourcenverbrauch separat zu kodieren.

### 3.3.2 Fachliche Bewertung

#### MD:

SEG-4-KDE 477: Anaphylaktischer Schock nach Wespenstich

SEG-4-KDE 163: Hauptdiagnosefestlegung bei kardiogenem Schock infolge Kokain-Intoxikation

#### FoKA:

Stellungnahme zu SEG-4-KDE 477: Konsens

Stellungnahme zu SEG-4-KDE 163: Konsens bzgl. Hauptdiagnosefestlegung, Kommentar zur Kodierung der Intoxikation

#### Stolperfallen/Kritische Punkte:

Hauptdiagnosefestlegung: Als Hauptdiagnose kommt der Schock v.a. bei Anaphylaxie sowie bei Intoxikationen in Frage. Ansonsten besteht häufig die Situation konkurrierender Hauptdiagnosen, wobei dann nach Maßgabe des Ressourcenverbrauchs zu entscheiden ist.

Abzugrenzen vom Schock sind:

- Einfacher Blutdruckabfall (kein Schock-Index, keine Kreislaufzentralisation etc.):
  - Bei z.B. Orthostase. Kann ebenfalls zum Kollaps führen. Besserung meist schon durch Kopftieflagerung.
  - Häufig ist im Rahmen der Narkoseeinleitung ein RR-Abfall zu beobachten, ausgelöst wird dies durch vasodilatatorische Wirkung der Anästhetika.
  - Bei Aufwand jeweils mit Kodes aus I95.- Hypotonie zu kodieren.
- Vasovagale Synkope: Kurzzeitige Bewusstlosigkeit durch überschießenden Vagotonus z.B. nach langem Stehen, bei emotionalen Schreck- oder Schmerzerlebnissen, durch viszerale Reflexe bei Defäkation oder Miktion. Durch Vasodilatation und kardioinhibitorische Wirkung kommt es zu einem Versacken des Blutes in die Peripherie und infolgedessen zu einer kurzzeitigen Unterversorgung des Gehirns. Zu kodieren mit R55.

## 3.4 Dokumentationshinweise

Die ärztliche Diagnosebenennung im Entlassbericht bzw. übrigen Krankenaktenunterlagen sollte möglichst spezifisch vorliegen.

CAVE: Eine Dokumentation zu Befunden und therapeutischem Handeln z.B. im Schockraum im Rahmen der Aufnahme ist wichtig!

# 4 Kachexie

## 4.1 Medizin-Shortcuts

### 4.1.1 Medizinische Erläuterung

**Unter Kachexie** versteht man einen pathologischen Gewichtsverlust; im Zusammenhang mit Tumorerkrankungen spricht man von Tumorkachexie.

Der Gewichtsverlust geht einher mit Fett- und Muskelabbau, in der Regel bei konsumierenden Grunderkrankungen wie Tumorerkrankungen, aber auch Autoimmunerkrankungen, chronische Infektionen, COPD, Herzinsuffizienz, Niereninsuffizienz etc.

Einhergehend sind damit allgemeine Schwäche, Appetitlosigkeit, kataboler Stoffwechsel; bei zunehmender Kachexie kommt es zu Organschädigungen wie z.B. am Herzen.

**Tumorkachexie nach Konsensuskonferenz 2011**: Gewichtsverlust > 5% oder BMI < 20 und Gewichtsverlust > 2%

**Kachexie lt. Lehrbuch Ernährungsmedizin**: Gewichtsverlust (nichtödematös) > 5% in den letzten 12 Monaten oder weniger. Zusätzlich müssen mehrere zusätzliche Faktoren aus den folgenden erfüllt sein: Kraftverlust, Appetitlosigkeit, Erschöpfung, Abnahme der fettfreien Masse.

### 4.1.2 Nachweis

Aktuelles Gewicht, Körpergröße, Angabe Gewichtsverlust bezogen auf einen konkreten Zeitraum, die eine der oben angeführten Definitionen erfüllen.

### 4.1.3 Diagnostischer Aufwand

Es gibt keinen diagnostischen Aufwand, der allein ohne weitere Maßnahmen die Kodierung rechtfertigt.

### 4.1.4 Therapeutischer Aufwand

Hochkalorische Zusatznahrung (z.B. Fortimel®, Fresubin®, Nutrison®)

Parenterale Ernährung (z.B. Smov Kabiven®, Nutriflex®)

Erstellen eines individuellen Ernährungsplans

Nicht anführbar: Wunschkost

### 4.1.5 Pflegerischer Aufwand

Eher kritisch einzustufen: Unterstützung bei der Nahrungsaufnahme

## 4.2 Klassifikation

*ICD-10 GM 2024:*

| | | |
|---|---|---|
| R64 | Kachexie | CCL |

## 4.3 Kodierpraxis

### 4.3.1 Praktisches Vorgehen

R64 kann bei Ressourcenverbrauch kodiert werden wenn die Vorgaben der SAB-Entscheidung zur KDE 16 (s.u.) eingehalten werden.

**Streitpotenzial:**

Die gemeinsame Kodierung von R64 und einem Kode einer Ernährungsstörung aus E40-E46 wird häufig strittig gestellt.

### 4.3.2 Fachliche Bewertung

**MD:**

SEG-4-KDE 16: Mindestdokumentation von Körpergröße und Körpergewicht. Schwere Form der Abmagerung mit Atrophie und körperlicher Auszehrung. Kachexie liegt bei einem BMI < 18,5 vor.

SEG-4-KDE 599: Aufnahme eines Patienten mit 5 kg Gewichtsverlust in 4 Wochen, gemindeter Belastbarkeit und Fieber. Es wird eine poststenotische Pneumonie bei vorbekanntem multipel metastasiertem Lungenkarzinom diagnostiziert. BMI bei 16,3 kg/m$^2$ (Größe 175 cm, Gewicht 50 kg). NRS Score = 5. Nahrungsaufnahme reduziert, Gesamt-Eweiß und Albumin im Serum ebenfalls reduziert. Der Patient erhält hochkalorische und eiweißreiche Zusatznahrung. Frage: Was ist als Nebendiagnose zu kodieren? E43 und/oder R64? Antwort: Bei dem Patienten handelt es sich um eine Tumorkachexie, welche spezifisch mit R64 zu verschlüsseln ist. E43 ist nicht zusätzlich zu kodieren, da die Energie- und Eiweißmangelernährung mit R64 bereits abgebildet ist.

### FoKA:

Stellungnahme zu SEG-4-KDE 16: Dissens. BMI ist zwar richtungsweisend, aber nicht alleinige Bedingung. Kachexie liegt auch bei Unterschreitung der BMI-Norm (für jeweiliges Alter u. Geschlecht) oder entsprechendem klinischen Habitus vor.

Stellungnahme zu SEG-4-KDE 599: Konsens in diesem Bsp. Liegt jedoch neben einer Tumorkachexie eine weitere Mangelernährung aufgrund weiterer Begleiterkrankungen oder einer gestörten Nahrungsaufnahme vor, so ist zusätzlich ein Kode aus E40-E46 oder K90.- anzugeben.

### Schlichtungsausschuss (§19 KHG):

Entscheidung zu KDE 16: Der Kode R64 *Kachexie* kann kodiert werden, wenn der Gewichtsverlust ≥ 5%* in ≤ 12 Monaten bei Vorliegen einer Erkrankung beträgt, PLUS DREI der folgenden Kriterien vorliegen:

- Verringerte Muskelkraft (z.B. Handgriffstärke)
- Erschöpfung
- Appetitlosigkeit
- Niedriger Fettfreie-Masse-Index (fettfreie Masse [kg]/Körpergröße$^2$ [m$^2$])
- Abnormale Biochemie
- erhöhte Entzündungsmarker (CRP > 5,0mg/L, IL-6 > 4,0 pg/mL), oder
- Anämie (Hb < 12 g/dL), oder
- niedriges Serumalbumin (< 32 g/L)

*ohne Ödem; falls Gewichtsverlust nicht eruierbar, ist ein BMI < 20,0 kg/m$^2$ für die Diagnose der Kachexie ausreichend.

Gültig für Fälle, die am 15.10.2020 Gegenstand einer Prüfung durch den Medizinischen Dienst nach §275 Absatz 1 Nummer 1 SGB V sind, bzw. für Fälle, die ab dem 01.12.2020 aufgenommen werden.

### Stolperfallen/Kritische Punkte

Dokumentation Gewichtsverlust im Zeitverlauf. Ressourcenverbrauch.

Exklusivum der ICD verweist bei alimentärem Marasmus auf E41.

## 4.4 Dokumentationshinweise

Aktuelles Gewicht zwingend erforderlich.

Gewichtsveränderung bezogen auf Zeit wünschenswert.

Körpergröße zur BMI-Berechnung notwendig.

Bei erfasstem NRS-Screening im aktuellen Aufenthalt sollte ein Kode aus dem Bereich Mangelernährung verwendet werden (s.a. IV.3 Mangelernährung).

# 5 SIRS (Systemic Inflammatory Response Syndrome)

## 5.1 Medizin-Shortcuts

### 5.1.1 Medizinische Erläuterung

Unter einem SIRS ist eine systemische entzündliche Reaktion des Körpers zu verstehen. Auslöser können ein infektiöser Fokus oder auch nichtinfektiöse Ursachen sein.

Ein SIRS infektiöser Genese steht immer in Zusammenhang mit einer Infektion mit mikrobiologischem Nachweis oder Nachweis durch klinische Kriterien.

Bis 2016/2017 basierte die Definition der Sepsis im Wesentlichen auf dem Nachweis von SIRS-Kriterien. Das hieß: Bestanden ausreichend SIRS-Kriterien bei gleichzeitigem Vorliegen einer Infektion, so lag eine Sepsis vor. Dies wurde durch die neue Sepsis-3 Definition auf Grundlage der SOFA-Kriterien verändert. Das Vorliegen von SIRS-Kriterien besitzt keinen Stellenwert mehr in Zusammenhang mit der Sepsis-3 Definition.

Ein SIRS nichtinfektiöser Genese kommt als systemisch-entzündliche Reaktion des Körpers auf schwere Traumata (z.B. Polytrauma, Verbrennungen, schwere Operationen), schwere Erkrankungen (z.B. Pankreatitis, Ischämien, Hypoxiesituationen wie beispielsweise nach Reanimation), eine Aktivierung des Immunsystems z.B. durch extrakorporale Zirkulation oder bei Autoimmunerkrankungen vor.

#### Kriterien gemäß SIRS-Definition:

Nach Aussage des Kodierleitfadens Kodierung Sepsis 3.0 der Deutschen Sepsisgesellschaft von Mai 2023 ist die Definition des SIRS infektiöser Genese gemäß der FAQ ICD-10-GM Nr. 1007 zum 31.12.2019 aufgehoben, womit wieder die SIRS-Definition aus den Jahren 2005/2006 anzuwenden ist.

#### *Klinische Kriterien, von denen mindestens zwei der Folgenden vorliegen müssen, um ein SIRS zu belegen:*

- Leukozytose ≥ 12.000 oder Leukopenie ≤ 4.000 oder > 10% unreife Neutrophile im Differential-Blutbild
- Fieber ≥ 38°C oder Hypothermie ≤ 36,0°C, bestätigt durch eine intravasale, rektale o. intravesikale Messung
- Tachykardie ≥ 90/Min
- Tachypnoe ≥ 20/Min oder Hyperventilation mit arterieller BGA mit $PaO_2$ ≤ 33 mm HG (4,3 kPa)

### *SIRS mit Organkomplikation:*

- Nachweis von 2 klinischen Kriterien aus o.a. Liste
- Nachweis von einer oder mehreren Organkomplikationen:

Es gilt, dass die Organkomplikation oder die Kombination mehrerer Organkomplikationen **lebensbedrohlich** sein müssen. Dies macht – außer in Ausnahmefällen – eine intensivmedizinische Behandlung notwendig (oder IMC). Die Organkomplikation muss maßgeblich durch das SIRS (Infektion bzw. systemische Inflammation) begründet sein.

- Akute Enzephalopathie:
  - Eingeschränkte Vigilanz, Desorientiertheit, Unruhe, Delirium
- Akute arterielle Hypotension, Schock
  - $RR_{sys}$ ≤ 90 mm Hg oder MAD ≤ 70 mm Hg für mind. 1 Stunde trotz adäquater Volumenzufuhr; andere Schockursachen ausgeschlossen.

    **oder**
  - für wenigstens 2 Stunden $RR_{sys}$ ≤ 90 mm Hg bzw. MAD 70 ≤ mm Hg oder notwendiger Einsatz von Vasopressoren (Dopamin mind. 5 µg/kg/min bzw. Noradrenalin, Adrenalin, Phenylepinephrin oder Vasopressin unabhängig von der verabreichten Dosierung), um den $RR_{sys}$ bei mind. 90 mm Hg oder den MAD mind. 70 mm Hg zu halten. **Die Hypotonie besteht trotz adäquater Volumengabe und ist nicht durch eine andere Schockform zu erklären.**
- Thrombozytopenie (relativ o. absolut)
  - Abfall der Thrombozyten um mehr als 30% innerhalb von 24 Stunden oder Thrombozytenzahl ≤ 100.000/$mm^3$. **Eine Thrombozytopenie durch akute Blutung muss ausgeschlossen sein.**
- Arterielle Hypoxämie
  - $PaO_2$ ≤10kPa (≤75 mm Hg) unter Raumluft oder ein $PaO_2/FiO_2$-Verhältnis von ≤33kPa (≤250 mm Hg) unter Sauerstoffapplikation. **Eine manifeste Herz- oder Lungenerkrankung muss als Ursache der Hypoxämie ausgeschlossen sein.**
- Renale Dysfunktion
  - Eine Diurese von ≤0.5 ml/kg/h für mind. 2 Stunden trotz ausreichender Volumensubstitution und/oder ein Anstieg des Serumkreatinins auf mehr als 2x oberhalb des lokal üblichen Referenzbereiches.
- Metabolische Azidose
  - Base Excess ≤-5 mmol/l oder eine Laktatkonzentration über 1,5x oberhalb des lokal üblichen Referenzbereiches.

Steht das SIRS im Zusammenhang mit einer nachgewiesenen oder vermuteten Infektion, so ist ein SIRS infektiöser Genese anzugeben. Steht die systemisch-entzündliche Reaktion NICHT in Zusammenhang mit einem infektiösen Fokus, sondern mit einer der o.a. schweren Erkrankungen oder Traumata, so liegt ein SIRS nicht-infektiöser Genese vor.

### 5.1.2 Nachweis

Vorliegen einer SIRS-auslösenden Erkrankung infektiöser oder nichtinfektiöser Art und gleichzeitig Beleg der entsprechenden Anzahl von klinischen SIRS-Kriterien nach o.a. Liste.

Eine entsprechende ärztliche Diagnosestellung ist v.a. bei nichtinfektiöser Genese notwendig.

### 5.1.3 Diagnostischer Aufwand

Fokussuche und Diagnose einer möglichen Organbeteiligung.

### 5.1.4 Therapeutischer Aufwand

Volumentherapie, Kreislaufstabilisierung, Therapie mit kreislaufwirksamen Medikamenten. Antibiose.

### 5.1.5 Pflegerischer Aufwand

Intensivmedizinische bzw. IMC Überwachung bzw. engmaschige Überwachung der Vitalparameter auf peripherer Station.

## 5.2 Klassifikation

*ICD-10 GM 2024:*

| | | |
|---|---|---|
| **R65.0!** | SIRS infektiöser Genese ohne Organkomplikation | CCL |
| **R65.1!** | SIRS infektiöser Genese mit Organkomplikation | CCL |
| **R65.2!** | SIRS nichtinfektiöser Genese ohne Organkomplikation | CCL |
| **R65.3!** | SIRS nichtinfektiöser Genese mit Organkomplikation | CCL |
| **R65.9!** | SIRS nicht näher bezeichnet | |

## 5.3 Kodierpraxis

### 5.3.1 Praktisches Vorgehen

Fälle mit einer eindeutigen Infektion z.B. Pneumonie, Harnwegsinfekt etc. werden NICHT mit R65.2! o. R65.3! kodiert, sondern bei Erfüllen der SIRS-Kriterien werden die Sekundärkodes R65.0! o. R65.1! an die Kodes für den jeweils vorliegenden Infekt gehängt. Liegt eine Sepsis gemäß der Sepsis-3 Definition vor und es sind gleichzeitig die SIRS-Kriterien erfüllt, so kann R65.1! an den Kode für die Sepsis gehängt werden (gemäß Sepsis-3 Definition liegt bei Vorliegen einer Sepsis immer eine lebensbedrohliche Organdysfunktion vor). Diese Handhabung berücksichtigt die geltende DKR-Formulierung 0105w sowie die geltenden Inklusiva und Exklusiva sowie Hinweise zu den Kodes aus R65.-.

Fälle mit systemisch-entzündlicher Reaktion, bei denen typische SIRS-Trigger (siehe oben) vorliegen und bei denen Blutkulturen negativ sind sowie kein infektiöser Fokus gefunden wird, kommen für die Kodierung mit R65.2!/R65.3! in Frage, wenn 2 klinische Kriterien der SIRS-Definition erfüllt sind.

Ein erhöhter Procalcitonin-Spiegel stellt einen Hinweis für eine Infektion dar. Eine absolute paraklinische Differenzierung ist nicht möglich, weshalb der ärztlichen Wertung entscheidende Bedeutung zukommt.

Der Zusatzkode R65.2!/R65.3! wird an die auslösende Ursache angehängt, z.B. an die Verbrennung.

## 5.3.2 Fachliche Bewertung

### MD:

Es existiert keine SEG-4 Empfehlung zum Thema.

### FoKA:

Anfrage 0090: Die Unterscheidung zwischen beiden SIRS-Varianten ist in den meisten Fällen klinisch durch den Nachweis einer Infektion möglich. In unklaren Fällen kann beispielsweise ein erhöhter Procalcitoninspiegel auf ein SIRS infektiöser Genese hinweisen, einen absolut sicheren paraklinischen Nachweis gibt es jedoch nicht (Stand 28.04.2014).

Anfrage 0309: Der MD aus MV lehnt die Kodierung R65.1! als Sekundärkode zur Sepsis grundsätzlich als redundant ab. Seine Begründung: Die Organdysfunktionen sind mit dem SOFA Score z.B. > 2 abgebildet und können einzeln kodiert werden. Somit wäre die Kodierung A41.9 + R65.1! eine Doppelkodierung, da nicht gleichzeitig zu einer Sepsis noch SIRS vorliegen kann.

Antwort FoKA: In DKR 0103u (ab 2024: 0105w) ist festgelegt, dass bei einem SIRS zunächst ein Kode für die ein SIRS auslösende Grundkrankheit anzugeben ist, gefolgt von einem Kode aus R65.–! Systemisches inflammatorisches Response-Syndrom [SIRS]. Aufgrund der seit 2017 gültigen Sepsis-Definition (Sepsis-3) ist dabei der Kode R65.0! nicht mehr mit der auslösenden Grundkrankheit Sepsis (unter anderem Kodes aus Tabelle 1) zu kombinieren. Zur Angabe von Organkomplikationen, Erregern und deren Resistenzlage sind zusätzliche Schlüsselnummern zu verwenden.

Daraus ergibt sich, dass bei Erfüllung der SIRS-Kriterien, die R65.1! zusätzlich zur Sepsis obligat zu kodieren ist.

### Stolperfallen/Kritische Punkte:

Fehlende ärztliche Diagnosestellung

Derzeit keine offiziellen Handlungsanweisungen für die Kodierung.

## 5.4 Dokumentationshinweise

Eine entsprechende ärztliche Diagnosestellung sollte in den Krankenunterlagen vorliegen.

# XIX Verletzungen, Vergiftungen

## 1 Commotio cerebri

### 1.1 Medizin-Shortcuts

#### 1.1.1 Medizinische Erläuterung

Eine Commotio cerebri (Gehirnerschütterung) ist eine reversible Schädigung der Nervenzellen im Gehirn, verursacht durch einen Unfall mit Aufprall auf den Kopf oder durch einen Schlag auf den Kopf.

Durch die Schädigung der Nervenzellen kommt es zu vegetativen Symptomen wie Amnesie, Bewusstlosigkeit, Schwindel, Verwirrtheit, Kopfschmerz und auch Erbrechen. Die Amnesie betrifft vor allem den unmittelbaren Zeitraum vor (retrograd) oder nach (anterograd) dem Unfallereignis. Verschlechtert sich nach einem symptomfreien Intervall der Zustand des Patienten muss die Abklärung hinsichtlich einer Hirnblutung oder Verletzungen in tieferen Hirnarealen erfolgen.

Abzugrenzen ist die Commotio von einer Schädelprellung, bei der es zu keiner Schädigung im Gehirn und Bewusstseinsauffälligkeiten kommt.

In den meisten Fällen entstehen durch eine Commotio keine weiteren organischen Folgen. Kopfschmerzen, Konzentrationsstörungen, Schwindel etc. können allerdings über mehrere Wochen bestehen.

### 1.1.2 Nachweis

Ausführliche Anamnese mit Befragung von Begleitpersonen
Klinische/Neurologische Bewertung
Radiologische Untersuchung

### 1.1.3 Diagnostischer Aufwand

Neurologische Testung nach Glasgow Coma Scale (GCS) und Einstufung des Schädel-Hirn-Traumas (SHT)
Röntgen Schädel
Schädel CT ggf. Schädel MRT

### 1.1.4 Therapeutischer Aufwand

24-stündige Überwachung der Vitalparameter (Blutdruck, Puls, Atmung) mit Erhebung der Parameter nach GCS.
Analgetische Therapie des Kopfschmerzes (z.B. ASS, Paracetamol etc.) und Therapie mittels Antiemetika (z.B. Metoclopramd) bei Erbrechen.

### 1.1.5 Pflegerischer Aufwand

Eingeschränkte Bettruhe

## 1.2 Klassifikation

*ICD-10 GM 2024:*

| | | |
|---|---|---|
| S06.0 | Gehirnerschütterung/Commotio cerebri | |

*Sekundärkodes zur Angabe der Bewusstlosigkeit bei Schädel-Hirn-Trauma:*

| | | |
|---|---|---|
| S06.70! | Weniger als 30 Minuten | CCL |
| S06.71! | 30 Minuten bis 24 Stunden | CCL |
| S06.72! | Mehr als 24 Stunden, mit Rückkehr zum vorher bestehenden Bewusstseinsgrad | CCL |
| S06.73! | Mehr als 24 Stunden, ohne Rückkehr zum vorher bestehenden Bewusstseinsgrad | CCL |
| S06.79! | Dauer nicht näher bezeichnet | CCL |

Zusätzlich ist ein Kode für den Bewusstseinsverlust mit einer Schlüsselnummer aus S06.7-! anzugeben.

## 1.3 Kodierpraxis

### 1.3.1 Praktisches Vorgehen

Handhabung gemäß SEG-4 KDE 48

Ist eine Commotio cerebri bestätigt oder kann diese nicht sicher ausgeschlossen werden und wird der Patient überwacht, ist die Commotio cerebri mit dem Kode S06.0 als Hauptdiagnose zu verschlüsseln.

### 1.3.2 Fachliche Bewertung

**MD:**

SEG-4 KDE 48: Es gilt zu prüfen, welches Symptom den Verdacht auf eine Commotio cerebri nahegelegt und damit die stationäre Behandlungsnotwendigkeit ausgelöst hat. Wird eine Commotio ausgeschlossen, ist das Symptom als Hauptdiagnose zu verschlüsseln. Kann eine Commotio nicht sicher bestätigt oder ausgeschlossen werden, wurde der Patient überwacht und ist Bettruhe dokumentiert, so ist der Kode S06.0 als Hauptdiagnose zu verschlüsseln. Die Schlüsselnummern aus Z03.0 bis Z03.9 sind dabei nicht als Hauptdiagnose zu verwenden.

SEG-4 KDE 69: Ist die Verdachtsdiagnose einer Commotio sicher ausgeschlossen, so ist das Symptom als Hauptdiagose zu verschlüsseln. Erfolgte die Aufnahme nur anhand anamnestischer Angaben, ohne Symptomnachweis, so ist der Kode Z03.8 „Beobachtung bei sonstigen Verdachtsfällen" als Hauptdiagnose anzugeben.

**FoKA:**

Konsens

## 1.4 Dokumentationshinweise

Bei Verdacht auf (Symptombeschreibung) oder Bestätigung einer Commotio cerebri sollte eine Überwachung des Patienten mit Erhebung der Vital- und neurologischen Parameter und die Verordnung von eingeschränkter Bettruhe in der Krankenakte dokumentiert werden.

Die Verschlüsselung der Hauptdiagnose Commotio versus z.B. Schädelprellung bringt oftmals eine Prüfung seitens der Kostenträger/MD mit sich. Durch den

Nachweis der Überwachung und Dokumentation des Vital- bzw. neurologischen Zustandes des Patienten ist die Wahl der S06.0 als Hauptdiagnose zu halten.

# 2 Stumpfes Bauchtrauma

## 2.1 Medizin-Shortcuts

### 2.1.1 Medizinische Erläuterung

Im Rahmen einer stumpfen Gewalteinwirkung auf das Abdomen können, meist ohne oder nur bei geringen äußerlichen Verletzungen (Prellmarken), innere Organe geschädigt werden. Die häufigsten Ursachen sind Arbeitsunfälle, Freizeit- und häusliche Unfälle, Verkehrsunfälle, direkte Gewalteinwirkung. Besonders häufig betroffen von einer Schädigung sind Milz, Leber, Nieren und Pankreas; es kann zu subkapsulären Hämatomen oder auch zu Rupturen mit nachfolgender Blutung in den Bauchraum kommen. Stumpfe Bauchtraumata liegen häufig im Rahmen eines Polytrauma vor.

Klinisch zeigen sich viele Patienten zunächst relativ unauffällig, im Verlauf kann es zu Bauchschmerzen bis zum akuten Abdomen mit gespannten harten Bauchdecken und Zeichen eines Schocks kommen.

**In der Diagnosestellung** spielen neben dem klinischen Befund des Abdomen die Sonographie und die CT-Bildgebung eine wichtige Rolle.

**Ein BATiC-Score** von sieben oder mehr Punkten bei Kindern erhärtet den Verdacht auf ein schweres Bauchtrauma.

### 2.1.2 Nachweis

Ärztliche Diagnosestellung, Sonographie-Befund, CT-Befund

### 2.1.3 Diagnostischer Aufwand

Sonographie, CT Abdomen, diagnostische Laparoskopie oder Laparotomie

### 2.1.4 Therapeutischer Aufwand

Ggf. operativer Eingriff

### 2.1.5 Pflegerischer Aufwand

Überwachung der Vitalparameter

## 2.2 Klassifikation

*ICD-10 GM 2024:*

| | | |
|---|---|---|
| S30.1 | Prellung der Bauchdecke | |
| S36.01 | Verletzung der Milz | CCL |
| S36.11 | Prellung und Hämatom der Leber | CCL |
| S37.01 | Prellung und Hämatom der Niere | CCL |

## 2.3 Kodierpraxis

### 2.3.1 Praktisches Vorgehen

Bei nachgewiesener Organprellung bzw. Hämatom eines Organs wird der entsprechend zutreffende Kode angegeben.
Wird keine Organverletzung nachgewiesen wird die Bauchdeckenprellung mit S30.1 kodiert.

### 2.3.2 Fachliche Bewertung

**MD:**

Es existiert keine SEG-4 Empfehlung zu diesem Thema.

**FoKA:**

Es existiert keine FoKA Empfehlung zu diesem Thema.

# 3 Rhabdomyolyse, Crush-Syndrom und Kompartmentsyndrom

## 3.1 Medizin-Shortcuts

### 3.1.1 Medizinische Erläuterung

Bei mechanischer oder thermischer Schädigung der (Skelett-)Muskulatur z.B. infolge schwerer Verletzungen der Extremitäten, Kompartmentsyndrom, Liegetrauma, Verbrennungen kommt es zu einem Zerfall von Muskelzellen und Freisetzung von Myoglobin. Dies nennt man Rhabdomyolyse. Ein akutes Kompartmentsyndrom entsteht durch einen Anstieg des Gewebedrucks innerhalb einer Faszienloge infolge traumatischer (Frakturen mit größerem Weichteilschaden, stumpfes Trauma u.ä.) oder anderer Schädigung des Muskelgewebes (Muskelischämie).

Eine Rhabdomyolyse kann neben einer traumatischen Ursache auch toxisch, medikamentös, infektiös oder ischämisch bedingt sein.

Bei Rhabdomyolyse sind durch den Zerfall von Muskelzellen die Laborparameter Creatinkinase (CK), Myoglobin im Serum und Urin und LDH stark erhöht. Es kommt außerdem zu Elektrolytverschiebungen wie Hyperkaliämie, Hyperphosphatämie, Hypokalzämie, zu Azidose, zu Flüssigkeitsverschiebung und dadurch zu einer Hypotonie.

Infolge der Rhabdomyolyse können sich ein akutes Nierenversagen oder auch ein Leberversagen entwickeln. Das akute Nierenversagen infolge der Rhabdomyolyse wird Crush-Syndrom genannt. Der Begriff „traumatische Anurie“ ist im deutschsprachigen Raum kaum anzutreffen. Die Kriterien zur Beurteilung bzgl. des Vorliegens entsprechen den allgemeinen Kriterien gemäß KDIGO 2012, d.h. auf Grundlage des Kreatininwertes bzw. der Diurese (s.a. XIV.1 Akutes Nierenversagen).

### 3.1.2 Nachweis

Rhabdomyolyse: Typische Laborkonstellation mit CK ↑, LDH ↑, Myoglobin im Serum ↑. Myoglobinurie. Darüber hinaus können Hyperkaliämie, Hyperphosphatämie, Hypokalzämie, Azidose und Thrombozytopenie auftreten.

Crush-Syndrom: Relevante Kreatininerhöhung gemäß KDIGO 2012

### 3.1.3 Diagnostischer Aufwand

Es gibt keinen diagnostischen Aufwand, der allein ohne weitere Maßnahmen die Kodierung rechtfertigt.

### 3.1.4 Therapeutischer Aufwand

Sowohl bei nur Rhabdomyolyse wie auch bei Rhabdomyolyse mit Crush-Syndrom: Intravenöse Wässerung (hohe Volumina), Alkalisierung des Urins, bei Anurie Dialyse.

Operativer Eingriff mit Fasziotomie bei Kompartmentsyndrom.

### 3.1.5 Pflegerischer Aufwand

Bilanzierung, tägliches Wiegen

## 3.2 Klassifikation

*ICD-10 GM 2024:*

| | | |
|---|---|---|
| M62.8- | Sonstige näher bezeichnete Muskelkrankheiten<br>**5. Stelle: 0–9 nach Lokalisation wählen!** | CCL |
| T79.5 | Traumatische Anurie | CCL |
| T79.60 | Traumatische Muskelischämie der oberen Extremität | |
| T79.61 | Traumatische Muskelischämie des Oberschenkels und der Hüfte | |
| T79.62 | Traumatische Muskelischämie des Unterschenkels | |
| T79.63 | Traumatische Muskelischämie des Fußes | |
| T79.68 | Traumatische Muskelischämie sonstiger Lokalisation | |
| T79.69 | Traumatische Muskelischämie nicht näher bezeichneter Lokalisation | |

## 3.3 Kodierpraxis

### 3.3.1 Praktisches Vorgehen

Die Verwendung der o.a. Kodes aus T79.- ist nur bei traumatischer Genese der Rhabdomyolyse sowie des daraus sich entwickelnden akuten Nierenversagens korrekt.

Traumatische Rhabdomyolyse: Verwendung eines Kodes aus T79.6- je nach Lokalisation des Traumas. Dieser Kode kommt auch für die Rhabdomyolyse infolge eines Liegetraumas zum Einsatz. Die Kodes aus T79.6- sind nicht CC-relevant als Nebendiagnose, sind jedoch Bestandteil der Polytrauma-Funktion und können somit die Ansteuerung einer Polytrauma-DRG mit bewirken.

Crush-Syndrom: Sind die Kriterien eines akuten Nierenversagens im Rahmen einer (traumatischen) Rhabdomyolyse erfüllt, so ist dies mit T79.5 zu kodieren. Die zusätzliche Verwendung eines Kodes aus N17.- ist nicht zu empfehlen.

Eine nicht-traumatisch bedingte Rhabdomyolyse ist mit einem Kode aus M62.8- abzubilden. Ein sich hieraus entwickelndes akutes Nierenversagen wird mit N17.- zusätzlich kodiert.

Zusätzlich ist ggf. die Kodierung einer Hyperkaliämie etc. zu ergänzen.

### 3.3.2 Fachliche Bewertung

#### MD:

Es existiert keine SEG-4 Empfehlung zum Thema.

#### FoKA:

Es existiert keine SEG-4 Empfehlung zum Thema.

#### Stolperfallen/Kritische Punkte

Ein drohendes Crush-Syndrom kann nicht mit T79.5 kodiert werden. Ebenso kann ein drohendes Kompartmentsyndrom nicht mit T79.6- dargestellt werden. Gemäß DKR D001a darf eine drohende, dann aber nicht eingetretene Krankheit nur dann kodiert werden, wenn dies in der ICD-Klassifikation direkt so beschrieben steht. Dies trifft für beide Kodes nicht zu.

# 4 Versehentliche Stich- oder Risswunde während eines Eingriffs

## 4.1 Medizin-Shortcuts

### 4.1.1 Medizinische Erläuterung

Im Rahmen von Operationen oder anderen Interventionen kann es zu nicht beabsichtigten iatrogenen Verletzungen von Gefäßen, Nerven, Organen oder Geweben kommen.

### 4.1.2 Nachweis

Dokumentation im OP-Bericht oder Interventionsbericht

### 4.1.3 Diagnostischer Aufwand

Ggf. gezielte Bildgebung

### 4.1.4 Therapeutischer Aufwand

Je nach Art und Ausmaß der Verletzung unterschiedlich, z.B. Naht/Rekonstruktion

### 4.1.5 Pflegerischer Aufwand

Ggf. Überwachung von Verbänden u./o. Vitalparametern

## 4.2 Klassifikation

*ICD-10 GM 2024:*

| | | |
|---|---|---|
| T81.2 | Versehentliche Stich- oder Risswunde während eines Eingriffes, anderenorts nicht klassifiziert | CCL |

## 4.3 Kodierpraxis

### 4.3.1 Praktisches Vorgehen

Gemäß DKR D015u muss die Kodierung bei Erkrankungen bzw. Störungen nach medizinischen Maßnahmen wie folgt vorgenommen werden:

Falls ein spezifischer Kode für die Verletzung existiert, so ist dieser zu verwenden. Dies trifft für jede konkret benannte Gefäß-, Nerven- oder Organverletzung zu; für diese sind S-Kodes aus dem Kapitel XIX zu verwenden.

Nur wenn das verletzte Gefäß, der verletzte Nerv, das verletzte Gewebe nicht spezifisch benannt wird kommt die Verwendung des Kodes T81.2 in Frage, sofern Ressourcenverbrauch belegt ist.

Eine Doppelkodierung mit sowohl dem S-Kode wie auch T81.2 ist nicht zulässig! Die iatrogene Ursache mit dem Kode Y69! Zwischenfälle bei chirurgischem Eingriff und medizinischer Behandlung dargestellt werden.

### 4.3.2 Fachliche Bewertung

**MD:**

SEG-4 KDE 78: Frage: Bei einem ambulanten gynäkologischen Eingriff wurde eine iatrogene Darmperforation des terminalen Ileums mit nachfolgender eitriger Peritonitis hervorgerufen. Einweisung in die Chirurgie und Operation (5-467.02 Andere Rekonstruktion des Darmes: Naht [nach Verletzung]: Ileum). Was ist als Hauptdiagnose zu kodieren? S36.49Verletzung des Dünndarmes: Sonstiger und mehrere Teile des Dünndarmes oder T81.2Versehentliche Stich- oder Risswunde während eines Eingriffs, anderenorts nicht klassifiziert? Antwort: Unter Berücksichtigung der DKR D015, dort unter „Erkrankungen bzw. Störungen nach medizinischen Maßnahmen", ist abzuleiten, dass für diesen Fall S36.49 zutrifft (betroffenes Organ und Art der Erkrankung spezifisch beschrieben). T81.2 beschreibt zwar die Verletzung, aber ohne Organbezug. Um den Zusammenhang mit einer medizinischen Maßnahme zu beschreiben, kann der Kode Y69! Zwischenfälle bei chirurgischem Eingriff und medizinischer Behandlung als Nebendiagnose zusätzlich angegeben werden.

**FoKA:**

Stellungnahme zu SEG-4 KDE 78: Konsens mit Kommentar: In der Betrachtung der Darmperforation Konsens bzgl. des spezifischen Schlüssels S36.49. Anschließend ist die Festlegung der HD in Abwägung zur Peritonitis zu prüfen.

# 5 Postoperative (Wund-)Infektion

## 5.1 Medizin-Shortcuts

### 5.1.1 Medizinische Erläuterung

Im Rahmen von Operationen oder anderen Interventionen kann es aus unterschiedlichen Gründen zu einer Infektion bzw. Wundinfektion kommen. So ist es nahezu unmöglich, auch bei höchsten Hygienestandards, die eröffneten Körperbereiche völlig frei von jeglichem Erreger zu halten. Je nach Art, Ausmaß und Lokalisation der Operation sind die Risiken einer postoperativen bzw. postinterventionellen Infektion stark unterschiedlich. Bei ca. 4–5% der Patienten kommt es, Studien zufolge, zu einer Infektion nach einem Eingriff; insgesamt sollen dadurch ca. eine Million Krankenhaustage jedes Jahr in Deutschland verursacht werden.

### 5.1.2 Nachweis

Ärztliche Diagnosestellung

### 5.1.3 Diagnostischer Aufwand

Mikrobiologische Testung eines Wundabstrichs

### 5.1.4 Therapeutischer Aufwand

Antibiose, ggf. Wundrevision unterschiedlichen Ausmaßes

### 5.1.5 Pflegerischer Aufwand

Wundbehandlung und -versorgung, Verbandswechsel

## 5.2 Klassifikation

*ICD-10 GM 2024:*

| | | |
|---|---|---|
| T81.4 | Infektion nach einem Eingriff, anderenorts nicht klassifiziert | |

## 5.3 Kodierpraxis

### 5.3.1 Praktisches Vorgehen

Gemäß DKR D015u muss die Kodierung bei Erkrankungen bzw. Störungen nach medizinischen Maßnahmen wie folgt vorgenommen werden:

Falls ein spezifischer Kode für die Erkrankung existiert so ist dieser zu verwenden. Dies trifft zu für beispielsweise Hautabszesse (L02.-), für Hautphlegmonen (L03.-), für organbezogene Infektionen wie z.B. eine Peritonitis (K65.0) oder Infektionen im Muskelgewebe (M60.0-) u.ä.. Nur wenn die Wundinfektion nicht spezifischer beschrieben u./o. kodierbar ist, kann T81.4 zum Einsatz kommen.

Eine Doppelkodierung mit sowohl einem spezifischen Kode aus den Organkapiteln wie auch T81.4 ist nicht zulässig! Der Zusammenhang mit einem Eingriff kann mit dem Kode Y84.9! Zwischenfälle durch medizinische Maßnahmen, nicht näher bezeichnet dargestellt werden.

Zusätzlich ist bei entsprechendem Nachweis an die Angabe der Erreger mit Kodes aus B95 bis B98 und ggf. U80-U81 zu denken.

## 5.3.2 Fachliche Bewertung

### MD:

SEG-4 KDE 77: Frage: Kann als Nebendiagnose T81.4 Infektion nach einem Eingriff, anderenorts nicht klassifiziert verschlüsselt werden, wenn nach der Operation kurzfristig postoperatives Fieber (einmalig am 3. postoperativen Tag) „ohne anatomisches Korrelat“ bei „prophylaktischer“ iv.-Antibiose auftritt? Antwort: Es lag ein Symptom (Fieber) vor. Da ein infektiöses Geschehen als Ursache für das Fieber nicht nachgewiesen werden konnte, kann T81.4 als postoperative Infektion nicht verschlüsselt werden. Da eine Temperaturerhöhung postoperativ nichts Ungewöhnliches ist (Resorptionsfieber), ist sie zunächst nicht als Nebendiagnose zu verschlüsseln, wenn sie sich im üblichen Rahmen bewegt. Falls postoperatives Fieber (als Symptom) auftritt und die Kriterien einer Nebendiagose erfüllt, ist es als Symptom mit R50.9 Fieber, nicht näher bezeichnet zu verschlüsseln, sofern nicht tatsächlich eine Infektion nachgewiesen wurde. Hinweis: Im Jahr 2012 wurde T81.4 aus der CCL-Matrix gestrichen.

SEG-4 KDE 80: Frage: Aufnahme zur Behandlung eines Schultergelenkempyems. Nachweis von Staphylococcus aureus. Wochen vorher war eine intraartikuläre Injektion dort vorgenommen worden. Wie sind Haupt- und Nebendiagnose zu kodieren? Antwort: Diese Erkrankung ist mit dem ICD-Kode M00.01 Arthritis und Polyarthritis durch Staphylokokken, Schulterregion als Hauptdiagnose vollständig verschlüsselt. Der ICD-Kode T81.4 Infektion nach einem Eingriff, anderenorts nicht klassifiziert kommt als Hauptdiagnose nicht in Frage, da zum einen nicht erwiesen ist, dass es sich bei der Erkrankung um eine Infektion nach einer medizinischen Maßnahme gehandelt hatte. Zum anderen ist dieser Kode nicht spezifisch genug, um das Krankheitsbild in gleicher Weise wie der als Hauptdiagnose vorgeschlagene Kode abzubilden (DKR D002f). Der ICD-Kode B95.6! Streptokokken und Staphylokokken als Ursache von Krankheiten, die in anderen Kapiteln klassifiziert sind, Staphylococcus aureus als Ursache von Krankheiten, die in anderen Kapiteln klassifiziert sind ist zusätzlich zu verschlüsseln, da er obligatorisch anzugeben ist und nicht alle Informationen zum Infektionserreger bereits in M00.0- enthalten sind.

SEG-4 KDE 559: Frage: Nach einem operativen Eingriff im Abdomen tritt als Komplikation ein subphrenischer Abszess auf. Ist der subphrenische Abszess mit K65.0 Akute Peritonitis oder T81.4 Infektion nach einem Eingriff, anderenorts nicht klassifiziert zu kodieren? Der subphrenische Abszess ist gemäß DKR D015 mit K65.0 Akute Peritonitis als Kode mit direktem Organbezug zu verschlüsseln (siehe Inklusiva). T81.4 beschreibt zwar die Infektion, aber ohne Organbezug. Um den Zusammenhang mit einer medizinischen Maßnahme zu beschreiben, kann der Kode Y84.9! Chirurgische und sonstige medizinische Maßnahmen als Ursache einer abnormen Reaktion eines Patienten oder einer späteren Komplikation, ohne Angabe eines Zwischenfalls zum Zeitpunkt der Durchführung der Maßnahme, Zwischenfälle durch medizinische Maßnahmen, nicht näher bezeichnet zusätzlich angegeben werden.

**FoKA:**

Stellungnahme zu SEG-4 KDE 77: Konsens mit Kommentar: Die Diagnose T81.4 zielt lt. Thesaurus in der Regel auf lokalisierte postoperative Infektionen ab. Bei begründeten Verdacht (klinisch und paraklinisch) und entsprechender Therapie erscheint die Kodierung der T81.4 gerechtfertigt (siehe DKR D008b). Ein Erregernachweis ist nicht unabdingbare Voraussetzung.

Stellungnahme zu SEG-4 KDE 80: Konsens seit Anpassung der KDE 80 bzgl. des Kodes B95.6.

Stellungnahme zu SEG-4 KDE 559: Konsens.

Anfrage 0201: Patient kommt mit Infektion und großem Wunddefekt am Knie, nach Hämatomentlastung im Voraufenthalt. Es erfolgt nun Wundbehandlung. Frage: Was ist hier als Hauptdiagnose anzugeben? Antwort: Komplikationen werden nach Kapitel D0105u der DKR geregelt. Organspezifische Kodes haben Vorrang vor Komplikationskodes nach med. Maßnahmen gem. Tabelle 1 der DKR und diese haben wiederum Vorrang vor Komplikationskodes aus dem Kapitel T80-T88. In vorliegendem Fall ist kein S-Kode zu verschlüsseln, da Ausgangspunkt der Erkrankung weder eine offene Wunde noch eine artefizielle Verletzung i.R. der Behandlung war. Ein Kode für Erkrankungen der Haut nach medizinischen Maßnahmen existiert nicht. Aus dem Vorhandensein einer infizierten Defektwunde am Knie lässt sich nicht abklären, welche anatomischen Strukturen von der Infektion betroffen waren. Somit ist hier T81.4 als HD zu verschlüsseln.

**Schlichtungsausschuss (§19 KHG):**

Entscheidung zur KDE 77: Einmalig auftretendes postoperatives Fieber ohne Nachweis einer Infektion und ohne anatomisches Korrelat ist mit dem Kode R50.9 zu verschlüsseln. Der Kode T81.4 kann nur bei nachgewiesener Infektion verschlüsselt werden. Gültig für alle Fälle, die am 19.08.2020 Gegenstand einer Prüfung durch den Medizinischen Dienst nach §275 Absatz 1 Nummer 1 SGB V sind, bzw. für Fälle, die ab dem 01.10.2020 in ein Krankenhaus aufgenommen wurden.

Entscheidung S20220008 zur Erregerkodierung bei Infektion/Sekundärinfektion einer offenen Wunde: Siehe unter I.8.3.2

### 5.3.3 Urteile

Sächsisches Landessozialgericht L 1 KR 260/16: Zur Verschlüsselung der ICD T81.4 ist die alleinige Kontamination durch Keime oder eine Keimbesiedelung (Kolonisation) nicht ausreichend. Es müssen Infektionszeichen vorliegen, die durch eine

Wirtsreaktion auf die Vermehrung von Mikroorganismen im Gewebe hervorgerufen wird.

Sächsisches Landessozialgericht L 9 LR 264/19: Der Sekundärkode B95.6! darf bei einer reinen Besiedelung nicht kodiert werden. Der Wortlaut des Kodes besagt, dass der Keim Ursache für eine infektiöse Erkrankung ist. Diese muss zusätzlich bestehen und im Sinne der DKR bei Ressourcenverbrauch verschlüsselt werden. Der Kode Z22.3 ist als Primärkode nicht zu wählen, da dieser nur eine Besiedelung beschreibt, nicht aber auf eine infektiöse Erkrankung rückschließen lässt.

## Literatur


AWMF Online Leitlinien. http://www.awmf.org/

Basiswissen Kodieren, Eine kurze Einführung in die Anwendung von ICD-10-GM und OPS, herausgegeben vom Deutschen Institut für Medizinische Dokumentation und Information (DIMDI) 2010

Deutsche Gesellschaft für Medizincontrolling e.V.: FoKA Kodierempfehlungen. 2011. Online. http://foka.medizincontroller.de/index.php/FoKA-KDE

Deutsches Institut für Medizinische Dokumentation und Information (DIMDI): Deutsche Kodierrichtlinien, Deutsche Krankenhaus Gesellschaft (DKG), GKV Sitzenverband, Verband der privaten Krankenversicherung (PKV), Institut für das Entgeltsystem im Krankenhaus (InEK GmbH), Version 2024

Deutsches Institut für Medizinische Dokumentation und Information (DIMDI): ICD-10-GM 2024, Deutsche Krankenhaus Gesellschaft (DKG), GKV Sitzenverband, Verband der privaten Krankenversicherung (PKV), Institut für das Entgeltsystem im Krankenhaus (InEK GmbH), Version 2024

Deutsches Institut für Medizinische Dokumentation und Information (DIMDI): OPS 2024, Deutsche Krankenhaus Gesellschaft (DKG), GKV Sitzenverband, Verband der privaten Krankenversicherung (PKV), Institut für das Entgeltsystem im Krankenhaus (InEK GmbH), Version 2024

Herold, Gerd: Innere Medizin. Ausgabe 2009, Köln.

Institut für das Entgeltsystem im Krankenhaus GmbH (InEK): Definitionshandbücher, 2024. https://www.g-drg.de/ag-drg-system-2024/definitionshandbuch

Medizinischer Dienst, SEG 4-Kodierempfehlungen. https://www.medizinischerdienst.de/leistungserbringer/kodierempfehlungen

MSD Manual Online. http://www.msdmanuals.com

Renz-Polster, H./Krautzig, S.: Basislehrbuch Innere Medizin, 5. Auflage, München 2013.

Walter de Gruyter: Pschyrembel Klinisches Wörterbuch, 266. Aktualisierte Auflage, Berlin/Boston, 2014

Walter de Gruyter: Pschyrembel, 2017. https://www.pschyrembel.de/

# Sachwortverzeichnis

## O



## P



## R



## S



## T



## U



## V



## W



## Z